U0324605

医疗市场、医疗组织与激励动机研究

Medical Market, Medical Organizations and Incentive Motivations

方 燕 著

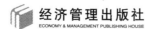
经济管理出版社
ECONOMY & MANAGEMENT PUBLISHING HOUSE

图书在版编目（CIP）数据

医疗市场、医疗组织与激励动机研究 / 方燕著. —北京：经济管理出版社，2017.12
ISBN 978-7-5096-5406-4

Ⅰ.①医… Ⅱ.①方… Ⅲ.①医疗保健事业—卫生服务—研究—中国 ②医药卫生组织
机构—管理—研究—中国 Ⅳ.①R199.2

中国版本图书馆 CIP 数据核字（2017）第 249062 号

组稿编辑：宋　娜
责任编辑：梁植睿
责任印制：司东翔
责任校对：董杉珊

出版发行：经济管理出版社
　　　　　（北京市海淀区北蜂窝 8 号中雅大厦 A 座 11 层　100038）
网　　址：www. E-mp. com. cn
电　　话：(010) 51915602
印　　刷：玉田县昊达印刷有限公司
经　　销：新华书店
开　　本：720mm×1000mm/16
印　　张：16
字　　数：262 千字
版　　次：2018 年 1 月第 1 版　2018 年 1 月第 1 次印刷
书　　号：ISBN 978-7-5096-5406-4
定　　价：88.00 元

本书获得国家社科基金青年项目"阶梯定价理论及其应用研究"（批准号：13CJL024）、北京交通大学人才基金"医保机制规制与公立医院改革的理论和实证研究"（批准号：KBRC15009536）的资助。

序 言

　　博士后制度在我国落地生根已逾30年，已经成为国家人才体系建设中的重要一环。30多年来，博士后制度对推动我国人事人才体制机制改革、促进科技创新和经济社会发展发挥了重要的作用，也培养了一批国家急需的高层次创新型人才。

　　自1986年1月开始招收第一名博士后研究人员起，截至目前，国家已累计招收14万余名博士后研究人员，已经出站的博士后大多成为各领域的科研骨干和学术带头人。其中，已有50余位博士后当选两院院士；众多博士后入选各类人才计划，其中，国家百千万人才工程年入选率达34.36%，国家杰出青年科学基金入选率平均达21.04%，教育部"长江学者"入选率平均达10%左右。

　　2015年底，国务院办公厅出台《关于改革完善博士后制度的意见》，要求各地各部门各设站单位按照党中央、国务院决策部署，牢固树立并切实贯彻创新、协调、绿色、开放、共享的发展理念，深入实施创新驱动发展战略和人才优先发展战略，完善体制机制，健全服务体系，推动博士后事业科学发展。这为我国博士后事业的进一步发展指明了方向，也为哲学社会科学领域博士后工作提出了新的研究方向。

　　习近平总书记在2016年5月17日全国哲学社会科学工作座谈会上发表重要讲话指出：一个国家的发展水平，既取决于自然科学发展水平，也取决于哲学社会科学发展水平。一个没有发达的自然科学的国家不可能走在世界前列，一个没有繁荣的哲学社会科学的国家也不可能走在世界前列。坚持和发展中国特色社会主义，需要不断在实践中和理论上进行探索、用发展着的理论指导发展着的实践。在这个过程中，哲学社会科学具有不可替代的重要地位，哲学社会科学工作者具有不可替代的重要作用。这是党和国家领导人对包括哲学社会科学博士后在内的所有哲学社会科学领域的研究者、工作者提出的殷切希望！

中国社会科学院是中央直属的国家哲学社会科学研究机构，在哲学社会科学博士后工作领域处于领军地位。为充分调动哲学社会科学博士后研究人员科研创新的积极性，展示哲学社会科学领域博士后的优秀成果，提高我国哲学社会科学发展的整体水平，中国社会科学院和全国博士后管理委员会于 2012 年联合推出了《中国社会科学博士后文库》（以下简称《文库》），每年在全国范围内择优出版博士后成果。经过多年的发展，《文库》已经成为集中、系统、全面反映我国哲学社会科学博士后优秀成果的高端学术平台，学术影响力和社会影响力逐年提高。

下一步，做好哲学社会科学博士后工作，做好《文库》工作，要认真学习领会习近平总书记系列重要讲话精神，自觉肩负起新的时代使命，锐意创新、发奋进取。为此，需做到：

第一，始终坚持马克思主义的指导地位。哲学社会科学研究离不开正确的世界观、方法论的指导。习近平总书记深刻指出：坚持以马克思主义为指导，是当代中国哲学社会科学区别于其他哲学社会科学的根本标志，必须旗帜鲜明加以坚持。马克思主义揭示了事物的本质、内在联系及发展规律，是"伟大的认识工具"，是人们观察世界、分析问题的有力思想武器。马克思主义尽管诞生在一个半多世纪之前，但在当今时代，马克思主义与新的时代实践结合起来，越来越显示出更加强大的生命力。哲学社会科学博士后研究人员应该更加自觉地坚持马克思主义在科研工作中的指导地位，继续推进马克思主义中国化、时代化、大众化，继续发展21世纪马克思主义、当代中国马克思主义。要继续把《文库》建设成为马克思主义中国化最新理论成果宣传、展示、交流的平台，为中国特色社会主义建设提供强有力的理论支撑。

第二，逐步树立智库意识和品牌意识。哲学社会科学肩负着回答时代命题、规划未来道路的使命。当前中央对哲学社会科学愈加重视，尤其是提出要发挥哲学社会科学在治国理政、提高改革决策水平、推进国家治理体系和治理能力现代化中的作用。从2015年开始，中央已启动了国家高端智库的建设，这对哲学社会科学博士后工作提出了更高的针对性要求，也为哲学社会科学博士后研究提供了更为广阔的应用空间。《文库》依托中国社会科学院，面向全国哲学社会科学领域博士后科研流动站、工作站的博士后征集优秀成果，入选出版的著作也代表了哲学社会科学博士后最高的学术研究水平。因此，要善于把中国社会科学院服务党和国家决策的大智库功能与《文库》的小智库功能结合起来，进而以智库意识推动品牌意识建设，最终树立《文库》的智库意识和品牌意识。

第三，积极推动中国特色哲学社会科学学术体系和话语体系建设。改革开放30多年来，我国在经济建设、政治建设、文化建设、社会建设、生态文明建设和党的建设各个领域都取得了举世瞩目的成就，比历史上任何时期都更接近中华民族伟大复兴的目标。但正如习近平总书记所指出的那样：在解读中国实践、构建中国理论上，我们应该最有发言权，但实际上我国哲学社会科学在国际上的声音还比较小，还处于"有理说不出、说了传不开"的境地。这里问题的实质，就是中国特色、中国特质的哲学社会科学学术体系和话语体系的缺失和建设问题。具有中国特色、中国特质的学术体系和话语体系必然是由具有中国特色、中国特质的概念、范畴和学科等组成。这一切不是凭空想象得来的，而是在中国化的马克思主义指导下，在参考我们民族特质、历史智慧的基础上再创造出来的。在这一过程中，积极吸纳儒、释、道、墨、名、法、农、杂、兵等各家学说的精髓，无疑是保持中国特色、中国特质的重要保证。换言之，不能站在历史、文化虚无主义立场搞研究。要通过《文库》积极引导哲学社会科学博士后研究人员：一方面，要积极吸收古今中外各种学术资源，坚持古为今用、洋为中用。另一方面，要以中国自己的实践为研究定位，围绕中国自己的问题，坚持问题导向，努力探索具备中国特色、中国特质的概念、范畴与理论体系，在体现继承性和民族性、体现原创性和时代性、体现系统性和专业性方面，不断加强和深化中国特色学术体系和话语体系建设。

新形势下，我国哲学社会科学地位更加重要、任务更加繁重。衷心希望广大哲学社会科学博士后工作者和博士后们，以《文库》系列著作的出版为契机，以习近平总书记在全国哲学社会科学座谈会上的讲话为根本遵循，将自身的研究工作与时代的需求结合起来，将自身的研究工作与国家和人民的召唤结合起来，以深厚的学识修养赢得尊重，以高尚的人格魅力引领风气，在为祖国、为人民立德立功立言中，在实现中华民族伟大复兴中国梦的征程中，成就自我、实现价值。

是为序。

王京清

中国社会科学院副院长

中国社会科学院博士后管理委员会主任

2016 年 12 月 1 日

摘　要

　　医疗行业中出现的诸多问题和现象几乎都属于激励问题。医疗市场所存在的医疗保险机构、患者和医疗服务提供者这三方利益主体，搭建了医疗保险机构—患者、患者—医疗服务提供者和医疗保险机构—医疗服务提供者三条利益链条。医疗保险和服务支付机制，分别用于协调前两条基础关系。医疗行业的显著特征包括：疾病发生与否和治疗效果不确定；诊疗信息不对称；医疗服务作为信任品和公共品的特征；具有团队生产特性等。这些特征导致医疗市场失灵成为常态。本书的核心主题是探索和梳理医疗行业和市场中的各类激励动机的来源、优缺点和适用范围。

　　医疗保险和服务价格规制理念演变，从强调可及性与成本补偿，历经突出成本控制与激励，到当今更关注医疗质量、安全与医治功效。主导性规制（支付）手段，相应地经历了从后付制，历经预付制，再到强调混合型支付和基于功效支付等的演变。这映射出医疗规制者用以规制价格的信息来源的变化：从服务特征，历经服务者、服务项目和患者多方信息，到患者（内生性）特征信息。医疗服务和保险付费机制所能产生的经济激励，确实显著影响了医疗服务提供者的行医行为和患者的就医行为。利用经济激励、医疗组织与市场环境以及医疗行业制度，能促成（也能偏离）医疗效率与公平、患者满意和社会健康等目标。

　　医疗行为和医疗市场的特殊性，致使医疗行业普遍出现两个独特的经验事实：医疗服务价格和市场内的医师存量之间呈正偏相关，以及供给方常能诱导患者的医疗需求。对这两种现象分别有多种解释，争议很大。医疗保险和服务激励机制问题，背后存在一个多阶段不完全信息博弈过程。分析和理解医疗市场的激励动机，必须置于合约理论和信息经济学框架内。处于诊疗信息优势的医师受患者委托，对患者疾病进行诊疗决策的医患之间的代理问题，是最基础的议题。理性经济人的行为无外乎出于两大类激励动机：第一大类是以货币补偿为核心的经济激励和以管控、晋升和声誉等为代表的非经济激励组成的外生动机，这类动机来源于外生刺激，区别在于刺激手段不同；第二大类是与外界刺激无关的，发自于内心感觉和价值取向的内发动机。

鉴于行医团队性、任务多重性和效果与行为不可完全合约性，旨在克服信息不对称和效果不确定的供给侧和需求侧成本分担异常复杂。由于患者信息不完全和不对称，基于患者特征的医保不可行，从而基于医疗费的医保，因难以规避（事前和事后）道德风险和逆向选择问题而导致效率损失。由于医疗服务提供者和需求者（患者和医保方）的利益诉求不一致，在行医行为难以观察、测度和验证的情况下，作为不完美代理人的医疗服务者，会策略性地偏离所设定的目标，出现逆向选择和道德风险等问题。解决需求侧和供给侧问题的基本思路分别是：通过以医保赔付不完全为特征的需求侧成本分担比例合理化，实现风险分散和规避道德风险的权衡；通过以服务者承担部分成本为特征的医疗服务补偿支付，实现医疗服务供给的有效、高质和安全。确定医疗服务支付机制的依据，可以是服务者特征、服务项目或患者特征，也可能是这三类信息的两种或三种的组合。鉴于纯粹后付制和预付制的内在缺陷，有必要进行某种程度和形式的混合。当今国际社会对医疗管控的核心目标，开始由在满足可及性和方便性前提下最小化成本，过渡到实现医疗净价值最大化。医疗效果或效益评估是无法避免的核心问题。因主观测度信息不可验证和委托人道德风险问题的存在，基于对实际绩效的主观测度的隐性付费合约是无效率的。其实，绩效往往是不可直接测度的，基于相对绩效或特定维度指标的间接绩效评估（尤其是 P4P 机制），能通过诱导对患者的治疗高功效和好结果，来消除拒诊和转诊之类的消极行为，但是无法完全消除逆向选择问题。同时，测度和衡量医治功效程度或结果的内在困难，加剧了医患间代理关系的复杂性，使间接测度比直接主观绩效评估新增了多任务代理问题。

以医疗服务和保险支付为代表的经济激励并不完美，医疗市场失灵和无效率普遍存在。规避医疗经济激励有限性的一个有效手段便是，打开医疗组织这个"黑箱"，分析来自患者、医师和医疗组织这样的双层代理关系，及其科层结构所带来的激励元素。医疗组织结构和制度常被认为是应对医疗市场失灵的自然反应。通过医疗组织的科层机构，及其赋予的有形和无形的外生性非经济激励，引导利益相关者的行为。一方面，有形和强制力的操作审查和选择性合约，带来的非经济激励不可小觑。另一方面，无形的职业生涯和声誉、效率工资和晋升制，也会显著地影响行为者的行为方式。在长期雇佣关系中，具有报酬后置特性的工龄工资制度，可以遏制员工的偷懒行为。外部劳动市场（如职业经理人市场）在引导员工努力工作方面作用显著。实际支付高于边际贡献的效率工资制度，能诱导员工努力工作，也能吸引和甄别高能力员工。在医院雇佣制下，基于相对业绩比较的晋升激励，往往能实现基于绝对业绩的支付合约所无法实现的效果。相对业绩比较可以剔除代理人之间存在的共同随机性因素，增加绩效评估的准确性和客观性，降低风险成本和强化激励机制。本书的内容同样适用于绝大多数非医疗行业。

除了由非经济激励组成的外生动机，这里还存在发自内心感觉和价值取向的内发动机和社会情境。从工作中获取的正效用主要来自于身心的愉悦和工作满意等。对于医疗行业，许多医生的努力工作在很大程度上出于对名誉和社会地位的追求，以及对职业道德、责任感和荣誉感的追求。外生动机可能对内发动机产生排挤。内发动机可能与外生动机相互替代和补充，因而需要科学合理的协调。

鉴于非经济激励和内发动机相关的政策研究的不成熟性，这里主要从经济激励范围内从市场和政策角度来给出克服医保市场的逆向选择和道德风险问题的具体建议，以及从研发角度探索医疗服务市场的多目标兼顾问题。至于医保市场的逆向选择问题，可以通过团队医保和组建风险池，以收益机制设计与风险分割为重点的类型甄别手段，抑或强制投保政策手段来实现。对于其中的道德风险问题，可以通过收益机制设计与成本分担以及收入税优惠来实现。对于医疗服务市场中对多数量、高质量和低费用的多元化目标要求，只能通过技术和模式创新来解决，尤其是依据医疗服务分类进行医疗商业模式创新。

关键词： 医疗市场；医疗组织；激励动机；经济激励；内发动机

Abstract

Incentive is considered to be key to many problems and phenomena in medical markets. There are three agents in medical market (i.e., medical insurance, patients and medical care providers) , and three chains of interest (i.e., insurance –patient, patient –provider, and insurance –provider) . Medical insurance and care payments are respectively used to coordinate the former two chains of interest. Distinguishing features of Medical industry are as follows: uncertainty on whether some diseases appear and outcomes of treatment, asymmetric information on diagnosis and treatment, medical care to be public good and credence good with teamwork property. Because of these properties, medical markets fail commonly. The key theme of the book is, to investigate and explore the sources, applicable scopes, pros and cons about incentive motivations in medical markets.

The ideas of price regulation on medical insurance and care have been evolving, from emphasis on accessibility and cost reimbursement, through on cost control and incentive, nowadays to on medical quality, safety and medical efficacy. The dominant methods of price regulation have been evolving correspondingly, from retrospective payment, through prospective payment, to mixed payment and pay –for –performance. Meanwhile, it twinned the evolution on the dominant sources of information used by medical regulator for defining payment structures and levels, i.e., from information on exogenous characteristics of services, through on properties of providers, services and patients, to on endogenous features of patients. Surely, the economic incentive derived from medical insurance and care mechanisms, evidently influences the behaviors of patients and medical care suppliers. The reasonable combination of economic incentive, medical organization, market environments and institutions, can facilitate (also deviate from) trade-off between medical efficiency and equity, patients' satisfaction, and social health.

The specificity of medical behaviors and markets contributed to the widespread appearance of two empirical facts: ① the positive partial correlation between medical care price and the stock of doctors within given local market, and ②supplier-induced demands. There are many explanations and disputes for both. The process of incomplete information game with multistages exists behind the incentive mechanism design on medical insurance and care. To analyze and interpret incentive motivation in medical markets, the frameworks in contract theory and information economics are reasonable and necessary. The agency problem between provider and patient is the most basic theme and breakthrough point for exploring related medical topics. The behaviors of rational economic agents, without exception, derived from two categories of incentive motivations: ①extrinsic motivation including economic incentive with the core of monetary payment, and non-economic incentive such as promotion, reputation and career concern, the class of motivation stems from exogenous stimuli which differin stimulus measures; ② intrinsic motivation unrelated with outside, coming from innate feelings and value orientation.

Due to teamwork feature during treatment, task multiplicity, and non-contractability of outcomes and behaviors, supple-and demand-sided cost sharings are extremely complicated. In the setting of informational incompleteness and asymmetry, medical insurance based upon patients' properties is infeasible, while insurance on medical expenses brings about efficiency losses, mainly on account of the difficulty in dealing with (ex ante and ex post) moral hazard and adverse selection. In light of difficulty to observe, measure and verify medical behaviors, with interest inconsistency between medical care suppliers and demanders (patient and medical care providers), the suppliers as imperfect agent can and will deviate strategically from defined aims. The problems of Adverse selection and moral hazard arise. The resolution to supply – and demand –sided cost sharings is as follows: to rationalize demand–sided cost sharing with part settlement, for the implementation the trade –off between medical cost risk spreading, and mitigation of moral hazard; to compensate medical care with provider sharing cost partly, for the efficiency, high–quality and safety of medical care supply. The basis for determining the medical payment medansm can be the characteristics of the servile provider the servile item or the patient; or the combination of the three or the two. In consideration of latent defects of retrospective and prospective payments, mixture of these methods with some level is necessary. At present, the key aim of medical control has transferred from cost minimization on condition of access and convenience, to net value maximization. The measurement of medical outcome or value is very fundamental. Implicit contract with subjective assessment for actual efficacy always is inefficient, in the environment with non –verifiable information for subjective evaluation and the existence of moral hazard from the principal. Actually, medical performance frequently is unmeasurable directly. Indirect performance evaluation (such as P4P), by relative performance or given indicators, can undermine passive behaviors like transferring and refusing treatments, but cannot eliminate wholly adverse selection. The unavoidable difficulty in weighing the outcome and extent of treatment, aggravate the complexity in agency problem between provider –patient relationship, adding up extra multitask agency in indirect assessment.

The economic incentives like medical insurance and care

payment are imperfect. Medical market failure and inefficiency are common. One effective means for evading the imperfectness of medical economic incentive is to open the "black box", medical organization, and to further investigate incentive elements coming from double－level agency among patients, providers and medical organizations and its bureaucratic structures. Medical organization and institution are seen as natural response to medical market failures. Within bureaucratic structures, there are tangible and intangible noneconomic incentives with exogeneity. Tangible incentives embody utilization review and selective contracting; intangible ones are like career concern, reputation, promotion; Will also significantly affect the behavior of actors. In long－term employment relations, the seniority wage system with deffered compensation can strongly suppress employees' shirking. External labor markets such professional manager markets, remarkably induce agents to work hard. Efficient wage not only make employee work hard, but also screen and attract high-quality employees. In hire hospital, promotion based on relative performance comparison can make better than payment contract on absolute performance. Relative performance comparison will remove the common contingency among agents, and increase the accuracy and objectivity of outcome appraisement, finally reducing cost risks and intensifying incentive mechanisms. The content of the book applies equally to the vast majority of non－medical sectors.

Besides the extrinsic motivation made up of non－economic and economic incentives, there are intrinsic motivation and social context originated from inner feeling and value orientation. The positive utility obtained from work mainly comes from physical and mental pleasure and job satisfaction. For the medical profession, many doctors wok hard, largely out of the pursuit of fame and social status, and the pursuit of professional ethics, responsibility and honor. Extrinsic motivation may exclude intrinsic motivation. Intrinsic motivation may substitute or supplement extrinsic motivation, in accordance with specific circumstances, which requires scientific and rational coordination.

In view of the immaturity of policy research on non−economic incentive and intrinsic motivation, from economic incentive perspective, the specific suggestions are mainly given to overcome the problems of adverse selection in medical care market and moral hazard in medical insurance market. It explores the trade−off among multi−objective considerations in medical care market from the pers− pective of innovation. As for the adverse selection of the medical insurance markst, it can be realized through ① group medical insurance and risk pooling, ② type screening by means of income mechanism design and risk segmentation, and ③ compulsory insurance policy. The moral hazard problem can be realized through income mechanism design, cost sharing and income tax preference. For the multi−objective considerations of more quantity, high quality and low cost in the medical care market, it can only solved even by short−term by the technology and innovation, especially the medical business model innovation based on the classification of medical services.

Key words: Medical Market; Medical Organization; Economic Incentive; Incentive Motivation; Intrinsic Motivation

目　录

Contents

第一章　总　论

　　尽管早就有学者研究医生收入和医生服务定价行为（Friedman & Kuznets，1945；Kessel，1958），但是业内认为真正奠基卫生经济学基础的文献是 *Uncertainty and the Welfare Economics of Medical Care*（Arrow，1963）。从该文开始，医疗经济学① 探讨了医疗保险（和服务）市场的效率与公平、医患关系和非市场组织问题。在很大程度上，医疗组织结构和制度是对医疗服务市场失灵的反应（Ma & Riordan，2002），更严格地，是指对有关医疗保险和服务的经济激励等特征的反应（Arrow，1963；Ma & McGuire，1997；McGuire，2000a，2000b），后文将会体现此点。一般地，医疗行业的诸多问题，归根到底都可视为一个激励问题。本书将关注多层面的激励动机或来源，重点评述各层面的激励动机及其表现形式的优缺点和适用范围，以加深对医疗市场和医疗组织的认识。

---

① 卫生经济学奠基人之一维克多·R.富克斯认为，健康与医疗服务不同，健康问题甚至比医疗服务更重要。由于卫生经济学研究肩负增进对经济行为的了解和为卫生政策和医疗服务研究提供有价值的投入要素这两重学科使命，应将其细分为健康经济学（Health Economics）和医疗经济学（Medical Care Economics）（Fuchs，1978，2000）。界定健康（Health）和医疗服务（Medical Care）是基础性的，这很重要（Lans，2010）。健康可与教育一样视为人力资本（Human Capital）的一种形式，用于健康维护的支出视为投资而非消费（Grossman，1972）。医疗服务（M）和其他健康服务（Health Care）［比如生活方式（L）］和某些外生因素［主要是外界环境（E）、遗传基因（G）］共同作为生产健康的要素投入，正式地由如下式确定：Health = f（M，L，E，G；ε），其中 ε 代表其他所有因素。相关研究显示，医疗服务的贡献率最多是 20%，生活方式（如饮食科学性、作息合理性）、外界环境和基因共解释 70%~80%。

由于医疗服务需求常来自于健康需求的派生，医疗经济学中的许多理论和经验问题产生于衡量、评价和分析健康时的困难，首先考虑健康问题更关键。但是由于医疗经济学在现实中更受关注，本书文献也侧重于医疗经济学角度。

第一节　医疗行业与医疗经济学：特征、主题和规制手段

一、医疗行业特征与医疗经济学主题

经典福利经济学第一定理说明，当不存在外部效应、公共品和不对称信息等情况下，每个竞争性均衡结果都是帕累托有效的。医疗行业的显著特征有：①疾病发生和治疗效果不确定与医疗信息（如诊断和治疗信息）不对称[①]；②医疗服务作为信任品（Credence Goods）和后验品（Experience Goods）的特性（Darby & Karni，1973；Satterthwaite，1979；Emons，1997；Dulleck & Kerschbamer，2006），以及团队生产特征（Pauly，1986；Scott & Farrar，2003）；③医疗在人类生活中的特殊性（Mooney，2009；Wolaver，2010）。前两方面特征是违背福利经济学定理的假设条件，致使医疗行业的资源配置常违反市场经济原理。通常而言，作出医疗服务供给和需求决策的个人和经济组织，并不需承担决策所致的所有经济后果。同时，医疗市场价格机制也未能通过反映医疗资源稀缺性来协调医疗经济各方的经济决策。

此外，民众和政府认为，医疗服务和保险有时不仅是一种产品，更是民众维护生活必需消费基本医疗资源的天然权利（Reinhardt，1997；Cutler，2002；Zweifel, et al.，2009）。这一点有助于维持社会稳定，促使政府某种程度地介入医疗行业，比如通过对某些特定医疗服务进行配给管

[①] 医疗市场不完全满足完全竞争市场这一标尺的要求：足够多的买卖双方、自由进出市场，包括风险在内的所有产品与服务可市场化、信息对称且无交易成本，以及不存在规模报酬递增、外部性和合谋行为（Dranove & Satterthwaite，2000，p.1102）。这说明医疗市场的独特和医疗市场绩效评估须明确考虑其与竞争市场的差异性及其程度。医生（和医院）被普遍认为是垄断竞争市场，医生具有一定程度的市场势力（McGuire，2000a，p.475）。医疗服务者的市场势力主要源于进入退出障碍、服务信息不对称、服务和需求异质性、服务不可转售以及规模效应等。因医疗风险不可单独市场化所致的第三支付方的存在，致使患者放任服务者的机会主义行为，进而强化了服务者的市场势力。

理。这一点也使医疗资源配置不仅是效率问题，某种程度上还是有关社会公平公正的问题。

单从（静态）效率视角来看，当今医疗经济学的三大主题是：

（1）因医疗公共品、外部性尤其是信息不对称特性所致的医疗（服务和保险）市场失灵及其经济激励问题（Rice，2002；Barbara，et al.，2002；Finkelstein，2004；Zweifel，et al.，2009）。

（2）非营利性组织（如民营的非营利性医院、康复护理院）的作用和角色问题（Newhouse，1970a；Cutler，2000；Sloan，2000；Brickley，2002；Deneffe & Masson，2002；Sloan & Kasper，2008）。

（3）医疗组织的科层结构及其所赋予的有关职业和伦理道德、信任与声誉和晋升等（外在）非经济激励（Gibbons & Murphy，2004；Gibbons，1997；Gibbons & Waldman，1999；Prendergast，1999；Robinson，2001），以及操作审查和选择性合约等问题（Robinson，2001；Dranove & Satterthwaite，2000；Scott & Farrar，2003）。

这些议题密切关联，本书从关注医疗市场失灵和经济激励这一基础性主题入手，逐步过渡到对其余更深层次主题的探讨之中。

二、医疗市场失灵的解决之道：规制与竞争

极端地，可依据产品信息在使用前后能否获得或进行评价的标准，将产品分类为索寻品（Search Goods）、经验品（Experience Goods）和信任品（Credence Goods）（Darby & Karni，1973；Satterthwaite，1979；Tirole，1988；Emons，1997；Dulleck & Kerschbamer，2006）。索寻品（比如衣服、家具等，往往包括担保品）的特征信息（比如质量），能在消费者购买之前就知道；经验品（比如灯泡、供水供电和某些医疗服务）的质量信息，只有在购买或消费过程之后才能知晓；信任品（医疗服务、咨询和教育等）的信息，则即便消费结束也不易知晓。

对于索寻品，研究重点在于产品质量和多样性等特征的选择。对于经验品，重点在于信息问题：消费者如何了解经验品的特征信息？具有信息优势的厂家怎么激励去主动提供或隐藏信息？消费者获得有关经验品的重要特征信息的方式，要么是重复购买，要么是让厂家在声誉机制约束下主动提供等（Tirole，1988）。对于信任品，与经验品一样，关键在于面临更

突出的信息问题，致使产品提供过量或不足甚至市场崩溃。此时，政府介入或许是个可行的方法。政府可以向社会各界（尤其是信任品提供商）倡导保质保量提供的义务或责任性，或者通过各种可行手段加强信任品的可验证性（Dulleck, Kerschbamer & Sutter, 2011）。尽管有些医疗服务项目（比如流程化的护理等）可归为经验品的范畴内，但是绝大多数医疗服务（比如诊断、手术治疗等）更应划归为信任品。

与解决公共事业和网络型产业的市场失灵问题类似，解决医疗行业的市场失灵问题的常见手段也是规制与竞争（Barbara, et al., 2002）。作为信任品的医疗服务产品的规制和竞争问题的复杂程度，要远高于对公共事业和网络型产业产品的规制和竞争问题。也就是说，通过引入（直接或间接）竞争机制和创造新型规制手段（或理念），来缓解（甚至根治）医疗市场失灵问题，有效权衡管控医疗成本与提高效率、维持质量与安全和实现可及性（Accessibility）等目标（Barbara, et al., 2002）。

在国内新一轮医改和简政放权的大环境下，引入直接竞争的主要方式是：①改组、改制甚至拆分现有大型公立医院。②鼓励社会资本（和外资）投资新办医院、诊所等医疗机构，从而增加具有独立法人资格的医疗组织和服务者。通过降低新办医疗机构的进入门槛（如最低注册和运营资金要求、行政审批程序、私立医院与公立医院在政策和法律上同等对待等），能间接地引入潜在竞争者。广义规制手段有医疗立法、行政或行业指令、经济与社会规制等方式；狭义规制特指经济规制，包括价格规制、质量规制和进入（退出）规制等，尤其是价格规制（Spulber, 1989；Laffont & Tirole, 1993；Barbara, et al., 2002）。

除了在更新规制理念和采取激励性规制、积极有序地引入竞争之外，还要借助于反垄断和竞争政策来保证竞争主体和行为的合规也是必需的。一直以来我国在这方面的问题就很多，最近几年才慢慢开始得到一些应有的重视。中华人民共和国国家发展和改革委员会价格监督检查与反垄断局从2014年开始陆续对医药行业发起了多起反垄断调查。2017年7月，广东省发改委价格监督检查与反垄断局研究起草了《药房托管行为反垄断执法指南》，对行业主管部门、公立医院和医药企业三类主体的39种潜在垄断行为表现进行了阐述和提醒。

目前，医疗经济规制模型以医患主体的目标最优化和市场均衡为基础，在实证检验和理论解释方面表现不俗（Zweifel, et al., 2009）。换言之，医疗规制研究，不仅加深了对医疗主体经济行为的认识，还促进了医疗政策的设计（Culyer & Newhouse，2000），特别是医疗服务（和保险）付费机制对公共医疗政策的影响（Newhouse，1970b，2003）。

第二节　医疗市场中的利益链和健康支付系统：一个简要评述

理论上，医疗市场主要涉及患者、医疗服务者和医保者（或医保经办机构）三方，存在患者—服务者、患者—医保方和服务者—医保方三条利益链（即利益关系）（Gayor，2010；Ma & McGuire，1997）。前两条利益关系是基础且相关联；第三条利益关系基于前两条衍生而来，并在当今管控医疗的国际潮流中越显其重要性。

由于医疗市场面临有关疾病发生与否和疾病治疗效果两方面的不确定性（Arrow，1963；Wennberg，1985），健康支付系统应该包括：①应对疾病发生不确定性的、保障患者诊疗和护理方面需求激励的医疗保险付费机制；②应对疾病治疗效果不确定性的、保障医疗服务者（医院、医生和护士等）提供服务的供给激励和医疗服务支付机制。这两个付费机制，致力于解决患者—医保方和患者—服务者这两条利益关系中的付费问题。其中，医疗保险付费机制是依据大数定理通过风险池来削减风险的，主要有商业和社会医疗保险两类。世界各国的社会医疗保险体系（比如我国的"城镇居民+城镇职工+新农合"、英国的 NHS 健康体系、奥巴马医改后的美国"Medicare+Medicaid+SCHIP"），不仅如商业医疗保险一样承担风险分担的基本目标，还承担收入再分配、保障基本生活权利等目标诉求（Johnson-Lans，2010）[1]。

严格而言，最优健康市场支付系统的设计，必须通盘考虑患者—服务

---

[1] 由于社会医疗保险主要是通过税收来筹资，社会医保必须承担纳税人所关注的多元化目标。非严格地讲，在社会医保下，民众按劳动收入纳税和支付部分社会医保费，但是按照实际需要或意愿来享受社会医保所带来的好处（Johnson-Lans，2010）。故而即便不考虑后面要重点关注的信息不对称、医疗行业和产品的特殊性等因素，社会医保资金总支付必然会节节攀高直至亏损的边缘。

者、患者—医保方和服务者—医保方三条利益链条及其动态关联。显然，这个任务非常困难，只能退而求其次，关注其中一条或两条基础性的代理链条，早期三类医疗经济文献便是如此。现将这三类文献简述如下：

（1）早期第一类医疗经济文献，基于患者—医保方间的代理链条，探讨在患者的健康成本面临不确定性条件下的最优医疗保险机制和政策[①]，以实现分散风险与规避道德风险的有效权衡（Zeckhauser，1970；Keeler，et al.，1977；Besley，1988）。这类文献发现两个主要结论：首先，在完全线性医保付费条件下的最优赔付比例（Co-payment）为 40%~50%；在有起付线和最高支付额的分段线性支付机制下，最优赔付比例则约降为 20%（Feldstein & Friedman，1977；Manning & Marquis，1996；Blomqvist，1997；Feldman & Dowd，1991）。其次，医疗服务价格弹性小的疾病（如住院和急诊等服务）应有更高的保险率，而像预防保健服务之类的价格弹性相对较高的服务项目，保险率可以适当地降低（Besley，1988）。故而，其一个政策含义是：在保障医疗保险基金的效率基础上，应优先补偿重大疾病的风险。

由于患者无能力评估效益和风险，这类基于风险程度和价格弹性高低的传统性医保付费设计文献的政策含义受到质疑。这类文献的政策含义也违背公平公正性：在仅保障大病费用的情况下，很多已购保险的穷人会因负不起起付线和共付比例，而无力消费应有的医疗资源，让富人独享更多的医疗资源，最终出现穷人补贴富人的现象（Zweifel & Breyer，2002）。由于贫穷总是与疾病息息相关（van Doorslaer，et al.，1997；Gerdtham & Johannesson，2000；Breyer，et al.，2003），且健康与收入间正相关（Cremer & Pestieau，1996），要沿着传统医疗保险需求方设计思路继续深入，医保付费机制设计，不仅要基于防控疾病风险，更应基于改善贫困（McGuire，2006）。

（2）早期第二类医疗经济文献，基于医患关系，研究医疗服务者在有供给激励反馈条件下的最优医疗服务付费机制及其政策（Dranove，1987；

[①] Manning 和 Marquis（1996）研究了健康保险过程中健康风险积聚与道德风险的权衡问题。健康保险的经济目的是减少有关疾病发生与否的不确定性或风险。最优健康保险在于有效权衡降低患病所致的经济风险而引起的所得与不适当地刺激购买过多健康服务所致的损失（Zweifel，et al.，2009；McGuire，2012）。

Ellis & McGuire，1986，1988；Frank & Lave，1989)。

（3）早期第三类医疗经济文献，试图基于患者—医保方和患者—服务者这一双层代理链条，设计包括医保付费和医疗服务支付两方面的最优健康支付系统。这个健康支付系统，能使需求侧医保方与患者合理分担经济风险的同时，让供给侧对服务者的成本补偿和激励适度，实现患者经济风险最小、医疗服务水平有效和医保资金合理可控（Ellis & McGuire，1990；Ma & McGuire，1997；Eggleston，2000)。

必须提醒的一点是，通常，并非所有包括医保付费和医疗服务支付的健康支付系统都能实现市场出清（Ellis & McGuire，1990)。考虑到各项服务之间复杂的替代或互补等外溢性关系时，尤其如此 （Baicker & Goldman，2011)。故而，往往只能探索次优的健康支付系统。

第三节 供给侧和需求侧成本分摊、价格规制
理念演变与共识

一、医疗成本分摊：需求侧 vs. 供给侧

近年来，各国控制医疗支出过快增长[①]的策略重心，从需求侧以保险赔付不完全为特征的医保制，转移至供给侧的以成本共担为主的医疗服务付费制（Culter，2002)。也许是因为不像医保付费制，服务成本分担比重

[①] 过去30多年来，世界各国的医疗支出占GDP比重持续增加的原因有不可控性和可控性因素两大方面。不可控性因素有人口增加与老年化、从急性病到慢性病的疾病普遍化、总体物价水平增长、医疗要素生产量增加缓慢，以及医疗技术的极速发展；可控性因素有医保覆盖面和保障程度的提升、居民收入增加所引致的医疗需求增加、信息不对称情况下的供给诱导需求行为和行医行为不端、对临近死亡患者的抢救所致的高医疗资源消耗（Newhouse，1992；Elis & McGuire，1993)。Newhouse（1992，2002）指出，最主要原因是医疗技术的复杂化和密集化，其余因素最多只能解释不到一半的医疗成本上升。在对50名有影响力的美国卫生经济学家的调查中，其中80%的学者也认为最主要的原因是医疗技术发展的突飞猛进（Relman，1989；Fuch，1998，p.227；Culter，2002)。这一点至少在医疗技术及科研发达的美国是如此。本书所指的医疗成本增长仅是由可控性因素所致的浪费型医疗部分，特此说明。

的改变，不影响患者所承担的经济风险（Ellis & McGuire，1993）。具体而言，医疗服务支付或供给侧成本分担，既能有力地降低医疗资源的浪费性使用，又没有向患者转移医疗成本，更没有忽视健康保险追求的风险分散的初衷（Ellis & McGuire，1993；Newhouse，1996）。此时，供给侧成本分摊似乎必然让服务者承担了经济风险。

其实不然，依据大数定理，医疗服务者能通过增加就诊患者数，来规避（非系统性的）医疗经济风险（McGuire，2012）。在医保（包括社会医保和商业医保）覆盖范围不断扩大的背景下，医疗服务的直接支付者主要是医保第三方，患者的实际支付比例较低（Robinson，2002；Barbara，et al.，2002）。自从2009年新一轮医改启动以来，我国的社会医保加大病医保基本上能覆盖患者医疗费的60%左右，也就是说患者自付率不到一半。

二、有关医疗价格规制的理念演变和国内医改路线图

作为经济激励的代表形式，医疗保险和服务的价格规制理念在不断演变，从强调可及性与成本补偿，历经突出成本控制与激励，到当今更关注医疗质量、安全与医治功效。规制理念演变的直接体现是主导性规制手段的不断演化，从当初的后付制，历经预付制，到现在更强调混合型支付和基于功效支付等。支付手段的演变历程映射出医疗规制者用以规制价格的信息来源的变化：从后付制基于服务项目特征信息，到预付制及其混合型付费基于服务者、服务项目和患者多方信息，再到当前新型付费机制更注重基于患者（内生性）特征信息（Robinson，2001）。鉴于医疗服务生产的任务多重性、团队合作特性和行业规制的复杂性，难以梳理出具有经济理论基础的医疗服务付费机制分析框架（Eastaugh，1992；McGuire，2000a，2000b；Mooney，2009）。这部分解释了为什么早期医疗规制者基于某些破碎的经济理论所做的规制尝试，总换来一些出乎意料的消极结果（McClellan，1997）。

尽管如此，医疗经济文献中仍存在某些共识，这里指出两个与本书主题相关的共识：

（1）经济激励能有效影响医务人员和患者的行为。医疗服务和保险付费机制所能产生的经济激励，确实显著影响了医疗服务者的行医行为和患者的就医行为（Scott & Farrar，2003；Zweifel，et al.，2009；Christianson &

Conrad, 2011)。Clemens 和 Gottlieb (2014) 发现，美国 1997 年实行基本医保 (Medicare) 对医师进行支付的区域性改革后，医师报酬率每提高 2% 平均能诱导 3% 医疗服务的增加。这不仅佐证了给予医师的经济激励对医疗服务供给的显著影响，还指出医疗服务项目的自由裁量权和灵活度越大，这个影响程度就越大。全民医保也许能实现基本公平，但未必是实现效率的可取之策；让患者和服务者任何一方独自承担医疗风险的做法，在常态下不是理智选择。

（2）配合使用各种激励动机能让多元化目标得以促进，也能偏离。综合使用医疗服务和保险经济激励机制，更一般地，利用经济激励、医疗组织与市场环境，以及医疗行业制度，能达成（也能偏离）医疗效率与公平、患者满意和社会健康等目标（Folland, et al., 2006; Robinson, 2001; Eggleston, 2012）。鉴于这两点共识，医疗服务和保险付费机制改革已成为社会健康改善计划的重点之一。

经过对国内外医疗理论和问题的仔细分析，笔者初步认为，当前中国供给侧和需求侧医疗医药综合改革的大体思路如下：

首先，在管办分开和政事分开的背景下，破解"以药养医"格局，实现医药分离（朱恒鹏，2007，2011）。公立医院去行政化，弱化（甚至取消）事业编制，并鼓励社会资本办医和医疗资源自由有序流动，创造满足公平竞争要求的市场经济主体。

其次，将医疗机构分级改为分类，逐步取消医疗行政区域规划、药品集中招标和不许二次议价等违背市场竞争规律的举措。

最后，分别就药品和医疗服务（和保险）两个领域进行市场设计，各类市场内部探索引入全面或局部竞争的可能，其中在医疗服务供给市场构建基层首诊、双向转诊、急慢分治和上下联动的分类（级）诊疗体系和模式。当所设计的药品和医疗市场失灵时，就须对其进行规制（或引入竞争）。其中，药品定价与医疗服务和保险付费机制改革是重点和难点。至于药品定价问题，归根结底是药品的静态效率和动态效率的权衡，请参考 Scherer (2000)、Kremer (2002)、Ekelund 和 Persson (2003)、Getzen 和 Allen (2007, Ch. 12) 以及杨莉等 (2011)。

中共十八届三中全会后，为了落实"让市场在资源配置中起决定性作用"，中央政府开始简政放权，谋划全方位放开包括医药在内的诸多物品和服务的政府定价，改由市场机制自然形成价格。市场机制在医药价格确定上的主导作用将更加凸显，药品价格规制的力度和范围将大大弱化。故而，本书不考虑医药行业，只关注医疗服务和保险行业。刻画医保方—患者—服务者之间的医保关系和医患关系的医保付费和医疗服务支付问题，是本书的基础性主题和切入点（Manning & Marquis，1996；Pauly，2000；Cutler & Zeckhauser，2000；McGuire，2012；Breyer，et al.，2012）。

第二章　医疗行为、医疗市场与医疗经济激励机制

第一节　医疗行为、医疗服务和医疗市场：特性和经验事实

一、医疗行为和医疗市场的独特性

1. 医生和医疗行为

医疗行为分析是医疗经济理论和政策研究的关键（McGuire，2000a，2000b；Getzen & Allen，2007；Zweifel，et al.，2009）。医生是医疗行为的中心主体和整个医疗康复过程所涉及的医疗团队之首（Captain of the Team）（Fuchs，1998）。通过对临床诊断和治疗的控制，医生主导着进入准许、转诊、病患保险补偿和开药方等诸多环节，引导着患者的流动和医疗资源的使用（Pauly & Redisch，1973；Pauly，1980；Getzen & Allen，2007）。

正如早期的卫生经济学文献所假定的那样，极端地认为医生会完全客观地向来就医的患者透露所诊断的病患信息，并完全设身处地地替患者做出从病理和医疗经济技术方面最合理的治疗康复方案和服务水平。换言之，医师被认为是患者的完美代理人，没有自己的私利（Feldstein，1973；Mooney & Ryan，1993）。另一个极端便是医师完全从自身利益出发行事，根本不在乎他人（如患者）的感受（Evans，1974；McGuire，2000）。现实中，更可能是医师充当不完全代理人，不仅自利，有时也利

他（Barbara, et al., 2002）。作为不完全代理人的医疗服务者是后文重点关注的。

2. 医疗服务市场、信任关系和医疗市场独特性

市场和企业均为配置资源的组织形式（Coase, 1937）。医疗服务市场自然也能视为一种医疗组织形式，这种组织形式的关键特征是：医生等医疗服务提供者处于核心地位，而患者则处于绝对的劣势地位（Dranove & Satterthwaite, 2000）。医生获得较高收入，与其说是为了跨期补贴在医学教育培训过程中发生的大规模（人智和资本）投资（Getzen & Allen, 2007），还不如归因于医疗服务异质性和患者对服务的偏好异质性（Culter & Zeckhauser, 2000；Cutler, Finkelstein & McGarry, 2008；Chandra, Cutler & Song, 2012），以及患者个体偏好的不可预测性（Zweifel, et al., 2009, Sec. 5.2.2）。

医生教育投资是市场力量所为，并非医疗行业的内在特征（Gaynor, 2010）。医疗行业的一个内在特征是，医生与患者之间存在强有力的特殊纽带关系：由于无知的患者无法辨认和评价医生提供的病情诊断信息及其价值，同时绝大多数患者享受医保，患者亲自分辨诊断信息的客观性与合理性的能力和意愿大大降低。绝大多数患者不能成为"合格"的医疗服务购买者，常无条件地相信医生，尤其是全科医生或家庭医生。这就有意无意地让医生成为患者的完美代理人①（Arrow, 1970；McGuire, 2000b；Dranove & Satterthwaite, 2000；Folland, et al., 2006；Getzen & Allen, 2007）。更进一步地，患者还喜欢长期固定信任同一个医生（Moy, et al., 1998；Gaynor, 2010；Emons, 1997）。

医患间的信任关系使得医疗服务（和偏好）的异质性不仅体现为客观差异，还体现为患者对特定服务者提供的同质服务的主观差异。在这种信任关系下，每位患者的医疗需求取决于其自己的身体健康状况和医生对其健康状态的理解和对待（Starr, 1982；Fuchs, 1998）。技术能力不同的医

---

① 其实，患者向医疗服务者让渡医疗服务决定权，委托其充当自己的代理人，不仅因为服务者比患者拥有更多有利于做出准确的医疗决策的信息，还因为通过让渡决定权可以避免承担亲自决策错误应承担的责任。一个人患病会给周围人带来负担，比如同事在你患病缺席时要补缺；家庭成员要承担你患病所致的医疗费用和劳动收入损失等。支撑患者让渡决定权的最后一个理由是，在医保让患者免于完全承担亲自决策所致的全部经济风险和损失的情况下，患者更易于交出医疗决定权（Zweifel & Manning, 2000）。

生对同一患者的病症会做出不同的理解和诊断。同时，出于私利和个人操守的原因，不同医生对同一患者的病症会做出夸大性或谨慎性对待。换言之，医生与患者之间的信任关系，可以是基于医疗科学和伦理道德与情感，也可以基于经济科学。从经济学角度看，这种信任关系通过医生特许执照和良好的长期声誉来保证和维持。与教师、律师、咨询师和会计师等专家市场一样，医师（专家）准入执照，通过规避供需方之间的信息不对称，保障了最低医疗服务水平和质量。同时，也通过限制合法从业医生的数量，保证了医生人力资本价值在医疗市场得以体现（Friedman & Kuznets，1945；Arrow，1963）。

此外，为了满足不可预测的患者个体需求（比如住院床位需求），医生和医疗服务机构有意配备了超额服务能力，这就必须得到相应的激励诱导。一个激励形式是给予额外的货币补偿，比如给医疗机构支付住院床位费。换言之，对服务者满足可选性或随机性需求努力的货币补偿，推高了医师的行医收入。注意，对为满足这个可选性需求所做的努力补偿，并不一定意味着政府角色应当介入。只有当这个可选性需求具有公共品性质，或会产生外部性（比如公共卫生需求、突发性的传染病医治需求）时，通过税收筹资支持医院配备超额住院床位才是合理的。其实，通过商业医保也能补偿医师配备额外床位的贡献（Barbara，et al.，2002；Zweifel，et al.，2009）。医生与医疗机构是合作关系或者说中短期合同关系情况下，只要医师能保证医保患者能随时获得医院床位，就能从医保保费收益中获得部分补偿。医生与医疗机构是雇佣关系或者说长期合同关系时，只要医疗机构能保证医保患者能随时获得病床，就能从医保保费收益中获得部分补偿。

医疗市场与其他专家市场的核心区别在于：

（1）医疗市场存在规避疾病发生不确定性的第三支付方；

（2）医疗服务者提供的不仅是物质资本，更是内在异质且难以转售的专业化的人智资本（Human Capital）（Gayor，1994；Barbara，et al.，2002；Zweifel，et al.，2009）；

（3）医疗服务过程是包括患者在内的诸多行为者共同努力的结果[①]。

---

① 医疗理念主要有医本位和人本位两种。从另一角度看，医疗具有四大内在特点：诊疗的双向性、经验的局限性、患者的感受性和疾病的多变性。

第一点意味着医疗保险市场的存在。一般认为，出现医保的理论缘由是多方面的，认同较为一致的缘由是应对风险规避（Risk Aversion）心理，以及防范患者在治疗成本高于其总收入时因病致死，体现医疗的可及性和基本生活权利（Nyman，1999a；Zweifel，et al.，2009，p. 213）。第二和第三点后面将涉及。

进一步地，与财险等保险市场相比，医疗保险市场更复杂。尽管与其他保险险种购买者一样，已购买医保的潜在患者，也能在签订保险合约和合约规定的偶发事件发生这两个时间点之间有意减少预防性行动，使随机的偶然事件发生的概率剧增，但是，在基于偶然事件所致损失的保险合约下，当偶然事件发生后，医保购买者（常与医疗服务者一道）还能策略性地影响医保理赔的医疗费用。换言之，从隐藏行动角度看，其他保险市场的主要问题是，偶发事件发生概率内生的事前道德风险问题。医保市场不仅存在事前道德风险问题，还存在操纵偶发事件损失（即医疗费用）的事后道德风险问题（Zweifel，et al.，2009）。当然，医保市场和其他保险市场一样，都存在逆向选择问题。与保健、金融服务和 4S 店维修服务等市场类似，医疗市场同样作为信任品和专家市场[①]，只是其中涉及的信息不对称程度更高。因而信息不完全和不对称所致的逆向选择和道德风险问题也更严重（Barbara，et al.，2002）。医疗服务的人智资本特性，更使信息不对称和不完全程度加剧。医疗市场的这些特殊性，致使医疗经济研究要比其他行业更复杂。

3. 医疗行为的独特性

大量医疗经济文献（尤其是教科书和手册）以探究医生行为开始，但是对医生行医行为的刻画，缺乏一般性的理论模型（Eastaugh，1992；Fuchs，1998；McGuire，2000a，2000b；Barbara，et al.，2002；Folland，et al.，2006；Zweifel，et al.，2009）。也许，其本质原因在于，医疗服务者的行医行为与一般商人的经济行为不完全相似，两者间存在显著的异

[①] 在信任品市场中，主要由握有专业知识或技能的专家提供专有性服务，服务质量难以被客户所知晓。专家市场的专家诊断问题研究可参见 Wolinsky（1993）和 Taylor（1995）。

同点[①]（Zweifel，et al.，2009）。与常见的商品卖方类似，医疗服务者在提供服务过程中同样存在信息优势问题，支付方（如患者、保险机构等）不仅难以直接观察、监督和理解服务水平，还不可能直接评价和验证服务水平与质量（Robinson，2001；Bolton & Dewatripont，2005）。

更重要的是，与一般商品销售行为相比，医疗行为体现出如下几点独特性（Hurley，2000）：

首先，医疗服务提供过程存在正外部性和服务效果的不确定性（Arrow，1963；Pauly，1988a）。患者对某医疗服务（如疫苗接种）的消费，可以直接改善其他人的健康状况（Culyer，1970），或者导致间接提升其他人的满意度。这就使得必须采纳保险机制防范或控制不确定性和外部性。

其次，医生对患者病情的诊断和治疗建议具有某种程度的公共品性质（Zweifel，et al.，2009）。对医疗诊断和治疗信息的消费，不仅是非竞争性的，还几乎是非排他性的。正如信息经济学所强调的，任何一个治疗信息或知识都是不同的（Stiglitz，2000）。

再次，由于作为公共品的诊疗信息的质量效果在消费前后都不可准确评判，治疗服务还是个信任品（Credence Goods）（Darby & Karni，1973；Tirole，1988）。这一点也不同于具有索寻品或经验品性质的一般商品（Nelson，1970）。其实，患者身体健康状况的改善水平（即治疗效果），还是不可合约化的。显然，在这个有关治疗服务的信息市场，必然面临消费者或购买者对购品的信息掌握不完全的情况，这也决定了声誉机制或信任关系的重要。

最后，如有些文献和学者所认为的那样，医生作为诊断和治疗疾病的业内专家，与其取悦患者，不如更关心传达准确与及时的诊断和治疗信息（Newhouse，1996）。故而，医生对患者病情的诊断和治疗建议，被认为是基于病理和专业推断，而非完全出于自利。尤其要提及的另一个独特性是

[①] 医疗市场与其他市场的不同之处还体现在消费者一方。医疗服务市场上的消费者并不像其他传统商品或服务市场上的消费者：多数患者既没动力也没能力成为合格的服务购买者。其原因主要有两个：一是绝大多数患者购买有医疗保险，没有多大激励去搜寻最优价格；二是即使患者拥有有关各服务者的医疗技术、服务质量与态度之类的信息，患者也并不能基于此做出比较性购买（Donabedian，1980；Haas-Wilson，1994；Dranove & Satterthwaite，2000）。理性患者知道自己的无能，于是委托初级医生代为做出医疗服务购买决策，从而医院之间和医疗专科医生之间的竞争主要由受医保保护的无知的患者及其初级服务医生所驱动。这种竞争亦被 Dranove 等（1993）称为患者驱动型医院竞争（Patient-Driven Competition）。

医患双方间的特殊纽带关系（Arrow，1971；Folland，et al.，2006；McGuire，2000b；Dranove & Satterthwaite，2000）。由于医疗服务的（直接）消费者没有能力和条件做出理性的医疗消费决策，以及对未来需要的过度折现，所谓的消费者主权在医疗经济领域难以体现（Zweifel，et al.，2009）。如前所言，这种纽带关系就只能基于医患双方的相互信任。

二、医疗行业的特殊现象：两个经验事实

也许只因为医疗行为和医疗市场的特殊性，在医疗行业普遍观察到以下两种独特的经验事实[①]：

（1）医疗服务价格与市场内的医生存量之间常正偏相关；

（2）供给方常能诱导患者的医疗需求。

这两个经验事实的存在，可能与样本选择偏误有关。除了计量或测度方面的原因，还有理论或机理方面的原因（Evans，1974；Fuchs，1978；Sweeney，1982；Pauly，1994；Gruber & Owings，1996；Yip，1998；McGuire，2000a）。

显然，前一个经验事实在竞争市场中并不存在。在有关医疗经济的实

[①] 当前医疗经济文献存在四大争议：医疗服务需求曲线是否存在与稳定，第18页注释会谈及；医疗市场上的竞争行为是否是一种社会浪费；医疗资源的分配是按照患者的支付能力还是健康需要进行；医疗市场上的消费行为是否与其他市场的消费存在本质区别。对于第一项争议，一派学者认为在无知的患者无法评估医疗服务价值和供给诱导需求行为等因素的作用下，并不存在描述服务保留价格水平随数量变动的需求函数；另一派认为仍存在医疗服务需求函数，只是由于服务者和患者均可能无知、医保对患者搜索特定医师的净获益的影响，以及患者对服务价格和质量的同等重视，患者对特定单个服务者的个体需求缺乏弹性（Gaynor，1994），从Rand健康保险实验开始，医疗服务需求函数的弹性范围问题目前存在异议（Newhouse，et al.，1993；Gruber，2006；McGuire，2012）。对于第二项争议，有学者指出，由于有关服务质量的信息不完全，由患者主导的美国医院间的非价格竞争引起医武竞赛（Dranove，et al.，1992，1993；Rogerson，1994），只增加成本并未提高质量（Robinson & Luft，1985），甚至可能因"熟能生巧"的学习效应而降低质量（Dranove & Satterthwaite，2000），从而竞争促进成本降低与质量提高的结论不适用于医疗市场。鉴于美国支付制度改革后由支付者主导的竞争形态向价格竞争的转变，有学者指出竞争不仅降低了价格（Dranove & Satterthwaite，2000），还改善了治疗疗效（Kessler & McClellan，2000）。这点推翻了早期关于医院间竞争浪费资源的观点，并证实了竞争提高社会福利。对于第三项争议，有学者认为医疗服务的分配应依据付费能力决定，进而高收入者得到更多服务很合情理；其他学者反对道，由于医疗服务是生产健康的重要因素，而健康是个人发展的根本所在，服务提供根据健康需求才符合公平原则，为此应确保民众相同的就医机会（Wagstaff & Van Doorslaer，2000）。前三项争议一定程度上是最后一项争议的子命题（谢启瑞、刘国恩，2008）。

证文献中却发现其相当稳健（Newhouse，1970b；Feldstein，1970；Fuchs &
Kramer，1972）。对这个经验事实，先后出现多种解释，诸如医生市场垄
断（Newhouse，1970b；Frech & Ginsburg，1972）、以需求诱导供给为代表
的目标收入假定[①]（Target Income Hypothesis）（Fuchs，1978；Dranove，
1988b；McGuire & Pauly，1991；McGuire，2000a；Zweifel，et al.，2009）、
医疗市场需求固定情况下的医疗供给与均衡价格相关（Evans，1974；
Satterthwaite，1985）。医生目标诉求多元化也被认为可能导致这种现象的
出现（Eisenberg，1986）。医生不单追求利润最大化，还可能在意职业道
德、医疗协议终止威胁、声誉和晋升等方面（Fuchs，1974；Harris，1977；
Anderson & Glesnes-Anderson，1987；Mechanic，1998；McGuire，2000a，
2000b）。如 Feldstein（1970）所言，由于医生市场经历着长期的过度需求，
医生可能会有意设置低于市场出清水平的医疗服务价格，希望以此能从壮
大的患者库中选择有意思的病例。当然，医生目标多元化的解释，目前为
止并未得到有关医疗行为的事实证据的充分支持。

　　作为第二个经验事实的供给诱导需求行为，则可能源于医生追求目标
收入不受损（Sweeney，1982），更可能归结于医生受价格（或非价格）激
励因素的影响（Pauly，1980；Labelle，et al.，1994；McGuire，2000a）。这
一点在后文中将重点关注。后面我们将会看到，供给诱导需求规律从 20
世纪 60 年代初开始就引起了卫生经济学家的广泛兴趣，并成为卫生经济
学中的中心话题之一。Blaug（1998）在对卫生经济学的回顾时认为，只有
供给方诱导需求的数量影响，才是美国卫生经济学家争论的中心。因为对
供给诱导需求现象的讨论，直接牵涉到医疗服务需求曲线是否存在（或是

[①] 目标收入假定最初得到卫生经济学界及其政策制定者的高度重视。美国联邦政府资助会议专门讨
　论并发表了有关医疗服务供给与定价问题，其中特别突出了该假定（Department of Health，
　Education and Welfare，1980）。后来，该假定的有效性和合理性受到 McGuire 和 Pauly（1991）的
　批评，详见 McGuire（2000）。

否稳定)①、医疗保险和服务的市场机制是否能正常运转等核心问题，对政府的卫生政策和医疗改革意义重大。

第二节 医疗服务、医疗保险和经济激励机制：
初探

一、一个基本问题：医患关系和医疗服务支付问题

根据 Rand 健康保险实验（Health Insurance Experiment，HIE）结果所示，医疗服务者的行医行为和患者的就医行为，显著地受到在医保和医疗服务付费合约背后的经济激励的影响（Newhouse，et al.，1993；Hellinger，1996；Dranove & Satterthwaite，2000；Cutler & Zexkhauser，2000；Gosden，et al.，2001；Zweifel，et al.，2009；Christianson & Conrad，2011）。

医疗保险和服务激励机制问题是从经济激励角度探索医保方—患者—服务者间的经济利益关系及其后果（De Graeve，et al.，2001；Jegers，et al.，2002）。其中，专门刻画医患关系的医疗服务付费问题是最基本的。医疗

---

① 此问题源于对供给诱导需求行为的实证研究。对此问题仍有异议并导致对诸多卫生政策有效性的争辩。有学者认为，由于患者缺乏专业知识，无法评估各种医疗服务可能带来的效益，同时诸多医疗决策均由医生代为患者做出，"消费者"难以界定，故而医疗服务市场不存在需求曲线。尽管当医生是充分考虑患者利益的完全代理人时，"消费者"的界定不重要，但是在医疗诊断信息不对称下医生通常并非完全代理人，此时医疗服务的使用不一定代表患者的真正需求，界定问题很重要（McGuire，2000b）。即使存在需求，医生在面临收入减少的外部冲击时，诱导需求能力的存在也会使需求曲线不稳定（Rice，2001）。若需求曲线不存在或不稳定，从需求方提高患者的自行负担费（因被医生诱导需求所抵消）则无法成为控制医疗费增长的有效手段，只有从供给方增加医生的行为激励这一种选择。另一些学者基于诸多实证结果，尤其是美国医保试验结果而主张：患者就医时自行负担费用提高后，医疗服务数量会随之减少（Manning，et al.，1987）。此外，减少服务量的患者的健康状况并不比仍得到足够服务的患者差（Newhouse，et al.，1993），这说明患者所减少的服务项目均为低收益的，患者并非完全无评估服务效益的能力。进而需求曲线存在，能从需求方视角控制医疗成本。在先进国家中，美国以市场导向为主的医疗体制，强调通过提高患者自付比重来提高医疗资源使用率，其背后承认需求曲线存在以及需求层面卫生政策的有效性。不同地，欧洲偏向于认为需求曲线不存在和需求方的卫生政策无效论，倡导用供给面政策或直接管制来控制医疗成本（Culter，2002）。

服务付费问题主要是指，医疗支付方（如医保方和患者）向医疗服务方①（如医生、护士、药剂师等个体服务者，或医院、诊所等机构服务者）提供货币报酬，以补偿其在诊断、手术或住院等服务上的（专业性）劳动付出，以及所在机构的运行成本（如机器设备损耗、场所租赁等），并给予一定利润率（Aas，1995）。

对于医疗服务支付机制设计问题，这里必须注意两点：

（1）补偿形式受制于行医组织形式。在给服务者支付货币报酬时，对于机构服务者（或者雇佣制），可以分开补偿劳动付出与机构运行成本。此时，服务劳动实质上由医疗机构所雇佣的医务人员代表机构提供。对于个体服务者（如独立行医或小团队合作行医下的个人诊所等），运行成本和劳动付出的补偿融为一体，难以区分。当由医疗机构提供服务并由机构得到补偿时，实际提供服务的受雇医生与医疗机构间的利益诉求常不一致（Hadley & Swartz，1989）。在医疗机构（严格而言是机构管理层）难以监督受雇医生的服务行为时，受雇医生代表所在医疗机构向患者提供医疗服务的代理关系，可能损害机构利益和整体效率（Harris，1977；Shortell，et al.，1996）。

进一步地，不同的医疗组织结构，对解决服务者—患者之间或服务者—医保方之间的代理关系产生不同影响。现有成果已能将给予医疗组织和医生个体的经济激励加以区分（Lake，et al.，2000；Bradford，1995；Pauly，et al.，2012）。本文从保持医疗机构组织这个"黑箱"开始（Lazear，1999，2000a，2002b），假定医疗机构与医生追求共同的利润最大化（Harris，1977）。随着探讨的深入，逐步打开"黑箱"。

（2）激励动机多元化下非经济激励会对经济激励产生影响。如前所述，医疗服务者总被认为追求利润最大化，目标诉求其实可能是多元化

---

① 作为医疗组织的典型代表，医院是提供多元化的院内和院外服务的多产品企业。在美国，不仅存在主要面向社会经济状况较差的弱势患者的公有（政府）医院，以及以逐利为终极目标的营利性私有医院，更有占有主导性作用的私有非营利性社区医院。在中国主要由营利性民营医院和号称实现公益性而实际逐利的公有医院，至少目前没有严格意义上的非营利性医院（Lans，2010）。医院管理源于以管理权和所有权分离为特征的现代公司管理理论。据此，在美国，医院又被分类为：一是非医学出身的职业经理人担任核心管理者的医院（Newhouse，1970）；二是由医学出身的医师担任管理者的医院（Pauly & Redisch，1973）；三是由职业经理人和医师共享管理权的医院（Harris，1977）。尽管理论上看似不同类型的医院的索费、服务强度质量和患者就医效果等会不同，但是实证研究显示各类医院行为几乎无系统性差异。

的。服务者的行为不仅受制于经济激励，还受制于其所处的组织集体给予的操作审查与选择性合约、声誉与晋升、职业与道德等（外在）非经济激励（Gibbons & Murphy，2004；Gibbons，1997；Gibbons & Waldman，1999；Prendergast，1999；Robinson，2001），以及源于内心感觉和价值取向的内在行为动机和社会情境（Scott & Farrar，2003）。这些（外生的和内生的）非经济激励因素，也许会增进或削弱（甚至逆转）纯经济激励效应（Frey，1997；Frey & Jegen，2001），后续研究将集中探讨非经济激励问题。尤其是当医疗服务是团队生产过程，而且医师为患者的健康或福利考虑时，并不需要那么强的外部经济激励，就能让医师完美地充当代理人的职责，正如英国医疗市场给予服务者低激励强度的付费方式所做的一样（Mooney & Ryan，1993）。

二、医疗支付系统、多阶段不完全信息博弈和激励性合约

1. 医疗支付系统和多阶段不完全信息博弈时序

如前所述，鉴于医保机构在确定医保和医疗服务价格上的主导地位，医疗支付系统涉及医保方—患者—医疗服务者三方利益链条（Ma & McGuire，1997）。同时，包括医疗保险和医疗服务补偿的最优医疗支付机制设计背后的博弈，可视为一个多阶段不完全信息博弈过程。其博弈时序和基本模型设定大致如下：

（1）在阶段 0，自然博弈者（Nature，N）按照一定概率分布（$F(\sigma, \theta; e)$），确定所有潜在患者的身体疾病状况和严重程度 $\alpha = (\sigma, \theta) \geqslant \vec{0} := (0, 0)$。显然，疾病类型包括两部分：①疾病种类 σ 属于某个非空和有限的离散集合 $\overline{\Omega}$；②疾病严重程度 $\theta \in \overline{\Theta} := \{0\} \cup (0, \overline{\theta}]$，其中 $\overline{\theta} > 0$。

注意，离散集合 $\overline{\Omega}$ 内包含元素 0。显然，两向量值 $\alpha_0 = (0, 0) \in \overline{\Omega} \times \overline{\Theta}$ 意味着患者未患病。在此，潜在患者（Patients）私下知道自身的健康状态和严重程度的某些表征范围，$\Omega_0 \times \Theta_0 \subseteq \overline{\Omega} \times \overline{\Theta}$，也可以通过放纵性行为（$e \geqslant 0$）影响这个概率分布 $F(\alpha; e)$。连续可微的分布函数 $F(\sigma, \theta; e)$ 满足以下性质：①对于任何 α 和 e，$F(\alpha; e) \in [0, 1]$，$\overline{F}(\alpha) := F(\alpha; 0) \in [0, 1]$；

②对于给定 α，对于任一 e，$F_e := \partial F(\alpha; e)/\partial e \geqslant 0$，$F_{ee} := \partial^2 F(\alpha; e)/\partial e^2 \geqslant 0$；③对于任意给定 θ，$\overline{F}(0, \theta) = 0$；④对于任意给定 σ，$\overline{F}(\sigma, 0) = 0$。

同时这里忽略多发症和并发症，以及疾病类型内生性和多重性的情形。当连续分布塌陷为离散情形时，与连续概率分布对应的就是医保合约规定的患病事件（患者类型）发生的概率 $\pi \in [0, 1]$。

（2）在阶段1，在医保市场，医保机构（Insurance Organization）会对潜在客户群体的平均疾病及其变动情况等因素进行初步判断，尤其要提及的判断依据是患者不操纵情况下的概率分布函数 $\overline{F}(\alpha)$ 和潜在疾病类型集 $\overline{\Omega} \times \overline{\Theta}$。据此，制定有关保费—赔付额（以及赔付条件和期限等）的最优医保合约 $\{(p^*, I^*) | p^* > 0, I^* > 0\}$，以及与各类疾病对应的医疗服务价格和支付事项的医疗服务支付合约。

（3）在阶段2，在医保市场，潜在患者依据对身体状况、未来预期和放纵性行为等的初步判断，选择最适合的医保合约和支付相应的医保保费。如果已购医保的顾客在医保期限内未患病，博弈结束；如果顾客患病，博弈进入第三阶段。

（4）在阶段3，在医疗服务市场，医保患者依据医保合约规定选择服务者，并向其陈述病症。

（5）在阶段4，在医疗服务市场，医疗服务者（S）依据所获得的病症、自身观察和专业知识等，做出疾病类型的诊断和提供相应的医疗服务水平。这里显然被服务者确认的疾病类型集肯定在可能的疾病类型集合内，即 $\Omega \times \Theta \subseteq \overline{\Omega} \times \overline{\Theta}$。尽管患者的初步判断和服务者的确认性诊断并没有必然的关系，为了简化而假定服务者诊断缩小了患者当初的判断范围。此时，$\Omega \times \Theta \subseteq \Omega_0 \times \Theta_0$。特别地，服务者可能准确而唯一地确诊出疾病类型，此时被确定的疾病类型集只有唯一元素 $\Omega \times \Theta = \alpha^* = (\sigma^*, \theta^*)$。当然，也有可能患者的判断和服务者的诊断结果存在很大偏差，使得 $\Omega \times \Theta \not\subset \Omega_0 \times \Theta_0$，甚至这两个集合的交集为空。

（6）在阶段5，在医疗服务市场，患者和医保方依据服务者的诊断信息和服务量，按照医保合约规定分别支付医疗费（M）中自己应向服务者支付的那部分。如果医保方与患者之间不存在信息不对称，也就是说医保方知道患者的身体健康状况（σ）和投保后的行为，那么医保方就能在监督客户行为的同时，按照健康状态确定保费和赔付额，让所有潜在客户都投保和注重身体健康，从而实现帕累托最优。但是它们双方之间不可能是信息对称的，即便进行直接和间接的信息收集等投入，也很难使得信息对称。

2. 医疗经济激励合约

基于公共事业和网络型产业的经典产业组织文献强调，供给者的垄断和反竞争行为会导致市场失灵。但是，医疗产业组织理论强调，医疗市场失灵的原因，不仅在于医疗服务供给者的反竞争行为，更在于医保方—患者间和医患间的信息不对称和不确定性，以及医疗服务和需求的异质性（Gayor，2010；Zweifel，et al.，2009）。故而，分析和理解医疗保险和服务的经济激励，必须置于合约理论和信息经济学框架内，尤其是委托—代理模型（Sappington，1991；Laffont & Maritimont，2002；Bolton & Dewatripont，2005；Zweifel，et al.，2009）。基于患者—服务者、患者—医保方和医保方—服务者这三条利益链条，服务者有时被视为代表患者、医保方和自身等多方利益的多重代理人，尤其是自身利益和患者的双重代理人（Bernheim & Whinston，1986；Blomqvist，1991；Scott & Farrrar，2003；Eggleston & Hsieh，2004）。显然，身处信息优势的医师受患者的委托，对患者疾病进行诊断和治疗决策的医患间（单层）代理问题，是最基础的议题（Eggleston & Hsieh，2004；Zweifel，et al.，2009）。本书从关注该主题入手，后续将拓展分析其余两条关系。

激励性合约的本质在于，一个个体或组织（委托人）试图通过某种手段，诱导某一个行为者（代理人）实施委托人最希望实现的行为（Laffont & Tirole，1993）。诱导手段可以是物质激励、职业道德和伦理、监督审查甚至威胁终止合约、晋升与社会化、内心动机和社会情境等形式。这里从关注经济激励开始。不同产业和职业中的经济激励机制的差异性，主要归因于任务行为者和任务两方面的特征差异。主要体现为四个维度：行为绩效的监控与测度性、行为者的风险规避态度、行为者被诱导完成的任务个数，以及多个服务者间的合作意愿（Arrow，1986）。据此，医疗市场的特征还可表现为：①行医行为（和患者就医行为）难以监控和验证；②医患双方常为风险规避型；③服务者常须同时提供多项服务；④给特定患者（尤其是长期或重度患者）进行诊疗涉及数个医师团队的共同努力和合作（Prendergast，1999；Robinson，2001；Scott & Farrar，2003）。

后文我们将会看到，大量保险理论文献预测，保险市场的不对称信息所致的逆向选择和道德风险行为，可能导致无效率结果（Rothschild & Stiglitz，1976），并且，这两者的内在机理和后果是有差异的，对于医疗保险市场来说同样如此（Arrow，1963；Pauly，1968，1973；Zeckhauser，1970；Spence & Zeckhauser，1971）。保险市场理论模型的预测结果很大程度上取决于逆向选择和道德风险哪个更重要。鉴于保险市场的复杂性，理论模型大多强调逆向选择和道德风险二者之一，后面将会看到医疗保险理论文献亦如此。由于公共政策分析严重地依赖于逆向选择和道德风险哪个更重要，实证评估并确定哪个是更重要的问题，对指导理论和政策研究来说很有意义。但是问题是，人们普遍认为用实证手段难以辨别逆向选择和道德风险，因而哪个更重要的问题也就没有共识。逆向选择和道德风险问题正是经济激励性合约需要努力克服的基本任务，也是本书最后提出政策建议时重点规避的。

第三节　团队行医、任务多重性和成本分担

探讨医患关系的利益链条及其后果，是研究医疗市场各类问题的突破口和切入点。用于刻画医患关系的医疗服务支付补偿问题的关键在于如何给予服务者和患者以经济激励，以平衡服务过程中的预期收益、成本和风险等因素（Barbara，et al.，2002；Zweifel，et al.，2009）。

通常地，整体而言，由患者和服务者共同权衡服务质量与医疗资源稀缺性之间的两难问题是有益的。由于在医疗养护服务和救助领域，患者几乎没有"用脚投票"的机会，对医院的护理服务进行一次性成本补偿（不论按照何种支付方式），会激励医院去减少服务水平和降低质量。如果医生对患者受益和医院利润的单位变动的重视程度有差异，即医生并非完美代理人时，医院收取固定住院费的做法，改换为由医院和患者共担医疗成本的补偿机制，能引致医生的有效治疗密度决策（Ellis & McGuire，1996）。进一步地，随着医院之间的竞争越激烈，医院所承担的成本比例越高（Pope，1989）。

一、团队行医、信息不对称和偷懒

对患者的整个医疗服务过程，往往涉及多个相互关联的服务子项目和多个服务人员。一般地，整个过程分为诊断、治疗和康复护理三个服务项目，每个项目也可进一步细分为多个更小的子项目。随着分工的细化，每个项目和子项目往往由不同医务人员（如医生、护士、药剂师、放射师等）负责完成，一个医疗人员在同一医疗过程中参与多个子项目的现象越来越少。在一些条件优越和实力雄厚的大医院（如三甲医院），组建专家团队行医（问诊）的现象越来越多，甚至成为医生行医常态。根据团队生产理论（Alchian & Demsetz, 1972; Holmstrom, 1982b），整个医疗服务过程显然是一个团队生产（Teamwork/Team Production）过程。在这个诊断或治疗过程中，任意一个子服务项目对整个医疗过程的边际贡献，取决于其他子服务项目的存在及其与该子项目的互动关联性。

与其他行业中的团队生产一样，在团队行医时，难以准确观察团队行医成员的行医过程和行医结果（Arow, 1986; Barbara, et al., 2002）。这是由隐藏行动和隐藏信息导致，不仅难以测度任一团队行医成员在整个团队服务过程中的努力付出，也难以测度各成员让患者治愈的服务贡献。即便行为和结果都可观察，完全准确测度努力付出和产出，也是不可能或不经济的。此外，技术性的团队行医产生于行医过程的不可分割性[1]。

假如刻画对某个特定患者的整个医疗过程的生产函数简化为 $q = f(X)$，函数中的变量依次为患者健康状况改善程度 q（即产出），和子服务项目向量 $X = (x_1, x_2, \cdots, x_i, \cdots, x_n)$，其中正整数 $n \geq 2$ 代表涉及的子项目数，正整数 $i \in N := [1, 2, \cdots, n]$ 则代表任一服务子项目。生产不可分割意味着，任一子服务项目（比如 x_i）的边际产出，是余下所有子服务项目 $X_{-i} = (x_1, x_2, \cdots, x_{i-1}, x_{i+1}, \cdots, x_n)$ 的函数。更严格而言，$\partial^2 q / \partial x_i \partial x_j \neq 0$，其中 $j \neq i$ 且 $2 \leq j \leq n$。

从医疗技术上来说，医疗行医的不可分割性，需要多个专业人才组团合作行医。但是从医疗经济上来看，医务人员加入行医团队时就比单独行医要好吗？未必。这里涉及多个医疗服务项目之间的外溢性关系及其效

---

① 此处，参照 Church 和 Ware（2000, Ch.3.2）。

应。首先要注意一点，信息不对称在任何行业、组织和市场都是常态。与任何组织上的团队生产类似，团队行医也会带来"搭便车"和激励扭曲问题。有关团队行医成员的努力付出和边际贡献的信息不可观察，给行为者提供偷懒和免费搭团队内其他成员便车的激励，最终使得团队成员的努力都不足。

二、基本模型：外溢效应、团队行医和偷懒问题

为了说明团队行医在信息不对称情况下的偷懒行为及其后果，现在构建一个简单的团队行医模型。

假定对某个患者的诊断和治疗只需两个医务人员 i 和 j 合作，即前述参数 n = 2。由于该患者的康复程度取决于团队内医务人员的努力程度 $e_i \geq 0$，$e_j \geq 0$，医疗收益主要由患者康复程度决定，用货币度量的医疗整体收益最终由医务人员的努力水平决定：$T = T(e_i, e_j)$。每个医务人员的服务水平只有自己知道，别人并不完全清楚。为了简化，医务人员的努力成本同为 $C(e)$，其中 $C'(e) > 0$，$C''(e) \geq 0$。如果两个医务人员独自完成医务工作的收益函数分别为 $t_i(e_i)$ 和 $t_j(e_i)$，且均为凹性的，那么净利润函数为：

$\pi_k(e_k) := t_k(e_k) - C(e_k)$，k = i, j

显然，$\pi_k(0) = 0$，$\pi_k'(0) > 0$。

假定单个人员理论上能提供的最大努力为 $\bar{e} > 0$，求解任一医务人员的优化问题（Ⅰ）：

（Ⅰ）$\pi_k^0 = \max\limits_{e_k} \pi_k(e_k)$，k = i, j

得到唯一的社会最优努力水平（$e_k^\circ \in [0, \bar{e}]$）满足条件：

$$\frac{\partial t_k(e_k^\circ)}{\partial e} = \frac{\partial C(e_k^\circ)}{\partial e}, \quad k = i, j \tag{2-1}$$

这说明，单独行医情况下，努力的边际收益等于其边际成本时的努力最优。由于假定了成本函数相同，如果收益函数也相同，两个医务人员的最优努力水平也应相等。即 $e_i^\circ = e_j^\circ = e^\circ$。这是分析和比较团队行医的基础。

现在假设两个医务人员组成团队一起给特定患者进行行医。如果维持

医务人员单干时的生产率相同的假定，此时医疗收益函数进一步设定为：

$$T = T(e_i, e_j) = t(e_i) + t(e_j) + ae_i e_j$$

其中，参数 a 代表两个医务人员的服务项目间的外溢性关系及其强度。如果 $a = \partial^2 T(e_i, e_j)/\partial e_i \partial e_j = 0$，说明两个服务努力之间不存在外溢效应。两个服务人员的生产行为是简单加总，相互之间是可分割的。依据前文的生产可分割性定义，显然如此。如果 $a > 0$，说明一种努力水平会正向地影响另一种努力的边际收益水平。也就是说两个努力之间存在正的外溢效应——互补关系。如果 $a < 0$，则情况相反。进一步假定两个医务人员就团队行医收益的分配比重是对等的，分配比重刻画的是各自的谈判能力，与各自提供的服务项目的可替代性和主观贡献度相关。主观贡献度是指，在团队行医诊治特定患病患者的过程中，团队成员对团队内各自付出和成效的主观衡量。这个参数是团队成员之间进行长期博弈和讨价还价所形成的。

在团队内，任一医务人员 i 选择最优的努力付出水平（$e_i^\bullet$）以最大化其自身的利润。其优化问题（Ⅱ）：

$$(Ⅱ)\ \pi_i^\bullet(e_j;\ a) := \max_{e_i > 0} \tilde{\pi}_i(e_i,\ e_j;\ a) := \frac{[t(e_i) + t(e_j)ae_i e_j]}{2} - C(e_i)$$

对于医务人员 j，情况类似。显然，最优条件式是：

$$\frac{[t'(e_i^\bullet) + ae_j^\bullet]}{2} = C'(e_i^\bullet) \tag{2-2}$$

假定这两个医务人员是对称的，即 $e_i^\bullet = e_j^\bullet := e^\bullet$，那么式（2-2）变为：

$$\frac{[t'(e_i^\bullet) + ae_i^\bullet]}{2} = C'(e_i^\bullet) \tag{2-2}^*$$

首先分析两个医务人员的努力付出不存在外溢性关系（$a = 0$）的特殊情形，此时总收益是两个人的收益之和，$\tilde{\pi}_i(e_i,\ e_j) := \tilde{\pi}_i(e_i,\ e_j;\ 0) = [t(e_i) + t(e_j)]/2 - C(e_i)$。最优条件简化为：

$$\frac{t'(e_i^\bullet)}{2}C'(e_i^\bullet) \tag{2-3}$$

简要比较式（2-3）和式（2-1）知，$e_i^\bullet > e_i^\bullet = e^\bullet$。这说明如果两个医务人员的努力相互独立，团队行医会使得团队内成员有偷懒行为，策略性地减少自身努力水平。由于医务人员因自身努力所带来的收益中只能获得其中一半，而努力付出成本完全由自己承担，未能成为所致剩余的最终索取者，没有任何医务人员愿意提供社会最优的努力水平（Barbara，et al.，2002）。

既然组建行医团队会损害或扭曲各自的行为激励，为什么这两个医务人员愿意组建行医团队？一个促使他们抱团的可能情况是，在行医团队里每个人的净收益都有所增加，或者说净生产力得到足够程度的提升，致使团队行医所带来的新增总收益，足以抵消未能成为剩余索取者对激励的负面影响（比如偷懒、试图免费"搭便车"等）所致的损失。当两个医务人员提供的服务子项目之间存在正的外溢性关系（a > 0）时，如上这种可能情形就可能出现。这就是后面分析存在外溢性关系的一般情形的原因之一。同时，这也说明不存在外溢性关系的团队行医在理论上是站不住脚的，但能作为对照分析存在外溢性关系这种现实情形的理想化参照物。

更一般地，现在分析努力间存在外溢性关系的现实情形。这里参数 a 可能为正也可能为负，就是不能为零。设定存在外溢性关系情况下的最优努力水平为 $e^{\bullet\bullet} \geq 0$，则优化问题（Ⅲ）：

$$（Ⅲ）e^{\bullet\bullet} = \arg\max_{e_i > 0} \tilde{\pi}_i(e_i, e_j; a)$$

为了简化分析，这里不仅假定满足对称性[①]，还假定独自行医和团队行医下的最优努力水平（e^0 和 $e^{\bullet\bullet}$）都没能达到理论最大努力水平 $\bar{e}$。此时，$\pi'_k(\bar{e}) < 0$ 和 $\pi'(\bar{e}, a) < 0$。比较条件式（2-1）和式（2-2）的相应变动式为：

$$t'(e^0) - C'(e^0) = 0 \text{ 和 } t'(e^{\bullet\bullet}) - C'(e^{\bullet\bullet}) = -\frac{a}{2}e^{\bullet\bullet} \tag{2-4}$$

为了比较在如上两种情况下的努力水平的高低，现在构建函数 $H(e) = t'(e) - C'(e)$。由于函数 $H(e)$ 对于 $e \in [0, \bar{e}]$ 递减，如果 a > 0，由 $H(e^0) = 0 < -\frac{a}{2}e^{\bullet\bullet} = H(e^{\bullet\bullet})$，有 $e^0 > e^{\bullet\bullet}$；如果 a < 0，由 $H(e^0) = 0 > -\frac{a}{2}e^{\bullet\bullet} = H(e^{\bullet\bullet})$，有 $e^0 < e^{\bullet\bullet}$。这意味着，只要存在外溢性关系，努力就难以达到最优水平。

如果多个医疗服务人员所提供的服务项目之间存在负外溢性效应，那就无动力自愿组建行医团队。在通过外部力量强制组建的行医团队里，负

[①] 鉴于此，只要不会混淆，本书省略一些上下标和参数符号。

外溢性效应会导致团队成员均受损。为了不至于受损程度过多大，各成员会采取超过社会最优的努力水平。对于正外溢性效应，虽然医务人员有动力组建行医团队，但是其中有人会借助于有关努力和各自贡献的信息不对称和难以监督的情况进行偷懒。显然，在正外溢性效应驱使下，自愿形成的团队行医模式自身难以规避偷懒问题。规避这种偷懒问题的一个经典手段是从中分化出内部职业监督人，并让其获取所有的剩余索取权和控制权，使其有足够的动力去监督和不会被"俘获"（Alchian & Demsetz，1972）。

三、团队行医、外溢性关系和成本分成

作为团队生产过程的团队行医，会面临偷懒问题和诱导"搭便车"行为。当多种服务子项目之间存在外溢性关系（如互补性或替代性）时，医患双方分担成本的比例将有所区别。在像药物和医疗服务间互补性关系下，互补品的成本分担应更大。在像门诊和住院服务间替代性关系下，替代品的成本分担应更小（Baicker & Goldman，2011）。

现实中，医疗成本都由医疗服务者与需求者（医保方和患者）共同负担。这种医患双方共担成本的现实做法，与 Ellis 和 McGuire（1990）模型预测不符。理论与现实的不相符，源于理论模型的缺陷，尤其是忽略重要的两点：

（1）现实环境中的消费者具有异质性。

（2）服务者常有动机采取风险选择（Risk Selection）和道德风险（Moral Hazard）行为（Eggleston，2000；Newhouse，2002；Zweifel, et al.，2009）。与保险公司喜好健康人参保类似，服务者偏好于接受轻度患者而厌恶（甚至拒诊）重度患者。

当服务者能通过选择特定服务风险水平来增加自身收益，同时患者特征（如病种等）信息不可知时，任何单方承担成本的纯预先支付方式均不可能是最优的。次优支付方式，须综合考虑供给侧和需求侧的成本分担：患者与其支付免付额、自付额或自付百分比，也不希望看到医院（和医生）为获利而服务打折扣或歧视性地拒诊重病患者（Eggleston，2000；Newhouse，2002；Zweifel, et al.，2009）。对风险规避型患者而言，需求侧（特指患者）和供给侧共担成本的支付机制也并非最优。由于医患双方的

利益对立，病人需要的服务量与医生想提供的量不一致[1]（Ellis & McGuire，1990；Ma & McGuire，1997）。总之，即便医保全面赔付，医疗服务支付补偿[2]也不简单，尤其是医患双方共担成本的情形。

四、任务多重性与成本分担

与对特定患者的诊疗服务涉及多个人的团队生产活动不同，特定的医疗服务者，有时也会参与到多项服务项目中。这有点违背专业化趋势，但是有时却很有必要甚至不可或缺。特别地，医疗服务者的任务多重性，还表现为医疗服务生产的密度可变（McClellan，1994；Scott & Farrar，2003；Zweifel，et al.，2009）。比如，在患者住院时，护士的护理服务可以每天或每两天提供一次。

在服务密度可变或者说任务多重性情况下，探讨成本共担的激励效应，须区别事后与事前成本共担的概念（McClellan，1997）。事前（预先）成本共担是指，补偿额的变动某种程度上受制于治疗服务实施前的预期成本。从经济激励角度看，预先成本共担影响医院治疗患者的经济吸引力。这种影响被视为预先支付机制的收入效应（Hodgkin & McGuire，1994）。治疗成本与密度，可能是预先支付额更高的结果，因为医院有更强的激励可吸引支付意愿强或慷慨大方的患者。事后成本共担则指，给定患者特征情况下，补偿额随实际治疗行为或医疗资源使用情况而不同。当然，服务者不承担（事后或预先）成本补偿责任的支付方式，均导致供给侧

---

[1] 比如健康维护组织（Health Maintenance Organization，HMO）所提供的康复服务量常低于正常需求量，因为 HMO 对康复服务索取的单次服务费很少，服务期间常无任何额外收费，这意味着边际需求者无须面临风险成本分担问题，服务者也未能就服务提供得到任何额外报酬。此时许多 HMO 成员试图转换到其他 HMO，希望数个 HMO 间的竞争能抑制 HMO 对康复服务提供的无理限制和提供不足问题。

[2] Cutler（2002）、Eggleston 和 Hesieh（2004）据成熟市场经济国家的经验，总结出健康经济政策改革大体经历三个阶段：阶段一（大致在 19 世纪末期到 20 世纪六七十年代）：追求基本服务普遍覆盖、可及性和低度患者成本分担；在面对效率和公平（或分配）的权衡问题时，此阶段更看重公平。阶段二（大致在 20 世纪六七十年代到 20 世纪 90 年代）：医疗成本控制、服务配给与支出帽设定，此阶段面临极大的医疗财政负担，更关注通过成本管控缓解财政压力。阶段三（大致从 20 世纪 90 年代到至今）：激励与竞争引入，此阶段逐渐发现成本管控下的效率低下、被管控的成本长期会反弹而总体效果不显著，以及规制理念变革，故而更关注通过激励和竞争提高规制的净价值和整体效率（Cutler，2002；Eggleston & Hesieh，2004）。

的道德风险问题：服务者缺乏激励去最小化医疗资源的使用和治疗成本（McClellan，1994）。

第四节　医疗服务支付机制、需求侧和供给侧成本分担

一、医疗服务支付机制和成本分担的界定

最理想的医疗服务支付机制设计，能同时保证患者承担适度的成本风险和促进医疗服务水平和质量达到最佳水平（Dranove，2012）。假设一个医疗服务者从向 n 个同质的代表性患者提供相关服务所得的总医疗收入额为：

$$\Pi = n \times y \qquad\qquad (2\text{-}5)$$

其中，接受服务的患者数 n，一定程度上受制于医保方—服务者之间的关系。这种关系受诸多因素的影响，尤其是合约性和制度性的操作程序，比如操作审查和选择性合约，这一点在后面章节将考察。这里姑且重点关注从服务单位患者所得的净收入 y 这一指标。这个指标主要是服务者—患者和服务者—医保方这两条关系共同作用的结果，如图 2-1 所示。

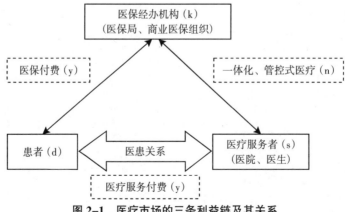

图 2-1　医疗市场的三条利益链及其关系

尽管诊疗单位患者的获益可能与服务量呈现非线性关系 (McGuire, 2000a), 假定线性成本分担 (Proportional Cost Sharing) 关系并不失典型性。在此假定下, 净收入额可确定为:

$$y = f(R, X; s) = R + (1 - s)X \tag{2-6}$$

其中, 参数 $R \geq 0$ 代表预先支付的固定货币额, 参数 $s \in [0, 1]$ 则表示医疗服务提供方的 (供给侧) 成本分担比重 (Ellis & McGuire, 1986, 1990, 1993; Newhouse, 1996; Ma & McGuire, 1997; Eggleston, 2012), 变量 $X \geq 0$ 是用货币度量的医疗服务成本水平。对于可量化的医疗服务, 如果提供单位服务的成本固定不变, 那么用货币度量的服务成本 (X) 等于服务量 (x) 乘以单位服务成本。其中, 服务者 i (如医院) 实施单位服务所发生的成本 (c_i), 主要取决于服务质量 (T_i)、医院间的患者所患疾病的个体差异性 (K_i) 以及医院行政管理上的劳动付出 (e_i)。特别地,

$$c_i = c(T_i, K_i, e_i) = T_i + K_i + e_i \tag{2-7}$$

显然, 指标 T 和指标 e 主要由服务者决定和受其影响, 难以被其他人观察和验证。个体成本差异 (K) 则连规制者和服务者都难以完全知晓, 但是长期而言则受到服务者的部分影响 (Pope, 1990; Newhouse, 1996)。

成本分担 (Cost Sharing) 是指医疗服务者与实际支付方共担所报的医疗服务成本。界定经济激励的一个核心手段是, 确定需求侧和供给侧的成本分担, 这里简化掉认可的利润率部分。从国外经验来看, 医疗市场中医疗服务者之间的竞争, 常是医保或者患者驱动的, 成本分担规则往往由非营利性医保来确定。非营利性医保方的利润目标诉求较弱。参数 $1-s$ 则表示实际支付方 (如患者与医保方) 的 (广义) 需求侧成本分担比重。为了突出医疗保险问题, 假定患者所承担的狭义需求侧成本分担比重 $d \in [0, 1]$ 和医保方分担比重为 $k \in [0, 1]$, 显然 $d + k = 1 - s \in [0, 1]$。已购买医保的患者 (包括患者个人和其雇主) 所付费用比重, 往往远低于医保保障程度, 故而通常 $d < k$。本文将会涉及, 随着医保方和医疗服务的直接提供者的关系越加密切, 尤其是医疗保险与服务提供功能的一体化, 医保方往往主导着医疗服务的提供, 从而也和医疗服务者一道被视为供给侧主体。

二、需求侧成本分担和医疗保险

对于（广义）需求侧成本分担，必须依据是否存在医保加以阐述。不存在医保的情形最简单。如果不存在医疗保险（No Insurance），医疗服务费完全由患者承担，$k = 0$，$d + s = 1$。这种不存在医保的角落解决方案（Corner Solution），在患者偏好属风险规避型的常态下，往往不是最优选择（Newhouse，et al.，1993，Ch. 4）。但是在某些特定情况下，无医保可能优于完全保险（Zweifel，et al.，2009，p.214）。后面阐述纯随机患病损失假定下的医保问题时，将涉及此点。

更重要的是存在医保的情形。医保系统的存在，意味着医疗需求价格和供给价格相偏离，进而，使得基于这两个价格的医疗需求和供给不相等（Ellis & McGuire，1990）。如果遵循传统医保文献的做法，假定患者会基于医保市场均衡价格购买使市场出清的最优服务水平，那么测度因医保所致的福利损失程度为 Harberger 三角的底，正是因医保所致的服务需求的增加量（Pauly，1968；Ma & McGuire，1997）。

这里需要指出，一旦患病，总会带来经济和非经济这两重损失。经济损失主要指治疗疾病的花费和患病下的工作缺席所致的工资性收入损失。非经济损失则指身体和心理上遭受的煎熬，有时还包括患病后再也不能完好如初地康复所带来的潜在损失。显然，只有患病所致的经济损失风险，才能通过保险来分散或规避。非经济损失风险则并非如此，但是可以通过直接的货币补偿得以弥补（Zweifel & Manning，2000；Zweifel，et al.，2009）。故而，后文有关医保所做的货币补偿均指经济损失，特此说明。

1. 假定不存在道德风险问题：比较基准

作为一个比较基准，暂时假定某个潜在的医保服务消费者在患病时发生的（经济和非经济）损失，是个纯粹的随机变量。也就是说，该随机变量分布被认为不受潜在患者的影响：潜在患者的防范患病的预防行为既不能降低患病的概率，也不能减少发生病患时的治疗成本水平。其实，这种假定就意味着不存在后面将重点关注的道德风险问题。

在强制健康保险之类的非营利性医保组织下，可以认为不追求利润。再假定医保购买者的身体处于要么健康要么患病这两种状态之一。此时，总的医保保费（Gross Premium）一般可以包括两部分：

（1）足以补偿预期赔付额（I）的净保费（Net Premium）：$P^n(I) = E(I(M)) = \pi I \geq 0$。

（2）组织的运营管理成本（Administrative Expenses）（Zweifel, et al., 2009, p.212）。管理成本主要包括三部分：固定的医保合约协商成本（Cost of Negotiating an Insurance Contract）$C_0 \geq 0$、与赔付概率正相关的赔付过程成本（Costs of Claims Processing）$\rho\pi$，以及与净保费挂钩的风险附加费和佣金（Risk Surcharge and Commission）$\lambda\pi I$。也就是说，总的管理成本为：

$C(I) := C_0 + \rho\pi + \lambda\pi I \geq 0$，其中参数 C_0, ρ, $\lambda \geq 0$

进一步地，总保费为：

$P(I) = P^n(I) + C(I) = C_0 + \rho\pi + (1+\lambda)\pi I$

如果医保保费只足以补偿预期赔付额，即 $C(I) = 0$, $P(I) = P^n(I) = \pi I$，这种医保合约就被认为是精算公平的（Actuarially Fair）。如果医保保费足以补偿预期赔付额、协商成本和赔付过程成本，但不包括附加费和佣金，即，$\lambda = 0$, $P(I) = P^n(I) + C(I) = C_0 + \rho\pi + \pi I$，这种医保合约被认为是边际公平的（Marginally Fair）。对于竞争性的营利性医保机构，医保保费还应包括一定的利润。医保市场中的竞争程度越高，超额利润部分越少，最终也许只能获取正常利润。

对于像全民医保之类的非营利性医保计划，在病患损失纯随机（M）的假定下，存在几个有益的结论（Zweifel, et al., 2009, p.214）：

（1）要使医保完全赔付（Full Insurance Coverage）合理的一个必要条件是医保合约是边际公平的（$\lambda = 0$），也就是其中的总保费不包括附加费和佣金部分，否则，部分赔付和保障的医保合约才是合理的。

（2）如果医保合约是精算公平的（$C_0 = \rho = \lambda = 0$），即其总保费仅包括净保费部分，那么患者潜在风险规避的选择完全赔付合约是合理的。

（3）即便不考虑固定的协商成本（$C_0 = 0$），只要存在附加收费和雇佣费（$\lambda > 0$），部分赔付的医保合约仍是最优的。

（4）医保成本（主要是协商成本和赔付过程成本）（$C(I)$）越高，医保购买者患病概率（π）越大，在不买医保和购买完全赔付医保之中选择不购买更可能是最优的。

（5）对于那些不可分割又是生活必需的医疗健康服务（比如肾透析、器官移植），即便是风险中性的潜在患者也会购买医保合约。其实，如上第三点的结论便是 Mossin 定理的核心内容（Mossin，1968；Smith，1968）。显然，这里很多结论能轻易地推广至多状态情形，甚至是连续统这样的极端情形（Zweifel，et al.，2009，Ch. 6.3.1.2）。

特别地，如果医保方能轻易观察和验证医保购买者对自身身体的关心情况和患病时的就医行为，已购买医保的潜在患者就不能实施道德风险行为，患病损失就是个纯粹的随机变量（M）。此时，医保方之间的充分竞争，能通过促使额外利润为零的精算公平型医保定价（Actuarially Fair Premiums），实现潜在患者的总预期剩余最大化（McGuire，2012）。

2. 存在道德风险问题：一般情形

通常情况下，如果存在医保，患病损失纯随机的假定不成立。那么，理性的患者总有动力和条件去策略性地应对，从而出现道德风险行为，让患病损失不再是完全随机性的。

其实，Arrow（1963，1965）和 Pauly（1968，1974）最早就指出，已购医保的患者看病时的个人边际支付价格，远小于个人边际收益，虽然社会边际成本可能大于社会边际收益，持有防患于未然心理（或已知晓自身身体状况）的患者，这时有激励索要超出必要所需量的医疗服务（Kotowitz，1987；Zweifel，et al.，2009）。这说明，当患者的类型和行为不可观察、测度和验证时，医保使医疗服务市场存在需求侧的道德风险问题[①]（Barbara，et al.，2002；McGuire，2012）。同时，医疗服务需求的价格弹性越大，道德风险越大（Johnson–Lans，2010）。进一步地，Einavt 等（2013）发现，消费者可能基于自己对医保的道德行为反应（道德风险问题）的预期，有针对性地选择具有最合适的保值覆盖程度的医保合约。这

[①] 医疗市场中的道德风险包括事前（Ex Ante）道德风险和事后（Ex Post）道德风险。事前道德风险是指疾病发生前个体对减少疾病发生的努力，如有保险后就不注意体育锻炼，放纵自己的行为。现有研究中有关事前道德风险的研究比较少（Pauly，1990；Zweifel & Breyer，2000）。事后道德风险则指医疗保险市场"第三方支付"制度下的"过度消费"，这使得医疗费用难以控制。理论上，第三方支付（或医疗保险）下，不仅存在因患者策略性改变防范风险的行为所致的事先或事后道德风险问题（Zweifel，et al.，2009），还存在因保险方不了解投保方的身体状况所致的逆向选择问题（Arrow，1985）：在患者疾病严重程度信息不可知时，基于组内患者平均严重程度制定医保计划的做法，促使重度患者一边倒地选择慷慨医保计划而较为健康患者只能选择低保障的计划或退出医保市场。为了克服患者的这类行为，医保提供方会人为地扭曲医保计划，以吸引健康的高质客户和排斥重度患者。这就是医保计划操纵问题（Plan Manipulation，Skimping or Stinting）（Newhouse，1996；Ellis，1998；Culter & Zeckhauser，2000）。这也是医保方进行风险选择的一种表现。

种对可预见和掌控的道德行为的有意选择（Selection on Moral Hazard），会让通过引入更高的免征额保险选项的医疗卫生费用管控手段的有效性大打折扣。

现在以某个虚拟的医师查房服务（Doctor's Visits）为例，简要阐述道德风险所致的效率（福利）损失，如图 2-2 所示。为了简化，假定每次提供医师查房服务的边际成本（MC）固定不变，该成本亦代表了提供该服务的社会资源成本。在完全竞争性的医师查房服务市场里，查房服务的市场均衡价格等于边际提供成本，无论患者的查房服务需求曲线是完全缺乏需求弹性的 D_1 线，还是不完全缺乏弹性的 D_2 线，未购买医保的患者都要支付全部的服务提供成本。此时，均衡需求数量均为由需求曲线（D_1 和 D_2）和边际成本线（MC）的交点所确定的点 q_1。显然，这个均衡数量是有效率的。不失一般性，这里假定医保合约是完全覆盖和保障的，不存在为正的免赔额和自付额。医保完全覆盖将个人成本从市场价格中完全抹杀了，个人面临的价格为零。此时如果患者的需求完全缺乏弹性，如 D_1 线，有关查房服务的均衡需求量维持 q_1 的水平，实现有效的查房服务水平不变。如果需求并非完全缺乏弹性，如 D_2 线，理性患者会最优地选择高达 q_0 水平的查房服务量，这么高的数量水平由需求曲线（D_2 线）和水平轴的交点所确定。显然，$q_0 > q_1$，患者消费了过量的查房服务数量，导致的效率损失如图 2-2 所示。

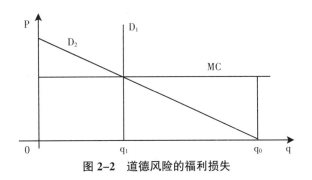

图 2-2 道德风险的福利损失

由如上简要分析和对比可知，道德风险是否会导致福利损失，取决于医疗服务需求弹性的大小。只要需求弹性不为零，患者的道德风险行为就会导致效率损失。同时，医疗服务越富有弹性，效率损失越大。

道德风险所致的效率损失程度，首先与医疗服务需求弹性大小有关。

某种医疗服务的需求弹性取决于诸多因素，比如是否是必需品，是否拥有其他替代性服务等。通常，作为必需品的基本医疗服务，以及存有其他替代性服务选项的医疗服务需求弹性都较低。不同类型的医疗服务的需求弹性也不同。比如，医治喉咙痛的服务需求弹性常大于医治心脏病的服务需求。历时多年的美国 Rand HIE 研究给出了一些医疗服务类型的需求弹性水平参数（Newhouse，et al.，1993）。不管怎样，完全缺乏需求弹性的医疗服务几乎不常见，故而道德风险导致效率损失是常态。

尽管源自患者侧道德风险行为所致的过量消费，是患者在从每多消费一单位医疗服务带来严格正的边际收益的原理指导下做出的理性选择。问题是，患者的边际净收益低于服务提供应付出的社会资源成本。从社会角度来看，这种过度消费的行为是不合理的，导致了如图 2-2 所示的福利损失。

另外，道德风险所致的效率损失程度，不仅与医疗服务需求弹性大小有关，还与医疗保险保障水平有关。医疗保险赔付程度越大，患者承担的经济风险越小，源于需求侧的（事后）道德风险所致的效率损失就越大（Newhouse，1996；Eggleston，2012）。拓展医保覆盖的服务种类，将会增加道德风险，因为能被"自由操纵"的服务种类更多了。显然，在医保完全覆盖和完全保障的情况下，这种道德风险问题最严重，激励效率最低和福利损失最大（Feildstein，1973；Manning，et al.，1987；Feldman & Dowd，1991；Newhouse，1992）。在医保市场的单层代理关系中，总是存在（事后）风险扩散与规避道德风险（或经济激励适当化）的权衡[1]（Manning & Marquis，1996；Nyman，1999b；Pauly，2000；Barbara，et al.，2002；Cutler & Zeckhauser，2000）。这个两难困境问题，自 Arrow（1963）最早提出，后由 Zeckhauser（1970）正式分析，故而亦被称为 Zeckhauser 困境（Ehrlich & Becker，1972；Shavell，1979；Pauly，1986）。

前面的论述局限于研究一个医疗保险付费机制所致的道德风险和效率缺失问题。当存在多个竞争性医保付费计划和索寻摩擦等其他重要的影响因素时，前面的论断将要修正。Cebul 等（2011）指出，在同时存在多个竞争性医保付费计划的美国商业医疗保险市场上，消费者的索寻摩擦的存

---

[1] 其实，风险分散和道德风险的权衡还存在于组织科层内部结构中（Holmstrom & Tirole，1989），比如小团队合作行医组织（Gaynor & Gertler，1995）。

在，会增加医保保费和换保率（Insurance Turnover）。提高的保费足以让消费者剩余的 13.2%（美国患者于 1997 年约计 344 亿美元），从完全保障的企业保险消费者群体转移至这些消费者。同时，普通医保计划的顾客中，有 64% 选择年底更换其他保险计划。这个租金的转移总体上对消费者不利。如果结合高企的变更率，这个租金转移还会降低消费者对未来健康的投资激励。当然，新增公共资金支持的医保计划选项，能降低因定价和营销努力扭曲所致的消费者索寻摩擦，进而提高私有商业医保市场的运行效率。

三、基于医疗费的医保付费机制：由来和缺陷

1. 基于健康状况的医保付费机制的内在缺陷：不可合约化

如果医保方能轻易观察和验证医保购买者对自身身体的关心情况和患病时的就医行为，那么基于可观察、测度和验证的患者病情的医保合约，是最优的医保合约形式。一旦某个医保购买者遭受某种突然性的健康问题，他就能按医保合约从医保公司那里获得既定的货币保障。手握这些补偿的患者，再自主决定如何花费这些补偿额，以治愈所患的疾病问题。显然，此时的医保补偿额，主要取决于患者对医疗服务量的决定，或者说隐含假定了医疗服务者是患者的完美代理人，从而理想化地忽略了医疗服务支付补偿问题。

理论上，基于医保购买者的身体健康状况的医保（State-Contingent Payment Scheme），不仅能使医保客户事前就免受将来患病所带来的经济风险，还能使医保购买者在患病时保持合理求医的事后激励（Arrow，1963；Ma & McGuire，1997）。关键的问题是，对所有潜在医保客户的健康状况进行彻底地（和客观地）观察，要付出高成本和精力，通常还难以在法庭上进行核实和验证。从长期来看，健康状况受到医保合约的影响，而体现内生性。即医保购买者可能在购买到医保后就放低对自己身体的重视和维护，使得其行为影响到了自己的身体健康状况。这就是一种事后道德风险问题。鉴于如上原因，基于健康状况的医保机制和市场都不存在。换言之，患者病情要么难以观察和测度，要么难以被第三方验证，也就是说患者病情不可合约化。来自患者的道德风险行为，使得医保市场最多只能得到次优结果，难以实现最优的风险分散。

2. 基于医疗费的医保付费机制的内在缺陷

基于健康状况的医保付费机制的不可合约化，基于与身体健康状况高度相关的医疗费的医保付费计划应运而生（Arrow，1963；Pauly，1968；Zeckhauser，1970）。但是，即使在短期，该机制下的医疗费和医疗服务水平是内生性的，更易出现道德风险行为，同时还存在患者（有时连同服务者）不如实报告医疗服务费用的问题，最终使医疗资源使用更不合理、医保费用更难管控（Ma & McGuire，1997；McGuire，2012）。

基于医疗费的医保合约，至少存在三点潜在问题：

首先，在医保保障力度足够大的情况下，患者通常无动力去搜索性价比最高的医疗服务者（Phelps，1992；Gaynor，2010）。

其次，如后文将要涉及的一样，当患者与服务者合谋（Collusion）共同操纵向医保方所报送的服务信息，满足他们各自的个人理性约束，或者满足经转移支付后的合谋性共同利益时，他们就会（默契性或明文）合谋，一起欺骗医保方，以骗取医保赔付资金[①]（Ma & McGuire，1997）。医患合谋骗取医保资金的经典做法是"挂床"住院（即假住院）：不在医院里住或三天以上没有诊查费用而以住院名义报销医疗费用。单从经济效率角度，医保覆盖过度和赔付比重过度都可能导致社会福利损失（Felstein，1973；Feldman & Dowd，1991）。如实报送的要求会限制健康支付系统的潜在可行集范围，往往使得因信息不对称所致的医疗市场次优结果难以实现，只能实现第三优的配置结果（Ma & McGuire，1997）。

最后，在允许国民自由决定是否购买医保的情况下，通过立法强制规定，所有医院的急诊室必须接纳所有病人，并严惩拒诊行为，这样的做法在体现仁慈大度的同时，却让需求侧的道德风险现象恶化：优质的民众（如在小企业就业或待业的年轻人）主动购买的动力进一步锐减的同时，

---

① 为了规避这种合谋骗保行为，更重要的是规范医疗服务行业中各类不端的经济行为，由美国联邦医保计划牵头率先引入同行评议组织（Peer Review Organization），通过医疗使用审查（Utilization Review，UR）保证服务者向医保受益的患者所提供的服务的合理性。基于信息性原理（Informativeness Principle），UR 似乎能视为医生与患者间的经典代理关系的推广或一般化修正。引入第三方干预购买决策的做法，在其他复杂的商业活动中也存在，比如在房地产中住房购买者常雇用律师、安全评估师等为住房购买决策提供专业信息。与这些活动中第三方只用于解决信息缺乏的问题不同，医疗服务市场中 UR 可同时解决信息缺乏和道德风险问题。这有点类似于劳动组织关系中监督员的作用：不仅监督员工不偷懒（Alchian & Demsetz，1972），还向员工提供专业知识、培训和规范，使其工作更合理有效率（Holmstrom & Tirole，1989）。

由于门诊和急诊室医治那些不幸患病的未购买医保的患者所发生的费用，很大程度上只能由已购买医保的患者支付，也严重影响了已购买医保者未来购买医保的动力。门诊和急诊室成本"被社会化"，就意味着未买保险而得到医治的人免费搭已买医保的人的便车，被"搭便车"的理性人的购买决策将被向下扭曲。

四、需求侧道德风险的两维性和患者的自付费形式

1. 需求侧道德风险的两维性

如前文提到的那样，在医疗市场上，来自需求侧的道德风险问题往往具有两维性。从时间角度来看，还有静态和动态之分。

（1）被保障者的道德风险行为。被保障者的道德风险行为亦称为需求反应（McGuire，2012），即与财产和人寿等保险市场类似，医保的存在及其赔付程度的明确性，不仅通过诱导被保护者降低在保护性和预防性行为上的努力，引致被保障的偶然事件发生的概率激增（Pauly，1968；Ehrlich & Becker，1972；坎贝尔，2013），还在患病事件发生后，影响医疗服务者主动进行供给诱导需求行为，弱化患者和服务者进行成本控制的积极性（Cheng & Chiang，1997；Eggleston & Hsieh，2004）。如果假定医疗服务需求曲线正确地反映患者对医疗服务的边际支付意愿，那么患者对其应付费的服务的需求反应越强烈，需求侧成本分摊比例就越高（Zeckhauser，1970）。

由此可见，这前后两种影响分别称为患者侧的事前道德风险（Ex Ante Moral Hazard）和事后道德风险（Ex Post Moral Hazard）（Arrow，1970，p. 142；Zweifel & Manning，2000；Zweifel，et al.，2009，Ch. 6）。在事前道德风险环境下，已购买医保的潜在患者，在确定合理的预防性行为努力水平时，涉及特定行为努力所致的患病概率的降低程度这个重要参数（Viscusi，1995）。但是，由于拥有该参数所带来的预期边际回报，往往低于为获得该参数信息付出的成本，绝大多数被保险者没有动力知道该参数信息（Zweifel & Manning，2000；Barbara，et al.，2002）。

（2）医保方的道德风险行为。与那些保险市场不同，由于对疾病事件发生与否和疾病所致的身体状况下降程度的界定和验证异常困难，医保方在事后有激励单方面修订，或诱导被保障方双方面地修订保险合约

（Renegotiating），尤其是保险赔付额（Pauly，2000）。其实，除了来自以患者和医保方为代表的医疗需求侧上的道德风险问题，在以医师和医院为代表的供给侧，也存在道德风险问题。主要体现为，医疗服务提供者根据患者是否购买医保和购买了何种医保，进行不同程度的过度医疗、过度用药和过度检查与手术等供给诱导需求行为，后面将重点关注。

（3）动态道德风险。来自患者、医保方甚至服务者的需求侧和供给侧道德风险，均为静态道德风险（Static Moral Hazard），其背后均假定医疗技术给定不变。显然，医保的存在，会让患者和服务者有动力改换现有最新式的医疗技术和设备，出现动态道德风险（Dynamic Moral Hazard）问题（Goddeeris，1984a，1984b；Baumgardner，1991；Zweifel & Manning，2000）。当医疗过程当中采纳的（总体）医疗技术升级，超出由病情决定的必要水平时，这就意味着医疗资源的浪费。对于医疗设备更新升级迅速的欧美而言，动态道德风险是困扰很多年的问题。随着中国经济社会的发展，高端医疗服务的需求也在增长，对高端医疗设备的引进和使用也在随着增加，动态道德风险问题也越来越需要医疗规制部门加以重视。

2. 患者的自付费形式：正式与非正式

根据信息经济学和微观保险文献，让医保保障程度不完全，即医保方和患者共担医疗服务费，能减缓需求侧道德风险问题的严重性。此时，$k > 0$，$d + s < 1$。

（1）患者自付费形式。患者承担医疗服务费（Out-Of-Pocket Payment，OOP）的方式，首先体现为共付百分比（Coinsurance）（参数 d）、（年度或季度）免付额（Absolute Per-Period Deductibles）和门诊自付额（Copayment）等。免赔额是医保保障的患者在医保赔付之前所应自主承担的医疗费用额度；共付率是经患者承担了免赔额后的剩余的医疗费用部分中，应与医保机构承担的比率；共担额（Copayment）是医保患者所承担的医疗费的固定额度（免赔额）以及由共付率决定的医保患者需自己支付的那部分医疗费用（Wolaver，2010）。

另外，还包括游离于医保系统管控范围之外的非正式支付（Supplemental Payment）。非正式支付的形式有，如为了贿赂相关人员（如医师）而私底下给的医疗小费，以及出于贿赂或以让自己安心所给的红包等（Kornai & Eggleston，2001；Ensor，2004；Eggleston & Hsieh，2004）。医疗小费在法国、日本、意大利和英国等欧美发达国家很常见，而红包则在俄罗斯、中国、捷克、波兰和罗马尼亚等过渡经济体很普遍。

（2）非正式自付费的利弊简评。患者给红包和小费的非正式支付，恰如向患者征收的一种税负，尤其会让弱势群体承担过分的负担（Eggleston & Hsieh，2004）。这种非正式支付一定程度上刺激了服务者增加劳动时间和强度，但是更大程度上起的是分配性而非生产性作用（Cutler，2002）。比如，给红包导致等候就医患者队伍"被插队"等行为、引致医疗服务不连续、患者不确定和焦虑、患者承担过量经济风险（Zeckhauser，1970），以及人为构建进入壁垒，最终引起医疗融资过程的不公平和无效率（Eggleston & Hsieh，2004；Schneider，2007）。这里不考虑非正式支付方式及其效应。给定医保保障不完全情况下，由于个人医疗需求对患者所付的价格很敏感（Newhouse，et al.，1993），由患者承担部分服务成本能通过削弱患者的道德风险行为，来控制医疗成本和提高医疗效率。其实，由医保支付方承担部分服务成本，也有助于增进社会福利（Allen & Gertler，1991）。并且，随着医院间竞争的加强，医保方所承担的最优成本分担比重会下降（Pope，1989）。

五、需求侧患者和医保方的道德风险问题：一个简单图解

现在结合图示简要说明，作为需求侧的患者和扮演供给影响者角色的医保对医疗资源的经济决策，加深对道德风险等问题的理解。

在图2-3中，左图垂直坐标系中的直线表示患者承担的服务成本比重（d）与其对医疗资源的主观需求量（x）的反向关系D(x)。这个反向关系依据需求法则而来。图中用直线仅是为了简化分析，在这里其斜率参数才是关键。其中，医疗资源需求是通过使用某些固定价格将医疗过程中消耗资源进行加总所得的货币总额。也就是说，本部分的参数x是前面所指的用货币度量的需求X，特此说明。

这里要注意几点：首先，由于医疗经济文献对医疗服务需求函数的存在性和稳定性持有异议，这里的对应关系仅视为统计经验上的关系。其次，这里隐含假定医疗服务者方面的供给侧成本分担为零（s = 0），比如实施按服务项目付费之类的纯粹后付制。

为了简化，设定医保赔付额是医疗费的正比例关系，不存在最低免赔

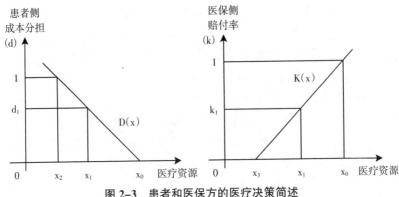

图 2-3　患者和医保方的医疗决策简述

额和最高赔付限制。当患者购买了医保且得到完全赔付时，患者就医面对的需求价格为零，医疗需求量为 $x_0 > 0$。如果患者拥有需求决策所需的所有信息和能据此做出使自己效用最大化的服务需求决策时，那么需求量用 $X_2 > 0$ 表示，理性患者在对称信息下依据服务社会成本所购买的最优量，也是社会最优水平。显然，需求量 x_2 也是服务者作为完美代理人情况下的患者最优需求量。这里还假定恰好治愈患者疾病所需的社会合意的医疗资源量为 $x_1 > 0$，且这个量是患者在自付比例（Coinsurance）为 $d_1 \in [0, 1]$ 时主动索要的服务量。如果 $d_1 > 0$，则 $x_0 > x_1$，即患者的医疗需求总高于实际治愈该患者所需的社会最优量。其实，不管医疗服务付费机制形式如何，只要医保赔付部分医疗费，患者就有动力实现（需求侧）道德风险行为。此时，患者的自付总额（OOP）为 $d_1 \times x_1 > 0$。

　　如图 2-3 中的右图所示，服务者愿意提供的服务量如何受医保方赔付比重（k）的正向影响 K(x)。同理，这个线性供给关系也是统计经验性的。为了简化，假定购买了医保的患者得到完全赔付，患者侧成本分担为零（d = 0），此时供给侧成本分担 s = 1 − k，服务者和医保方在医疗成本分担上是对立的。两图上的资源使用量 x_0 分别表示不存在患者侧成本分担和服务者侧成本分担情况下的数量，故而表征着同一个量。如果医保采用完全预付制（k = 0），或供给侧成本分担 s = 1，此时的医疗资源供给量为 $x_3 > 0$。如果恰好治愈该患者所需的社会合意的医疗资源（x_1），也是医保方在赔付比重为 $k_1 \in (0, 1)$ 情况下希望加入医保组织的服务者提供的量，此时供给侧成本分担为 $s_1 = 1 − k_1$。显然，哪怕是纯粹预付制也可能导致医疗服务量超过社会最优水平，即 $x_3 > x_2$。只要医疗行为所致的成本无法完全被内部化，无论如何都难以规避道德风险问题。

六、供给侧成本分担和医疗服务支付机制

作为供给侧成本分担的典型形式，医疗服务补偿支付方式显著地影响医疗服务水平与质量等方面，进而影响医疗成本与效率（Culyer & Newhouse，2000；Newhouse，2002；Barbara，et al.，2002）。作为患者的不完美代理人，服务者的行医行为往往难以观察和验证。此时，服务者就会利用对患者病情方面的诊疗信息优势，策略性地调整服务行为，以增加自身收益，这也无意之中提高了医疗成本。这就是前面提及而未重点阐述的供给侧（服务供给方）道德风险问题（Robinson，2001；Eggleston，2012）。来自供给侧的道德风险行为主要体现为无端增加服务量和服务成本或者转诊患者等。

医疗服务补偿支付方式，不仅影响着现有医疗服务供给者（包括医师、护士等）的服务行为，从长期来看还引导着医师和护士人数的供给。与会计师、律师和工程师等职业类似，医师和护士等医疗服务职业的供给，取决于民众（主要是青年人）历经医学教育、培训等环节并进入医疗服务行业的意愿。这些人力资本投资取决于对从业后的预期经济回报与医学教育和培训的成本的权衡。医疗服务补偿支付方式直接或间接影响着预期回报。鉴于对医疗服务的要求越来越高，从事医疗服务的成本不断攀升，而预期经济回报很不确定，一直呈现医疗服务者供不应求的局面[①]（Johnson-Lans，2010）。这种现象在全世界各国（包括以医师收入高而著称的美国）均如此。

削弱供给侧道德风险和控制医疗成本的直接手段是：通过设定合理的参数 R 和 s，对最佳服务供给行为进行合理的经济激励。特别地，让这两

---

① 医疗服务者行业出现供不应求现象的另外一个经典解释就是买方垄断（Monopsony）（Lans，2010）。买方垄断结合医疗服务者的供给曲线向上倾斜，可知出现给定工资下供给与需求存在缺口的非均衡状态。对医疗服务者的需求方垄断，不仅出现在服务者与医院合作制下，还出现在医院雇佣服务者的制度下。由医院和医保主导的买方垄断在雇佣制占主导和自由执业严重受限的中国，作为医疗服务者买方的医院垄断问题更严重，致使医疗行业的护士—医师比、护士—人口比和医师—人口比均越来越低。这背后蕴含着有助于国内医疗服务者总人数不够和人才流失严重问题的一个治标又治本的思路，那就是通过破解医院雇佣制、倡导自由执业和医院去行政化等手段根除（至少是弱化）买方垄断。通过提高工资只能暂缓问题的恶化趋势。

个参数选取极端值，能得到两类特殊的医疗服务支付机制：

（1）s = 0 和 R = 0 意味着（纯粹）事后成本（简称后付制）（Retrospective Payment System，RPS），作为供给侧的医疗服务者不承担任何服务成本风险，成本风险由医保方和患者承担。

（2）s = 1 和 R > 1 代表（纯粹）预先支付（简称预付制）（Prospective Payment System，PPS），服务者成为剩余所有者，拥有强烈的经济激励，也承担全部成本风险（Pope，1990）。当不存在医疗保险和供给侧采用纯粹预付制时，通过让患者和服务者分别承担在医疗服务期间所产生的边际成本，能分别最小化患者的医疗需求激励和服务者的医疗供给激励（Ellis & McGuire，1993）。

一般情形是需求侧和供给侧成本共担，即 1 > s > 0 和 R > 0。参数 s 越大，预付制程度越高。在第四章重点研究由后付制与预付制组成的混合型支付形式。

七、成本分担和经济激励：需求侧 vs. 供给侧

1. 需求侧和供给侧激励的功效

依据兰德健康保险实验（Rand HIE）的研究结论，需求侧（特指患者侧）成本分担，对患者是否使用某特定服务的概率产生极其显著的影响。供给侧成本分担和管控型医疗计划对给定使用前提下的服务量影响显著[1]（Newhouse，et al.，1993；Gruber，2006）。供给侧成本分担比重（s），控制服务水平、质量和密度，从而使有限的医疗资源得到有效的利用（Ellis & McGuire，1993；Ma & McGuire，1997）。管控型医疗计划除了影响特定服务者的客户数量 n 外，还能产生其他方面的影响效应。对此将在后面章节重点阐述。

广义的需求侧成本分担（d + k），在保障患者免受重大疾病风险的同时，限制了其发起医疗服务的动机。正如前面所言，作为第三支付方的医保机构的存在，某种程度上令医疗市场区别于其他专家市场。医保通过影

---

[1] 同时，患者对自身疾病症状的含义的知晓程度这个内生性信息，也会增加患者需要使用医疗服务的概率，但是只要患者决定使用服务了，这个信息对需要使用的医疗服务数量的影响不显著（Kenkel，1990）。

响患者医疗需求，来间接影响医患关系，进而弱化了患者制约医疗服务者采取机会主义行为的动力。长期来看，慷慨的医保赔付程度，还会增加患者对有助于维持和提高服务质量的新式医疗设备和技术的需求，一定程度地刺激医疗行业的设备和技术革新。

2. 供给侧激励 vs. 需求侧激励

当患者侧和服务者侧的激励手段不可兼容时，供给侧激励总体上也许应优先考虑（Eggleston & Hsieh，2004）。供给侧成本分担不仅可用于控制医疗成本，更可贵的是，还可用于提升服务质量（如服务等待时间）和患者满意度。如果仅仅想维持特定成本（或技术）的增长速度，供给侧成本分担（医疗服务支付机制）优于需求侧成本分担（医保制）的地方，不仅在于能做到这点，还能保持患者免受患病所致的经济风险。长期来看，鉴于医疗服务者相对于无知的患者在评估新式医疗技术的有效性和有用性方面拥有信息优势，供给侧激励比需求侧的医保制更能影响新技术使用速度（Kwon，2003；Eggleston & Hsieh，2004）。同时，由于医保制最能抑制低收入群体加入医疗服务行列，或者说显著影响医疗服务的可及性和基本公平，供给侧成本分摊更能在不影响服务可及性的前提下，管控医疗服务成本（Ellis & McGuire，1993；Eggleston & Hsieh，2004）。

鉴于此，绝大多数欧洲国家在过去几十年里较少地依靠需求侧成本分担手段，而是重点采用按人头支付、固定工资、支出帽和总额预付等供给侧的医疗服务支付手段。近年来，这些国家的医疗成本占 GDP 的比重攀升速度远低于广泛采用按服务支付费用的美国和加拿大（Schieber, et al.，1992）。尽管供给侧成本分担似乎比需求侧成本分担更有优势，但是对供给侧成本分担的理解却没有对需求侧成本分担那么多（Newhouse，2002；Eggleston & Hsieh，2004）。

另外，如果供给侧和需求侧激励可以兼顾，综合使用需求侧和供给侧成本分担两个手段，也许能接近"在有效克服患者道德风险行为的同时，最小化患病所致的经济风险"这样一个最优结果。在有关医疗服务者的目标诉求、服务成本和技术、需求和竞争等因素满足一定特征的条件下，通过由以完全赔付和保障为特征的医保制和以部分供给侧成本分担为核心的混合型支付的有效配合，能实现最优结果（Ellis & McGuire，1993）。但是，长期来看，医疗信息不对称、慷慨的医保赔付和基于成本的医疗服务补偿方式的并存，给予服务者极为强烈的激励，去竞相购买和使用昂贵的新式医疗技术和设备，呈现医备竞赛（Medical Army Race，MAR）之势。

3. 医疗支付机制集的界定：一个供给侧和需求侧分担视角

尽管需求侧和供给侧成本分担各有优缺点和侧重点，两者结合才能实现更好的效果。这里暂时搁置固定支付额，从需求侧和供给侧成本分担视角，初步刻画医疗服务支付机制集（Ellis & McGuire，1993；Eggleston，2012）。

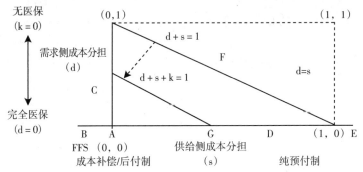

图2-4 医疗服务支付机制集概况：成本分担维度

在如图2-4所示的直角坐标系中，水平和垂直坐标轴分别表示供给侧和需求侧成本分担比重。每个点均代表一种支付机制，但是现实中只会选择其中某些特定机制。

如前所述，在没有医疗保险情况下（k = 0），医疗费支付方只是患者，这时服务成本风险由患者和服务者承担，即 d + s = 1。这条线上的任何点表示不存在医保条件下的某种支付机制，极端点（0，1）和点（1，0）分别表示由患者和服务者承担完全成本风险的特殊机制，其中点（1，0）正表示纯预付制形式（s = 1）。直线 d + s + k = 1 表示在医疗保障程度为 k≥0 时实现需求侧与供给侧成本分担的医疗服务支付机制集合。显然，由于参数 k 的存在，使得需求侧和供给侧成本分担之间不存在一一对应的关系，或者说这两者可独自确定（Ellis & McGuire，1993）。传统医疗支付机制，基本上是以完全医保和服务者与患者均无须补偿成本风险为特征，即由水平轴上的点 B 和点 A 所标示。这两个典型特征分别导致需求侧和供给侧道德风险问题。在沿着点（0，0）向点（1，1）的对角线方向，医保保障程度下降，需求侧和供给侧的成本分担程度同等上升，进而约束患者和服务者的策略性行为，最终使这两种道德风险问题程度下降。在点 F（0.5，0.5），需求侧与供给侧的道德风险程度可能最低，患者与服务者共担等量风险，但是由于不存在医保，可能使重病患者或弱势群体承担不起昂贵的医疗费。为此该点并无多大的现实意义。其实，直线 d + s = 1 的右上方区域同样如此。

在存在医保情况下，服务成本风险要么由患者主要承担，如图 2-4 所示的左上半区，尤其是需求侧（患者和医保方）承担完全成本的点 C，要么由服务者主要承担，如图 2-4 的右下半区，尤其是服务者承担完全成本和完全医保的点 D 和点 E。除了这些位于坐标系上的角解，更一般的是像点 G 之类的内部解。合理的医疗服务支付机制常是表征为由需求侧和供给侧共担服务成本（如点 G 之类的内部解），在考虑到风险选择激励和患者异质性的情况下更是如此（Ellis & McGuire，1990；Eggleston，2000；Newhouse，2002；Zweifel，et al.，2009）。

最后需要指出，前面通过提高医保患者的自付比例来抗衡医保市场的经典道德风险问题的激励扭曲做法，是出于理性考量的。有时，某些非理性因素也会扭曲医保市场。Baicker 等（2015）经研究发现，大量高价值的医疗服务，如预防性医疗都被使用不足。这种行为偏差风险的系统性存在，在设计最优医保合约时必须考虑到。Baicker 等（2015）还发现，同时考虑到道德风险和行为偏差的最优医保合约，包含对高价值医疗服务的患者的低自付比例甚至补贴。总而言之，这里要表达的是，医疗行业的研究不仅涉及道德风险和逆向选择的经典问题，还涉及诸多其他问题，从而使得医疗研究异常复杂。

第五节 医疗组织、非经济激励和激励动机：外生性与内生性

一、医疗组织的由来

在任何由理性人组成的组织（不仅是经济组织）内部，都存在某种经济利益关系，比如代理关系（Holmstrom，1982a；Holmstrom & Tirole，

1989；Burgess & Metcalfe，1999a）。经济组织（比如企业）的出现，通常是一种应对市场失灵的自然反应。特别地，医疗组织结构和制度的出现，是一种应对医疗市场失灵的反应（Ma & McGuire，1997；Ma & Riordan，2002），更严格地，是对有关医疗保险和服务的经济激励等特征的反应（Arrow，1963；Ma & McGuire，1997；McGuire，2000a，2000b）。

由于医疗市场中的医疗服务人智资本特性，以及在团队生产条件下医疗组织成员利用社会对组织的信任与声誉进行"搭便车"式投机，医疗组织拥有其他市场组织不具备的某些特性。不同的医疗组织结构，对解决服务者—患者和服务者—医保方间的代理关系，能产生不同的影响。现有成果已能将给予医疗组织和医生个体的经济激励加以区分（Lake，et al.，2000），分别探讨独自行医（Solo Practice）和团队合作行医（Medical Group Practice）模式（Bradford，1995；Pauly，et al.，2012）。研究团队行医时，主要从干中学、工作提升、信息分享与合作等管理视角进行展开（Scott & Farrar，2003），较少深入研究医疗团队的内部运作体制机制。现在打开因小团队行医或大组织化行医而衍生出的医疗组织这个"黑箱"（Lazear，1999，2000a）。

二、经济激励功效的有限性和解决之道

以医疗服务和保险支付机制为代表的经济激励，在解决医患关系上是不完美的，尤其当医疗服务涉及任务多重性和团队生产时，更是不尽如人意。经典医疗经济文献在分析有关医疗保险和服务支付问题时，往往或明或暗地假定相关者（患者和服务者）总是在给定支付机制的限定下做出最优决策。在现实中，理性相关者完全可能有意地规避医疗服务和保险支付机制的限制。诸如，通过私底下给服务者塞红包之类的非正式支付，患者可以获取优质的医疗服务或者服务优先权。已在公立医保计划保障范围内的患者（尤其是有钱或有权的患者），通过额外购买商业医疗保险，诱导逐利的服务者优待自己。已在公立医保计划保障范围内的患者（尤其是无钱或无权的患者），流动到别处就医，期望获取及时、高质和安全的服务。服务者凭借自身的信息和地位优势，绕过医保机制，向患者索要额外的报酬（Balance Billing）等（Cutler，2002）。

经济激励机制的功效有限（甚至失效）的原因是多方面的。第一个原

因是由机制内在特征所致的操作和信息获取方面的缺陷，尤其是其中有关服务质量、安全和功效等方面的不可合约性。第二个原因是医疗规制者给予服务者的自主权有限，以及服务者对经济激励反应的灵活性不足（Langenbrunner，et al.，2005；Widmer，2007）。经济激励机制的功效有限性在医疗管理结构分割的情况下尤为严重，乃至可能出现经济激励彻底失效的问题（Gaumer，2007）。

减缓经济激励机制功效有限性的一种常见的反应是，通过用低强度激励机制替代高强度激励机制，来降低对经济激励的依赖。的确，低激励强度的固定薪水制，辅以晋升制、延期补偿（如退休金制）、集体激励（如利润共享）的做法，有力揭示了在以信息和监督不完全、风险规避、任务多重性和团队生产为特征的医疗经济环境下，对高激励强度的支付机制（如预付制、基于功效的支付等）的过度依赖。另外一种反应是，强调非价格机制（或者说非经济激励）在激励服务者合理化服务行为的重要性。上述医疗政策文献集中于探讨价格激励（和相对价格）对服务者行医行为的影响效应，较少关注非价格机制及其与价格机制的有效混合问题（Robinson，1993）。对人类行为目的的狭窄理解，严重地限制了对行为激励的认识的进步（Fehr & Falk，2002）。为什么在缺乏显性经济激励机制的情况下医师的行医努力不像经典的代理理论（或劳动经济学）所示的那样完全偷懒或消极怠工？

医疗服务者除了关注自身行医行为可能带来的潜在经济回报之外，还关心伦理与职业道德、效率工资、未来声誉甚至晋升等非经济的隐性激励。故而，医疗服务规制者不仅能通过经济激励影响服务者的行医决策，还能通过声誉与晋升、甄别与选择医生、监督行医规范性，以及反复灌输惯例与行医文化等来自于医疗组织的非价格激励，来影响服务者的服务行为（Berwick，1996；Hutchison，et al.，1996；Gibbons & Murphy，2004；Gibbons，1997；Gibbons & Waldman，1999；Prendergast，1999；Robinson，2001）。

三、激励动机的分类：外生性 vs. 内生性

单从效率视角来看，当今医疗经济学的核心议题是激励机制设计问题。这里所指的激励动机来自于三个层面。第一个层面是因医疗公共品、

外部性，尤其是信息不对称特性所致的医疗（服务和保险）市场失灵及其经济激励问题（Rice，2001；Finkelstein，2004；Zweifel，et al.，2009）。第二个层面体现为医疗组织的科层结构及其所赋予的外生性非经济激励。这类非经济激励包括有形、有强制力的操作审查和选择性合约等（Robinson，2001；Dranove & Satterthwaite，2000；Scott & Farrar，2003），以及无形的职业与伦理道德、信任与声誉和晋升等（Gibbons & Murphy，2004；Gibbons，1997；Gibbons & Waldman，1999；Prendergast，1999；Robinson，2001）。比如，基于声誉的经济组织，本身就相当于一份能刺激努力行动的激励合约（Dixit，2005；Besley & Ghatak，2003）。第三个层面是与外界刺激无关的，发自内心感觉和价值取向的内在动机和社会情境，亦称为内生的非经济激励。与前述两个层次来自于外界（物质或组织）的刺激不同，第三个层面的动力来源于服务者内在的主观能动性（Scott & Farrar，2003）。这三个层面的激励密切关联，前面章节已初步论述了第一个层面的经济激励。本章以后将开始深入论述第一个层面的激励动机，并逐步关注第二个层面和第三个层面的激励动机。

理论上，理性人的经济行为不外乎出于两种动机：首先是由以货币补偿为代表的经济激励和以管控和晋升、声誉和职业与伦理道德等为代表的非经济激励组成的外在动机；其次就是与外界刺激无关的，发自内心感觉和价值取向的内在动机（Scott & Farrar，2003）。尽管经典的卫生经济学文献一直着眼于货币补偿的经济激励及其影响与研究，有些经济学家慢慢地认识到经济激励的缺陷，并试图像社会学家和心理学家一样，重视激励的非经济因素和奖惩的社会情境，比如内发动机（Intrinsic Motivation）和社会情境（Social Context）。当然目前还没有完全获得实证证据支持这个切入点的重要性（Kreps，1997；Prendergast，1999；Dixit，2002）。正如Feldstein（1970）所言，由于医疗市场经历长期的过度需求，医生也可能会有意设置低于市场出清水平的医疗服务价格，希望以此能从患者库中选择有意思的病例。当然，医生目标多元化的解释并未完全得到有关医疗行为事实证据的支持。

第三章 经济激励：经典付费形式

第一节 医疗支付机制经典形式概述

理论上，补偿医疗服务可以基于服务者特征、服务项目或患者特征，或者这三类信息中的两种或三种（Ellis & Miller，2009）。所依据的信息种类和数量不同，能产生的经济激励也不同。本章重点关注位于图 2-4 坐标轴上的后付制和预付制这两种特殊的激励机制。因为后付制和预付制很常见，也是复杂的混合型支付的重要部分。这两大类机制能按照用于确定补偿额的变量标准与实际服务行为发生的时间顺序来理解，或者与其是基于实际成本还是预期成本有关（Van de Ven & Ellis，2000）。

依据服务支付公式，在后付制下，供给侧成本分担比重 s = 0 以及固定支付 R = 0，支付额为 y = X。后付制主要基于服务项目特征方面的信息，补偿额与实施医疗服务行为所引起的实际服务成本 X 关系密切。根据确定实际成本 X 的方式差异，后付制的典型形式有计件工资、事后单例价格支付（Retrospective Per Diem Price）和按项目支付（Fee-For-Service，FFS）等，有时还包括专用于住院服务的按床日支付（Vladeck，1984；Schneider，2007）。

另外，在预付制下，供给侧成本分担比重 s = 1，支付额为 y = R。显然，预付制下的支付额与服务提供者的实际成本无关，而与预期成本有关。预付额 R 的确定主要基于可观察和验证的关于患者特征的外生性信息，更准确而言，是与服务（水平或质量）高度相关的易度量和观察的外生变量（Jegers，et al.，2002），比如患者人数、患者病情或治疗所消耗的医疗资源等。故而，预付制①的典型形式有总额预付（Global Budget）、按人头支付（Capitation）、按病种支付（Case-Based Payment）等（Schneider，2007）。

经济激励支付机制的特征差异决定了对利益相关者（如医生、医院和患者）的激励效应不同。给定补偿激励的情况下，医疗服务者可能导致三种主要的行为反应：

（1）改变对特定患者提供的服务强度（如服务水平与质量、服务密度）（道德风险效应）；

（2）调整待看诊患者的平均严重度或病种（逆向选择效应）；

（3）改变医院在各病种服务类型的市场份额及其背后的行医类型方式（行为类型效应）。

经典道德风险、逆向选择和行为类型效应均会影响医院资源的平均使用（Ellis & McGuire，1996；Getzen & Allen，2007）。由于支付机制的变动可能引起多重激励效应的变动，难以简单地预测引入一种全新支付机制时服务者的所有行为变动。后文将就后付制和预付制的经典形式的内涵和具体表现进行评述，以窥各种形式的优缺点和适用范围。

第二节　几种特殊的支付形式：计件、计时工资和固定工资

在很多市场上，价格水平很重要，而定价基础相对不那么关键。比如，苹果价格无论是按照吨还是磅确定都无关紧要。但是，在医疗市场则不同：价格水平和定价基础同等重要（Newhouse, et al., 1993；Newhouse, 1996）。有关医疗服务的理论和政策均涉及诸多服务定价（支付）方式和定价基础。

---

① 美国于 1983 年率先实施的预先支付系统主要针对住院患者（Inpatients），故而亦称住院服务预先支付系统（Inpatient Prospective Payment System, IPPS），按照 1997 年平衡预算法案，诸如社区精神健康中心、家庭健康组织等非医院机构提供的医院外服务，从 2000 年 8 月 1 日开始实施非住院服务预先支付系统（Outpatient Prospective Payment System, OPPS）（HCFA, 2001）。

一、基于产出（或投入）的服务支付：计件（或计时）工资

理论上，最简单和直接的医疗服务支付方式是，根据服务者行为带来的实质贡献（比如医疗效果、绩效，简化为产出）进行补偿，类似于计件工资制（Piece-Rate Payment）。如果员工的产出难以衡量或衡量成本很高，只能依据服务者所采取的高质医疗努力花费的时间进行经济补偿，实施基于投入的计时工资。这类基于产出的支付方式，通过将诊疗产出与收入直接挂钩，给予服务者降低服务质量的激励，还让服务者承担很大程度的经济风险。诊疗服务效果除受服务者的工作付出外，还受外生的偶然性因素严重影响。与此同时，当需要由团队组织合作完成同一个产出时，免费"搭便车"问题会严重弱化计件工资的激励强度。计件工资和计时工资机制，相当于医患双方间签订的短期合约。在委托人（患者）所希望的行为易监控和验证情况下，这样的短期合约能促进经济激励，还能起到筛选具有高能力或勤奋的服务者的作用（Lazear，1986）。

现在的问题是，计件工资制的激励功能局限于理论分析，缺乏实证检验。计件工资制度在现实中不普遍，至少存在三点原因：

首先，计件工资的激励效应，不能完全解决信息不对称、风险规避、任务多重性和合作等问题（Baker, et al., 1988；阿克洛夫，2000）。

其次，计件工资下的绩效测度过程，可能出现偏袒或操纵的可能，也无法避免质量下降问题（Milgrom & Roberts，1992）。

最后，或许最重要的是，实证检验是否存在计件工资制很是困难。实施计件工资制要观察不同情况下的医务人员及其产出。此时无法避免两个问题：第一，由于在大多数情况下最优激励方案是唯一的，得到最优状态就意味着只有一套方案可观察每个员工，不存在相互比较的基准。第二，采用计时工资替代计件工资的主因是部分或所有产出不能被完美观察，检验不可完全观察的理论本身就很困难（Lazear，1986，1999）。也就是说，只有同时具备如下条件，采用计件工资制才可能合适：

（1）服务产出的变化主要受服务者的主观贡献（或努力）的影响，受外界随机性因素影响相对较小，或者外界环境变化不频繁或有规律；

（2）产出数量和质量均易观察、测度和验证；

（3）服务者的风险规避程度相对较弱。

二、固定工资：激励缺失

另一种极端而又常见的支付机制是固定工资制（Salary）。在固定工资下，通过向行为者预付一定工资以换取一定的基本工作量，或者购买行为者一定时期内的劳动支配权。某种程度上，固定工资也可被视为一种特殊的计时工资，其经典形式有年薪制、周薪制和时薪制等。

固定工资制的激励强度较弱，不会诱导服务者实施供给诱导需求等机会主义行为，易于控制医疗费用增速。但是，由于努力激励的缺乏，也无须承担提供超额努力时的行为成本风险，服务者所提供的服务水平和种类往往不足，无法激励医师节约成本和使用成本—效益最优化的诊治方案，甚至会有意识地选择质量成本低的患者或尽量减少诊治患者数量。当行为难以监督和验证时，领固定工资的行为者有动力通过偷懒和转诊（各类）患者，来增加自身的在职休闲（Eggleston，2012）。

医疗行为的特殊性，以及医疗服务作为信任品与后验品的特性（Darby & Kaini，1973；Satterthwaite，1979；Emons，1997；Dulleck & Kerschbamer，2006），使服务行为难以观察和验证，致使医疗服务支付问题相当复杂。

第三节　后付制

一、事后单例价格支付：时间不一致性和跨期逆向选择

后付制（Retrospective Payment System，RPS）下的补偿额主要基于服务项目特征信息，较少基于服务者和患者特征信息（Ellis & Miller，2009）。其早期形式有计件工资和事后单例价格支付（Retrospective Per Diem Price）两种。如前所述，计件工资制直接依据代理人（医生、医院

等服务者）的行为产出进行补偿，从而使代理人有激励提供超出委托人
（如患者、医保计划）所要求的服务水平（Rodwin，1993）。

事后单例价格支付，则基于历史成本或预算进行补偿，因而也算是基
于投入的支付形式之一。这里提及两种常用计算方式：第一种是简单地假
定上下年单例价格不变，从而将当年单例价格设定为医院在前一年发生的
总成本除以该年所有患者被服务的总天数，医院当年总收入就等于当年单
例价格（通常还须剔除通胀等因素）乘以当年所有患者就医的总天数。如
果某年总成本相对于前一年增加，该年的新增成本将通过下年单例价格的
增加在下一年得到相应补偿。第二种补偿医院实际成本的方式是以历史预
算为基础，该预算取决于前一年医院总支出（剔除通胀因素）。尽管事后
单例价格支付下的具体成本补偿方式各国稍有差异，但是成本都能通过某
种方式在事后得到补偿（Jegers，et al.，2002）。

事后单例价格机制的缺陷，首先体现为其支付与成本在时间维度上存
在不一致性（Time Inconsistency）。由于使用历史成本或预算数据计算当年
的事后单例价格，当年就医的轻度患者要为前一年就医的重度患者所引致
的额外代价买单，并为下一年就医患者降低了单价。很明显，这种跨期外
部效应会进一步地导致跨期性的逆向选择问题，以及患者就医时期过晚的
后果。短期来看，理性的轻度患者不想为小病支付较高价格而推迟就医，
而重度患者有动力马上就医，使得当年就医的患者队伍平均病情（组合病
情指数）上升，高于平均水平。从长期来看，当年平均治疗成本的上升将
提升下一年患者就医的单价，进而直接强化短期效应。

可见，事后单例价格支付会导致与保险市场（Rothschild & Stiglitz，
1976；Wilson，1980）和信贷市场（Stiglitz & Weiss，1981）类似的逆向选
择问题，也就是"劣币驱逐良币"现象。与这两个市场的横向逆向选择问
题不同的是，医疗市场中的逆向选择是跨期性的，或者说是纵向性的。鉴
于这种性质上的差异，这两类市场的结果同样存在差异。不同于保险与信
贷市场中代理人的类型信息固定，在医疗服务市场，长期看来患者病情会
变化，掌握患者病情信息的医生的类型也在变化（Cutler & Reber，1998；
Cutler & Zeckhauser，1998）：轻度疾病可能恶化为不得不医治的大病，从
而间接地增强了短期效应。

这里要特别关注的是，由于事后单例价格的时间不一致性和跨期性逆
向选择等内在机制性缺陷，在当今医疗经济环境下，越来越少的国家或地

区仍采用这种方式，因此，此种方式俨然有快要退出历史舞台的迹象。

这里需指出的是，逆向选择并非事后单例价格支付的独有问题，在诸多支付机制下均存在这种问题（Cutler & Zeckhauser，2000），只是这种现象在事后单例价格支付下更突出。这两个缺陷导致后来各国纷纷舍弃事后单例价格支付，转而采用按服务项目支付。

二、按服务项目支付

1. 按服务项目付费的内涵与优点

作为后付制的典型形式，按项目付费是对服务者所提供的所有诊断、手术、住院和护理等服务项目成本进行报销，并给予每个项目一定的利润率。如果将一段时间（比如一天、一个月甚至一年）内所提供的服务视为一种服务项目，主要用于住院服务（如上海精神病医院住院服务）的按床日付费，可作为按服务付费的一种特例。在此不专门研究按床日付费。采用按服务项目支付的典型实例是美国、德国、荷兰和日韩等国的医院，至少这些国家医改前如此。

服务项目类型的确定主要依据标准化的诊疗路径，其费率可由医生行业代表和医保代表每年谈判确定，或将费率视为相对价值或价值点，定期就单位点的货币价值进行谈判（Hurst，1992），甚至只需保证支付方对给定服务的补偿总额不超出该服务的合理正常水平（UCR 费率）（Hsiao，et al.，1988a，1988b；赵强，2010）。按服务项目付费的前提在于，界定每种服务和为每种服务确定费率。为了标准化测度和核算每种医疗服务的费率，美国医学倡议用 CPT（Current Procedural Terminology）代码给几乎所有诊断、治疗和手术等任务赋予一个唯一的认证码。针对每个代码所代表的服务项目，通过分别反映诊疗成本和医保年度财政预算的 RVU（Resource-Based Relative Value Unit）和变换常数（Conversion Factor）相乘，得到该服务项目的基准费率（Hsiao，et al.，1988a，1988b；赵强，2010）。给定医保覆盖面不断增加的情况下，FFS 在大多数发达国家和发展中国家得到认可[1]。

---

[1] 最初实施时对门诊、住院和治疗三种服务各有侧重点，比如美国和日本的门诊服务、瑞士和日本的住院服务、瑞典和日本的治疗服务均采用 FFS，日本总体上是 FFS 机制成功实例。

显然，服务者收入与服务量直接挂钩，无须承担服务成本风险，能给予服务者以额外刺激，向各类患者提供多元化服务，尤其是需要大量和长期服务的重度患者和长期慢性患者。在此机制下，数个服务者间的直接竞争，也有助于维持服务质量。在特定条件下，竞争不一定能维持质量。比如，激烈的市场竞争可能诱使风险规避型服务者不得已通过降低服务质量来加以应对（Brekke，et al.，2012）。

　　2. 缺陷分析

　　同样地，按服务项目支付存在诸多不合理之处，比如供给诱导需求、合作行医动力缺乏和实施成本高企等。这里依次对这些缺陷加以论述。

　　（1）供给诱导需求。由于患者的服务需求依赖于服务者所提供的病情诊断信息，服务者得到激励去策略性地提供对己有利的诊断建议，诱导增加服务数量和种类（Ellis & McGuire，1993；Getzen & Allen，2007）。这类机会主义行为使得用货币衡量的医疗服务成本 X 增加。换一个视角，也可以理解为使供给侧的成本分担比率为负，即 $s < 0$（Eggleston，2012），如图 2-4 所示的 FFS。服务者的策略性行为主要体现为，提供某些非必要的服务项目，无端地要求病已好的患者回诊和在医院各科室之间"乒乓式"反复转诊以及医治耗时费劲的疾病患者。只要新增单位服务的利润率为正，服务者就有动力采用类似做法，诱导患者的需求曲线向外移，引致服务扭曲效应。这种由医疗服务供给方主导需求水准的因果关系，在医疗文献中常被称为供给方诱导需求（Supplier-Induced Demand）（Folland et al.，2006；Robinson，2001）。由于医疗服务诱导的主体主要是医生，供给方诱导需求有时也被称为医生诱导需求（Physician-Induced Demand）。

　　其实，供给方诱导患者不仅体现为过度医疗、过度检查和手术，还体现为过度用药。当然，供给方诱导需求行为，除了源于经济利益的驱使之外，有时可能来自于医疗服务者预防性医疗顾虑（McGuire，2000），也可能源于 Cutler 所言的供给方潜意识行为[①]。后两种情形这里不加关注。

　　与供给方诱导需求概念关系密切的是"供给诱导需求"概念。供给诱导需求（Supply-Induced Demand）最早由 Shain 和 Roemer（1959）以及 Roemer（1961）提出，用于描述病床供给与病床需求的正相关。这个后来

---

① 医疗服务者增加一些似乎没必要的服务，可能并非是其根据自身利益有意误导，有些反馈是下意识的。就如 3/4 的被调查对象认为自己开车的技术高于平均水平一样，是心理因素在作怪。

被誉为"医疗领域的萨伊法则"（Say's Law）的罗墨法则（Roemer's Law），刻画了供给与需求的正相关关系，并非因果关系。尽管如此，不考虑供给方诱导需求和供给诱导需求的区别，将两者互换使用，一起刻画供给侧和需求侧的正相关关系。后经 Evans（1974）和 Fuch（1978）重新表述后，供给诱导需求一直成为后付制的消极效应的代名词，尤其是在医疗信息不对称的现实环境下。

供给方有意诱导新增额外的医疗需求，也可能在具市场势力的服务者提供的服务不可转售时发生（McGuire，2000）。同时，按服务付费提供的大量服务和高尖端医疗技术，并不意味着服务质量更高。因为那些必要与有益的服务项目通常已经反映在医疗价格中（World Bank，1993）。来自荷兰（Hurst，1992）与中国（Bumgamer，1992）的医疗数据证实了按项目付费下的供给诱导需求现象的存在和严重性。在医保覆盖面广和保障力度大的背景下，服务费的支付主体，并非是对病情略有所知的患者，而是完全无知的第三方，供给诱导需求现象更严重（Eggleston，2012）。目前多数国家，使用 FFS 仅限于某些治疗和门诊服务，常与总额预付配合使用。

特别指出，在医药不分情况下，FFS 的供给诱导需求效应更为严重。处方药利润率的存在，使医生过度开药方，尤其是昂贵的高利润药物。比如，在对比中国台湾地区医药分离前后数据时发现，药费增长中至少 30% 由医生过度开药方所致（Chen，et al.，2011）。如果再考虑医院竞争的现实，中国台湾地区医院多用抗生素的问题更为严重（Bennett，et al.，2015）。再如，在当前以药养医背景下，中国大陆的大量医生有意开具非必需的高利润率药物（如抗生素）处方，致使药品费用高涨（Currie，et al.，2011）。

更一般地，以成本为基础的后付制（包括计件工资、事后单例价格支付和按服务支付）可视为规制经济学中传统收益率规制手段的变种，从而导致服务项目比例配比失调的 Averch-Johnson（1962）效应（Laffont & Tirole，1993），或者 X-无效率（Leibenstein，1966）。这就是前面的供给诱导需求现象的一般性表现。在后付制下，实际服务成本在事后得到全部（或部分）补偿，追求利润最大化的服务者缺乏降低成本的激励（Newhouse，2002），甚至可能有激励增加某些特定服务成本，来实现目标收入（或增加收入）（Eastaugh，1987）。长此以往，按项目支付最终将诱导服务者的服务成本、医院医疗成本和国家医疗健康成本均大幅攀升（Carrin & Hanvoravongchai，2003）。如果对按项目付费的费率进行调控，医生能通过数个服务捆绑或服务密度调整（如增加患者的复诊次数）等形式，而医院通过改换新进医疗设备等形式（McClellan，1993；Rogerson，1994），削弱费率控制对自身利益的消极影响。在病情诊断信息不对称和监督困难条件下，这些行为无法得到惩罚或遏制，也就无法消除服务扭曲效应和技术无效率。在这类环境下，规避服务者策略性反应的一种直接手段是采用 Ramsey 定价思想：对于医院服务定价，基于服务密度程度合理地改变医院所提供的各种服务的价格—成本比例，使密度—需求弹性各异的服务项目的费率不同（Rogerson，1994）。对于医生服务定价，由于按服务项目支付下的供给诱导需求程度，随服务项目下的利润率和诱导需求所致的风险率的差异性而不同，规制者可依据服务供给弹性调整各服务的价格—成本比例（Wedig，1993）。

（2）合作行医动力缺乏。为了提高医疗行业的行医效率和声誉，服务者本应有动力与其他服务者（如其他医院、诊所、医生或护士等）进行合作，共同研究最佳行医方案，或共建基于大量诊断病例事实的最佳行医流程和配合缩小对不同医保计划下的相似病症患者的诊断和治疗差异性。按项目支付下的医疗服务者没有动力这样合作，长期而言也是反效率的（Robinson，2001）。

（3）实施成本高企。由于按服务项目索取费用，需要配备信息设备去记录服务量与种类，并告知患者和支付方，为保证所报信息的准确性还须辅以审计机制。按项目支付的实施成本较高。按项目支付下的成本攀升现象，在实际支付方只作为金融中介而无须关心医疗资源使用的合理性时（如在中国和韩国）尤为严重。此时，由需求侧内的患者与医保方双方共担服务成本，能削弱医保方"置于事外"对成本攀升趋势的加速性恶化作用，从而有助于减缓医疗费的上升速度和幅度（Hurst，1992；Bumgamer，1992）。要完全限制医疗费的无端攀升，还需从供给侧加以管控，对需求侧和供给侧实现双管齐下式控制。

第四节　预付制

一、预付制简述

预付制（Prospective Payment System，PPS）的核心思想是，向医疗服务者内部化医疗风险，让作为供给侧的服务者完全分担服务成本和经济风险（Ellis & McGuire，1993）。具体而言，在医疗服务提供前，按照某标准确定服务者能索取的价格或预算，给予服务者以按质按量提供服务并降低不必要费用的激励（Rosenberg & Browne，2002）。该标准主要依据的是，有关患者特征的外生性信息，必要时也辅以某些服务项目和服务者属性的信息。

如前所述，预付制的各种经典形式的差异，主要在于所依据的患者特征种类不同（Jegers，et al.，2002；Schneider，2007；Ellis & Miller，2009）。一般地，设计预付制的终极目的在于改善医院的运作方式、医生（和护士）的行医方式，以及医院管理层与医生（和护士）间的互动关系（Vladek，1984）。预付制下的价格与服务者的提供成本 X 无关，使服务者拥有更强的激励降低服务成本、提高效率（Jegers，et al.，2002）。其背后的隐含寓意是，通过改变服务者（如医院）的经济激励，防止医院延长住院时间和在医院之间转诊患者的频率和顺序（Ellis & Ruhm，1988），或提供不必要的医疗服务，从而减缓（甚至解决）供给诱导需求现象，达到成本控制和效率提高的目的。

鉴于此，医疗政策的制定者普遍喜欢预付制，预付制在许多方面优于后付制几乎成为共识（Ellis & McGuire，1986；Ma，1994）。其实，医疗行业由后付制向预付制的过渡，也切合了对电信、电力等公共事业价格规制方式，从收益率规制向价格上限规制转变的国际潮流（Laffont & Tirole，1993；Crew & Kleindorfer，2002）。从按项目付费过渡到以按病例付费为代表的住院服务预付制（DRG/IPPS），能在不显著影响医疗服务水平的基础上，缩小住院患者的住院时间，提高服务质量（Ellis & McGuire，1996；

Yi，et al.，2005）。

美国 PPS/IPPS 对联邦老人医保计划（Medicare）的成功采用，标志着美国政府遏制医疗成本上升的管制努力的一个重要转折。不久后顺利推广至穷人医疗救助计划（Medicaid），使美国联邦政府很大程度上介入到医疗领域里，同时不少私有医保组织也加以效仿（Cutler，2002）。在医药不分的情况下，中国海南省医疗服务支付方式，从按项目收费向预付制的改革，使高价药和高技术服务的看病费用部分的增长趋于缓慢。鉴于药费在中国居民健康支付总水平和增速中起到的重要作用，医疗服务支付方式改革，使高价药购买上的花费比重的增速下降是令人振奋的，同时在纠正医疗市场失灵和政府干预负效应方面也有一定的效果（Yip & Eggleston，2004）。现在简要梳理和评价几个常见预付制形式，分析各自的优缺点和适用范围。

二、逐项预付：预算软约束、棘轮效应和效率缺乏

总额预付（Prospective Global Budget）源于对逐项预付（Line-Item Budget）的修正。逐项预付是中央直接控制医疗支出和规避地方医疗机构（尤其是医院）管理不善的重要手段。政府（主要是一些发展中国家中央政府）根据单位成本或每个床位人员配备等方面的行规或传统，将医疗预算直接拨付给医生薪水、药物和设备维护等子项目。同时，通过法规严禁医疗机构管理层在未经主管部门许可情况下擅自调拨或填补各子项目的预算资金。

显然，基于医疗要素拨付的逐项预付支付，直接导致预算软约束问题和服务效率（和质量）缺乏。通常，这两个问题会混为一体。预算软约束问题主要体现为：上级通常能在一个预算期结束后或预算期间轻易地给各子项目增加预算，理性服务者将利用这点，不断游说要求增加预算，而无动力压低成本和提高效率。效率缺乏的根源在于医疗机构管理层缺乏追求效率的激励。管理层只需保证拨付给各自项目的预算花费完，不擅自调拨或填补子项目预算，几乎无须也无责任保证预算的使用效率和各子项目的服务质量（Barnum，et al.，1995；Schneider，2007）。显然，逐项预付在有力控制医疗费用的同时，也鼓励了医疗资源流向无效率的子项目（Schneider，2007）。

在医疗规制者的跨期承诺有限条件下，长期来看，逐项预付支付还会

带来棘轮效应（或者说鞭打快牛）现象：在某一预算期结束时预算额剩余的存在，使医疗预算制定部门觉得该期预算配比过量，将会酌情降低下一预算期内的预算总额或增长率。成功预期到这种风险的理性管理层，为了保证下一期预算，会不顾效率地快速浪费医疗预算资源，加重配置无效率的程度。从信息经济学或合同理论角度看，这种基于历史结果确定当期考核标准的做法导致棘轮效应的微观根源在于，医疗规制者不能对考核标准作出完全的跨期承诺（Freixas，Guesnerie & Tirole，1985；Laffont & Tirole，1988）。严格意义上，逐项预付支付并不属于以市场调配为基础的预付制范畴。换言之，这种方式与其说属于市场配置手段，不如说是某种计划指令手段。西欧和中欧绝大多数公立医院，就是基于医院床位和人员等要素资源实施逐项预付，在 20 世纪 80 年代中期前尤其如此（Docteur & Oxley，2005）。在世界发达国家范围内，公立医院比重差异很大，从美国、日本和加拿大的很低比重（低于 20%），到法国的 35% 和德国的超过 50%，再到英国和意大利的接近全部（Cutler，2002）。

不仅在医疗领域，逐项预付补偿方式在计划经济时代几乎是补偿各类组织运营的主导性手段。该种方式目前仍未退出舞台，在某些领域甚至有回暖之势。这些领域的一个代表是科研经费补偿领域[1]。当前，逐项预付方式也是许多发展中国家常用的方式，考虑到诸多发展中国家普遍缺乏足够的训练有素的医疗机构管理人，以及社会与家庭网络关系经常能严重地扭曲乡村与城镇地区的医疗决策，基于上层医疗管理部门强有力管控的逐项预付方式，当前阶段仍是这些国家最现实的选择。长期来看，随着这些现实基础的消失，逐项预付必定会逐步淡出历史舞台。

---

[1] 从 20 世纪 90 年代确立学术研究"课题制"管理模式，分别由中央和地方各级政府纵向地提供，以及国内外各组织机构、企事业单位和个人委托横向地提供课题资金。科研经费实行预算管理（即逐项预付形式），分别按会议费、专家咨询费、劳务费、差旅费、国际交流费和设备费等 11 个子项目，事前制定项目预算表，事后严格按照该预算表适用资助经费，严禁将各子项目预算经费跨界使用。具体参见 2013 年 5 月修订的《国家社会科学项目管理办法》。逐项预算管理模式的各类乱象，请参见《国家社科基金年度报告 2013》，这些乱象基本体现这里所关注的预算软约束、效率（质量）低下和棘轮效应等问题。

三、总额预付

1. 总额预付的内涵和优势

不同于逐项预付，总额预付（Prospective Global Budget）指医保支付方为服务者（主要是医院）在一定时期（如每年、每月）要提供的门诊、住院或治疗等服务事先设定总额预算，并不关注如何在各子项目间的分配。通常，全年定期定额预付，并于年前基于历史投入、产出和成本等方面的数据与预算增长率进行设定，与实际服务量和成本无直接关联（Langenbrunner，et al.，2005）。总额预算帽不仅能限定服务总量和医院总费用，有时还可针对特定治疗服务项目提供独立预算帽，以增加创新性新药的可及性（Dredge，2005）。与逐项预付主要用于公立医院不同，最初总额预付主要用于私立医院（Cutler，2002）。

与逐项预付相比，总额预付至少呈现三大优势：

（1）不与各子项目支出相关，使医疗机构管理层能根据有效管理的需要自由调配各子项目支出。

（2）预付总额一旦确定，在预算期内就很难修改，不存在预算软约束问题。

（3）总额预付在给予管理层自由配置权的同时，还赋予其提高经济效益之类的责任（Barnum，et al.，1995）。显然，当单独预算的子项目数减少到只有一个时，逐项预付退化为总额预付。

2. 总额预付实现优势的途径

总额预付，通过赋予医疗管理层以更多自主权和追求效率的激励，使医疗资源的使用更合理与有效。总额预付实现效率提升的程度主要取决于两点：一是总额预付机制设计的合理性程度，也就是预算配置方式；二是管理层对医疗结果的责任担当程度，即服务绩效与质量（Saltman，1992；Schneider，2007）。

（1）合理化预算配置。为保证预算配置合理，管理层应拥有准确的成本信息、足够的人事控制权，并对医务人员的服务行为负责。短期来看，（严格）总额预算能直接控制医疗成本，并在管理层自主裁量条件下，合理地调配服务要素比例，实现生产效率和配置效率的提升。为了反映医疗服务的历史总量的演变历程，总额预算的长期调整须基于服务单位量、病例数和人头总数等外生特征信息，促成动态效率的实现。无论长期视角还是短期视角，医疗资源配置的激励强度和方向均取决于总额预算的配置公式。

其实，预算配置方式对总额预付和逐项预付都相当重要。显然，简单地基于历史惯例配置预算会出现制度僵化现象，从而锁定在现有医疗资源使用套路中难以自拔。基于单位床位成本的预算配置，将诱导出现增加资本要素或维持非必需要素的 A–J 效应，进而使长期医疗成本攀升和大量医院服务提供能力遭到闲置。

总额预算常由服务支付方依据前一周期预算、当期服务需求的预期变动、当期通胀预期等因素综合考量。如此将能维持高效率医院与浪费型医院在医疗资源使用方式和结果上的差异，从而一定程度上实现类型甄别的目的（Wiley，1992）。总额预付在医疗护理融资和服务供给一体化，或全国只有一个大型医保计划的国家中相当成功（Docteur & Oxley，2003）。因为当一家医院面临多个医保支付计划时，医院能在不同医保支付方中转嫁成本，此时预算帽的积极效应会遭到极大地削弱（Newhouse，1996）。

为了提高医疗机构管理质量和实现医疗费用总量控制，2011 年北京市在国内率先在朝阳医院、友谊医院、同仁医院和积水潭医院四家三甲医院实施总额预付考核制试点，同时市内其余定点医疗机构均实施医保基金支出总量控制。更值得关注的是，随着 2012 年中国国务院《"十二五"期间深化医药卫生体制改革规划暨实施方案》倡导在全国范围内推行总额预付等新型付费方式，距今短短一年多就使各地医保问题频出，尤其是推诿医保（重度和慢性）患者现象日益频繁。

（2）规范化服务绩效和质量。如前，总额预付的合理性在于预算配置方式的科学合理，以及对服务者的行医绩效和服务质量标准的界定规范化和明确化（Saltman，1992）。当预算分配与行医绩效相关时，激励程度会受绩效指标的影响（Ron，1983）。与逐项预付类似，总额预付也缺乏维持服务质量的激励。此时，通过法规或行业自律性组织出台最低质量标准必不可少。中国香港地区的总额预付政策并未显著降低医院服务质量的原因在于，要求在总额预付执行过程中，定期收集和评估有关服务质量的信息

（Chu，1992）。质量评估[①]时须确定三点：衡量质量的指标、评估责任与程序，以及预算争议协调机制。鉴于质量指标难以界定和指标信息难以收集与验证，辅以质量规制所带来的效益，可能不足以抵消质量规制所可能产生的各类成本付出。可喜的是，通过引入多个服务者对总额预算资金的竞争，能减轻（或解决）服务质量上不去的问题。

（3）规避预算指标层层分解的做法。显然，总额预付的理论合理性要有效发挥，总额预付医保政策的操作层面的前提要求和条件必须具备。前提条件不仅包括以上涉及的几点，还包括医院管理层的专业化和职业化能力提升等方面。在这些条件不具备的条件下，要通过总额预付去激励和约束医疗服务者的医疗行为，国内医保经办机构常常在统筹范围内，针对医院实施总额预付指标分解。获得指标的医院，则进一步将指标向科室甚至医院医师进一步分解。这种指标层层分解的做法，在一定程度上起到激励与约束医师和科室医疗行为的目的。但是，显然违背基于大数定理而创立的保险逻辑。这使得本来通过更高层面、更大范围（如国家级、省级、地市级或医院层面）能分散的医疗风险，被完全转移给科室和医师一方。这种有失公平和合理性的总额付费指标分解的做法必须阻止。同时，应基于更大层面充分分散医疗风险。比如，英国的总额预付便是基于整个国民健康保险系统，中国台湾地区和加拿大则基于地区范围，美国基于退伍军人群体医疗系统内的所有退伍军人。

（4）实施成本。医疗规制者出台规制政策，均基于对各政策选项的优缺点的统筹权衡。评价一个医疗服务支付机制，不仅要分析理论的优缺点，还要考虑操作层面的利弊，尤其是实施成本。

在医保制度深度保障和广泛覆盖的背景下，从社会整体来看，医疗服务支付机制的实施成本涉及三个利益相关方：服务支付方（主要是公立或私立医保方）、服务者和患者（Barnum，et al.，1995）。逐项预付和总额预付的实施成本主要来自支付者和服务者。实施时给支付方带来的成本，与（逐项预付或总额预付的）预算配置公式的复杂程度正相关：简单的预算配置公式往往产生较强的激励；低激励性强度的预算配置方式较复杂，实施成本较高。这变相说明风险分散和经济激励之间存在利弊权衡问题。

[①] 此外，服务质量测度还有其他挑战。质量是多维度的，对不同人也有不同的含义。有关质量和科学有效的数据难以获得，同时也难以向患者解释清楚（McGlynn，1997）。

显然，在逐项预付下，支付方方面的实施成本随着服务子项目数量的下降而降低。降低子项目数量，不仅能降低实施成本，还能通过提升医疗资源的配置灵活性，来增加经济效率。在总额预付下，支付方方面的实施成本，与对服务绩效的定期评估（如例行会计维护、获取服务信息、定期查看服务记录等）有关（Barnum，et al.，1995），通常比其余支付方式要低。总额预付下给服务方带来的实施成本，会随着自由裁量权的增加而增加。与按服务付费方式相比，总额预付在制约医疗服务者肆意做大医疗费用的同时，不可避免地赋予医保经办机构更大的权力。在"把权力放到制度的笼子里"尚未落实的现实情况下，更大的权力往往意味着更大的腐败风险。故而，总额预付用于基层医保经办机构时要谨慎。

总之，总额预付较易操作，能准确地预测服务费用，结合超支惩罚机制，还能控制过度服务和医疗费用。由于总额预付不能诱导医院提高服务绩效（如效率、创新性、可及性和质量），常须依赖于质量标准、信息收集及其审核监督、（床位和大型设备）投资审查和审计等配套措施（Cutler，2002），或者与后面要论述的按人头或病种支付等形式混合使用。有时，总额预付被视为从传统逐项预付向按人头付费或按病种付费演变的过渡形态（Barnum，et al.，1995；Eggleston & Hsieh，2004）。

四、按人头支付

1. 按人头支付：内涵与优点

作为预付制的又一个典型方式，按人头支付（Capitation）是指，为补偿给予每个病人系列性服务所产生的医疗成本，提前设定医治单位患者的支付费率。在按人头支付下，某医院本年的预期收益大体等于：由该医院的医疗总资源与去年其医治患者的总数相除所得的去年单位人头基本费率，乘以本年的预期医治患者数（Van de Ven & Ellis，2000；Getzen & Allen，2007）。这里隐含认为相继年份的单位人头基准费率固定不变。基于患者人头数的支付方式，主要用于全科医生所提供的初级护理和住院服务领域，有时也用于社区卫生服务。

在20世纪90年代的英国撒切尔医改中，倡导全科医师成为由所医治患者数决定的医疗资金预算的持有者（LeGrand，1999；Cutler，2002）。按人头支付的主要目的是，通过让服务者承担所有服务者成本和部分医院成本，使其在医治给定单位患者时，有激励去优化医疗服务水平和种类，从而控制服务成本和实现效率（Selden，1990；Trauner & Chestnut，1996）。从 1990 年英国开始实施全民健康服务和普遍医疗法案后，作为按人头医疗预算资金的实际持有者的全科医生收取的住院服务费(Glennerster，et al.，1994；Propper & Soderlund，1998)、处方药费（Harris & Scrivener，1996）和患者门诊等候时间（Dowling，1998），都要比未持有预算资金的同类医师要低很多。

按人头承包给予理性服务者以最小化服务单位患者的成本激励，从而使其规避供给诱导需求这类短期性的消极效应（Robinson，2001），还能诱导研发并推广成本更低的治疗手段和技术这类长期性的积极效应。在按人头支付下，医治患者过程中发生的所有潜在经济风险，均要由服务者独立承担。或者说，某种程度上，服务者充当了患者的医疗服务保险者的角色，从而致使医师的行医收入波动性很大（Barnum，et al.，1995）。此外，与按服务项目支付不能诱导服务者间合作不同，按人头包干能诱导服务者去关注疾病流行的途径和医疗护理方式的演进，以及重视与同行商讨如何改进行医方式和采纳资源节约型的行医手段（Robinson，2001）。

无论服务者是竞争性的还是垄断性的，按人头承包均能采用。当服务者独家垄断时，按人头支付不仅能像总额预付一样配置有效率，还能促使医疗资源配置更公平（Barnum，et al.，1995）。因为，在作为地区卫生部门（或公共医疗机构）之间分配医疗资源的参照依据时，按人头付费能实现地区或机构之间的公平公正。按人头支付实现这些优点的关键在于，如何设定医治单位患者的费率，从而既能准确地刻画医治单位患者的医疗成本，又能合理量化那些用于描述预期治疗风险的人口统计性或流行病性等指标。鉴于此，某种程度上，按人头支付多少体现了总额预付的某些特点。但是在服务者垄断情况下，服务者会采用通过降低服务质量，从而降低成本的做法来争取最大利益，因为这样做并未能受到来自患者或第三方的制约。当服务者存在多家且进行直接竞争时，服务者的收入取决于能争取到多少患者。此时，患者的"用脚投票"行为，会迫使服务者不得不"将患者视为上帝"，注重服务质量。当然，此时服务质量的维持并非支付机制所致，而是服务者间竞争的结果。

2. 按人头支付的缺陷分析

（1）长期性按人头付费合约具有不可持续性，缺乏服务质量和研发的激励。基于所医治的患者人头数这一外生性信息索取医疗费的简易做法，不仅使医疗规制者易于预测和控制医疗成本 X，还通过给服务者留有剩余索取权的方式，诱使其主动控制成本、提高效率。能实现这种效果的前提条件是按人头付费合约是长期性的。合约期限越长，激励性越强。

长期性按人头付费合约存在两个内在问题：第一，在医疗科技蓬勃发展和医疗费用不断膨胀的内在压力下难以持续。在这样的长期性合约下，签约的医疗服务提供者会竭力使用各类预防手段和早期诊疗手段，维持被保的潜在患者的长期健康，实现患者、服务者（甚至医保支付方）的多方共赢。但是，当某特定医生组织花费大量人力财力进行预防和早期诊疗方面的投资后，竞争对手能通过压低单位人头的费率，将这些健康状况相对较好的优质客户抢走，然后不投资就实现收费盈利；若干年后这些客户健康状况不乐观时，又通过抬高费率将其赶回，让给最初投资了而无收获红利的医院组织，最初投资医院要么拒不接受而退出市场，要么坚持接受医治这些健康状况已大不如前的患者。总之，这种货币学中所谓的"劣币驱逐良币"现象（Gresham's Law），极大地制约着按人头付费合约的有效期限。第二，与总额预付类似，按人头付费方式还不能保证服务质量和可及性，也不利于研发创新性治疗手段（Hirunrassamee & Ratanawijitrasin，2009）。

（2）微观原因：风险选择行为和压缩行医范围。导致上述缺陷的深层原因是，按人头支付会诱导服务者采取风险选择行为和有意地大幅度缩小行医范围（Scope of Practices）（Ellis，1998）。

一方面，为了降低患者群体的平均医治成本，服务者有动力选择性地接收治疗成本低的轻度患者，转诊甚至拒收重度患者，以尽量最小化医治成本风险（Newhouse，1994；Giacomini，et al.，1995；McGuire，2000；Gosden，et al.，2001）。比如，英国全科医生（General Practitioners，GP）实施按人头付费后将自己名录下的大量患者转诊至收取固定工资的医院医生手中，为此 NHS 倡导由至少 20 名 GP 组成的团队集体负责向他们的患者名录中的患者提供所有必要服务（Matsaganis & Glennerster，1994）。

另一方面，由于按人头支付额对医生临床行医方式的变动不敏感，并且给予行医服务范围狭窄的医生的服务报酬过量，而行医服务范围宽的医生的回报过低，引致选择效应和激励效应：吸引那些偏好窄行医范围的医生的同时，激励现有全科医生不断缩小行医范围（Ellis，1998；McGuire，2000；Robinson，2001）。显然，这种现象不仅进一步导致转诊率的增加，还有悖于管控型医疗组织所倡导的疾病预防和初级护理时的行医服务范围宽广化的诉求。在按人头支付下，只需服务者关注其所服务的患者数，对支付方无特殊的要求。故而，其实施成本常高于总额预付，而低于按服务项目支付和按病种支付。也许正是由于这些，按人头支付常用于存在健康维持组织（HMO）或特惠提供者组织（PPO）的市场，而较难用于对服务者风险选择行为管控能力不强的医疗服务市场（Zuvekas & Cohen，2010）。

按人头支付要发挥应有效果，熟练的医疗管理技巧和能力，以及与其余支付机制（如总额预付、按服务支付等）的竞争很重要。这一点后面将会再次涉及。

3. 发挥按人头支付功效性的影响因素

按人头支付在控制医疗成本、规避风险选择行为与维持服务质量方面的激励强度，取决于三大因素：服务项目特性、对风险选择行为的规制，以及市场环境（尤其是服务者间的竞争程度和患者二次就诊的频率）（Barnum，et al.，1995）。

（1）服务项目特性。对于利润率低而治疗相对烦琐的某些初级护理服务项目，按人头支付下的理性服务者有激励尽量将患者转诊到其他医疗机构，以此转嫁治疗成本。比如，在20世纪90年代匈牙利医疗服务支付政策改革后，家庭医生按人头支付补偿下的转诊率比按固定薪水制下要高（Deeble，1992）。对于那些诱使医院将入院患者转诊至其他更昂贵医院的激励相对较低的综合性服务，按人头支付能促进经济效率。鉴于分级诊疗体系所致的医院之间相互转诊的必要性，按人头支付还可能影响转诊的频率和顺序（Ellis & Ruhm，1988）。在服务项目范围较宽和提供者承受的成本风险非常大时，给按人头支付方式辅以额外干预举措，总是有利于改善社会的健康状况（Lynch，1994）。

（2）规制风险选择现象。由于盈利性医保方偏向于向那些预期未来发生医疗服务高支出的概率低的优质客户推销医保，同时（经典）按人头支付又忽略患者疾病严重程度的差异性，服务者将接收低风险的年轻又健康的客户，这样对社会公平和经济效率都不利（Van de Ven & Van Vliet，1992）。

在法规强制规定医保方必须让愿意支付相同医保费的所有人参保的环境下，降低服务者实施风险选择行为的手段很多（Van de Ven & Ellis，2000），这里只关注其中三种：

第一，考虑患者风险的个体差异性，修正经典按人头支付，比如基于人口统计变量（如年龄/性别、家族病史、生活习惯与方式、过往病史等）或要素价格区域性差异的修正性按人头支付，当前还趋于用患者诊断信息[①]对其进行完善（Ellis，2001）。第二，要求服务者一直接收各类患者，直至濒临亏损才能拒绝接收高风险患者。第三，将高风险所致的潜在亏损剥离，由增设的风险平衡基金（Risk-Equalization Fund）补足（Van de Ven & Ellis，2000；Pope，et al.，2004）。

基于大数定理，年龄/性别调整和止亏提供等手段，能从统计意义上消除潜在风险。此外，初级护理全科医生，还能依赖于分级诊疗体系下的转诊机制，将不在自身行医业务范围内的高风险患者转走，患者疾病严重程度上的差异性所致的逆向选择问题并非不可克服。服务者之间的转诊频率和顺序的改变，也能通过让转出患者的医院所得基于自身边际成本和接受患者的医院边际成本的某种加权平均加以解决（Ellis & Ruhm，1988）。但是，如何抑制全科医生缩小行医范围才是个棘手的问题（Robinson，2001）。

（3）医疗市场环境。按人头支付所致的质量下降趋势，能通过鼓励医保患者定期性地重新选择其他替代性医保机构来进行限制或削弱。数个医保机构直接竞争的场景，适用于医生存量大的大中城市，不适用于竞争有限的乡镇地区。使患者拥有足够多的相关信息，是按人头支付下数个医保计划间的竞争效应发挥作用的关键。为此，政府可以收集并向消费者发布有关消费者权利、服务者绩效和消费者满意等方面的信息（Van de Ven &

[①] 由于基于性别/年龄调整和医疗要素价格的区域性差异调整并不能完全规避服务者对重度患者的逆向选择行为激励，美国联邦医保和诸多商业医保主张在按人头支付的风险调整过程中，经过如上两道调整手续后，还需基于患者的诊断信息再一次调整。此环节的调整方式主要有四种（Ellis，2001）：一是由 Weiner 等（1996）提出的非固定成本组（Ambulatory Cost Groups，or Adjusted Clinical Groups，ACGs）模型，在美国联邦救助计划和明尼苏达州采用；二是由 Ash 等（2000）所描述的基于个体医治成本差异性所构建的诊断成本组（Diagnostic Cost Groups，DCGs）框架，在 2000 年后的美国联邦医保计划和诸多州（如马萨诸塞、华盛顿和密苏里州）采用；三是由 Kronick 和 Dreyfus（1996）所倡导的长期残疾支付系统（Chronic Disability Payment System，CDPS），在联邦救助计划中采用；四是由前一年按人头支付总费用预测下一年费用的线性式调整思维（Anderson，et al.，1986，1989）。尽管这些调整方式均不能完全克服风险，但是这四种方式均能使部分可预测风险显性化，是有益的（Shen & Ellis，2002b）。另外，按人头支付下的服务者所面对的成本风险，对应于患者给定时间内的医疗支出变动的方差。该方差主要来自于个体内特征差异、个体间特征差异和随机项。参见 Newhouse（1996，Sec. XII）。

Van Vliet，1992；Gowrisankaran，2006）。也可以像药品质量披露一样，组建专门向外披露服务质量信息的医疗服务质量评估机构（Reinhardt，2004）。

五、按病种支付

1. 按病种支付：内涵、机理和优点

按病种支付（Case-Based Payment）的收费依据主要是年龄、病症严重程度、并发症等患者特征信息，其核心形式是 DRGs 支付。在住院服务预先支付系统（In-patient Prospective Payment System，IPPS）中，基于患者特征和以医院特征为代表的住院服务资源消耗情况这两方面的相似性，界定患者诊断关联组（Diagnosis Related Group，DRG）。被归入同一 DRG 中的患者，使用了大体相同量（种类）的医疗资源，从而被视为患有同一病种（Case），收取统一的治疗服务价格，也实施统一的诊断标准和临床路径（Fetter, et al., 1980；Lave，1984；Dranove & Satterthwaite，2000）。

1983 年，美联邦政府将新泽西州最早实施的 DRG 政策在全国住院服务领域推广后，Shleifer（1985）基于地区性垄断环境下面临平均成本定价的厂商之间的成本标尺竞争，模型化了 DRG/IPPS 的直觉含义。随后，Dranove（1987）将 Shleifer（1985）的垄断环境拓展至地区医疗市场面临竞争的情形，并指出某一 DRG 组内的患者的治疗成本，取决于医院效率和患者疾病的严重程度。Dranove（1987）和 Fetter 等（1991）基于医生对病情的主观判断和治疗类似病情的历史统计情况设计了 DRG，从而为确定医疗健康服务价值提供了一个比较基准。

按病种支付的具体做法是，医保支付方参考平均的资源消耗量预先设定病种种类和报销水平，所有划入同一诊断码的疾病病种按照统一水准报销费用。医疗费等于病种权重乘以基本费率。病种权重取决于以性别、年龄、疾病严重程度等特征为代表的病人特征差异性和以治疗手段及其强度、高科技与人力资源的使用等方面为主要内容的医疗病种差异性（Dranove，1987；Fetter, et al., 1991）。在美国，HCFA 还会参照专家建议和国会预算选择一个转换因子将 DRG 相对权重调整至单位补偿美元（赵强，2010）。DRG 相对权重极大地取决于标尺竞争：每年所有病种 DRG 权重都必须按照所报告的各病种组内的年均收费与所有病种组的整体年均收

费的商重新调整，通常还需依据地理和医院特征等因素稍加修订
（Cashin, et al., 2005）。显然，任何一个医院对 DRG 权重更新调整的影响
均微乎其微，以至于 DRG 支付并不直接受制于单个医院所报的服务成本
（McClellan，1997）。确定病种的前提是临床路径的确定和管理。

　　确定病种后，下一步就是确定各病种的基本费率。费率的确定方式要
经历一个复杂的演化过程，在美国最初的 DRG/IPPS 中，基本费率设定为
由地区工资、地区分布、低收入患者比例和市场篮子等因素界定的全国统
一费率，其中"市场篮子"用于测度价格增加率与医疗技术进步率。实施
后即刻发现，全国统一水平非但未能节约医疗费用，还引起高就医成本地
区向低就医成本地区的货币转移问题。后来，有学者建议真正的费率水平
采用全国统一费率与医院特有成本的加权平均，权重反映各 DRG 组内的
成本同质性程度（Vladek，1984）。导致医院特有成本有差异的因素不受
医院控制，比如城镇地区位置，医院作为教学科研基地的特性、地区工资
差异，甚至因医院（或医生）声誉等原因，同一病种内的患者常是那些病
情严重和治疗成本高的慕名来客等（Ellis & McGuire，1986）。这些外生性
因素可以说是医院的系统性成本风险（Ellis & McGuire，1988）。同一
DRG 组的规模大小取决于对成本控制和公平诉求的权衡（Stefos, et al.,
1992）。当前费率主要取决于医院规模与设施、医院级别、城乡特性、地
区收入和低收入患者比例等方面的结构性差异，有时会基于医院生产率改
变、科技提高和运作模式改革，对病例和医院系数做相应调整（Rosenberg &
Browne，2002）。

　　显然，同一 DRG 组内的患者的病情差异性下降时，该病种的费率与
其实际成本的关系更密切，按病种索费方式在本 DRG 组内的患者之间似
乎更公平，但是与此同时，医院降低成本的激励也会随之下降（Dranove，
1987）。极端地，如果每个病种组均只有一类病情的患者，费率就与该类
病情的患者的治疗成本直接相关，此时按病种支付退化为某种后付制形式
（Ellis & McGuire，1988）。

　　按病种付费的复杂程度与病种数关系密切。DRG/IPPS 自从 1983 年首
次用于美国全民医疗护理的医院补偿后（Cashin, et al., 2005），逐渐蔓
延成为欧洲（如英国、瑞典和德国等）和其他中等收入国家（如韩国、泰
国和日本等）补偿医院服务的主要手段（Langenbrunner, et al., 2005;
Busse, et al., 2006）。许多"蓝十字计划"和私营医保机构也开始实施DRG

方式（Carter, et al., 1994），甚至在各类医院管理系统和供给者网络系统中都有所体现（Ellis, 2001）。从后付制（如按服务支付）向按病种支付的转变，显著降低了美国住院服务的总费用和增长率，减少了平均住院时间和每病种的要素投入总量（Coulam & Gaumer, 1991; Frankfurt, 1993; Ellis, 2001）。

按病种支付的最大优势在于，能激励服务者为每个病种控制治疗成本，尤其是通过向服务者施加成本分担压力来降低住院成本（Cashin, et al., 2005; Schneider, 2007）。按病种支付能有效地控制医疗费过快增长，同时还能维持基本的医疗服务质量水平，更重要的是能促进高新治疗手段的创新和普及推广（Lave, 1984; Ellis & McGuire, 1993; Ellis, 2001）。因为在这种支付方式下，新型医疗技术手段要么直接降低原病种的治疗成本，使服务者在费率重新调整前能获取短期的额外利润；要么催生出新工序和病种，增加 DRG 组群数量，进而引起对原有费率调整的需要，以反映在新旧技术下的医疗成本和行医方式的差异性（Ellis, 2001）。

2. 缺陷分析

与前述几种支付机制形式类似，按病种支付同样存在诸多缺点。主要体现为：

（1）服务不足和过度并存。本来医院能凭借患者的某些外在特征（如年龄、性别、病史和生活饮食等，这些特征不同常预示着不同的治疗成本）得到额外的货币收益，但是实施与患者病情严重程度不直接相关的 DRG 支付后，对患者的治疗付出越多，所承担的成本比例越高且利润率越低，从而导致对病情严重的 DRG 组的医治服务提供不足，对病情轻的 DRG 的服务提供过度（Vladek, 1985; Dranove & Satterthwaite, 2000; Ellis, 2001）。同时，对严重患者的治疗服务质量会高于最优质量水平，对轻度患者的服务质量则低于最优水平（Allen & Gertler, 1991）。比如，中国台湾地区分别于 1995 年和 1997 年实施普遍覆盖的全民医保和针对特定手术步骤和住院服务的按病种支付后，虽然胆囊切除手术后的患者住院时间总体上降低了，但是并未显著降低住院总费用（Tsai, et al., 2002; Lang, et al., 2004）。其原因是病种组合指数上升更快了（Tsai, et al., 2002）或病种数量增加了（Lang, et al., 2004）。

（2）病种类型被人为策略性地调整。更麻烦的是，按病种支付还促使医疗服务者策略性地调整病种类型。

首先表现为有意下调病种类型。比如，为控制治疗成本而有意建议某些本应住院的病重患者仅看门诊而不住院（Lin, et al., 2004）。在韩国 K-DRG 实施后，确实发现韩国医院的住院治疗患者的病例的平均严重程度上升，表明有些病情中等严重的病例被安排为门诊治疗（Yang & Bae, 2001；Kwon, 2003）。美国 US DRG/IPPS 实施后，也发现类似现象（Carter, et al., 1990）。

其次表现为有意上调病种类型。比如，医院为了使患者病种符合医保范围而在界定患者病种类别时（相对于多种诊断结果的患者而言）更加大胆，进而导致普通病例组合指数[①]上升（Steinwald & Dummit, 1989；Carter, et al., 1990）。医院能策略性地调整病种类别的前提条件在于，特定病情的患者被归入哪一 DRG 组，不仅要参照患者的主要病情（Principal Diagnosis），还要考虑该患者的次生病情（Secondary Diagnosis）、其余类似患者特征和就诊时所受到的治疗密度等因素。现有 DRG 组分类不够细致，就给了医院（或医生）相对自由的裁定病种的权力（Shleifer, 1985；McClellan, 1997）。比如，医院有意将患者归到费率更高的病种类型中（Hospital DRG Creeping）、增加就医的进入门槛（Simborg, 1981；Eggleston & Hsieh, 2004），或者医生诊断时有意划定利润率更高的步骤，后者便是学界所谓的"代码膨胀"（Code Inflation）（Ellis & McGuire, 1986, 1988；Ellis & Miller, 2009）。

（3）难以解决行医服务任务多重性问题。实施 IPPS/DRG 的目的在于，使预付的医疗预算整体上（非对每个患者）足够补偿服务成本和激励各方努力。尽管总费率水平已经就各种成本差异性做出调整，但是按病种支付下，还是会导致出现医院运营成本补偿不足或服务努力激励不足的情况（Vladeck, 1984）。同时，DRG 也没有完全考虑到因病情差异所致的医疗资源密集度差异性。换言之，按病种支付解决医疗服务任务的多重性问题有难度。其实，这种服务密度的差异性也难以用市场篮子调节加以解决（Sheingold, 1986）。美国 1983~1988 年期间的经市场篮子调节的 DRG 费率年提高约 1%，远低于未实施 IPPS/DRG 的 20 世纪 70 年代两位数的费率上涨（McCarthy, 1988）。

[①] 病例组合指数（Case Mix Index）用以衡量医院治疗平均密集程度，常以某个给定医院收治的患者病例分类的数字度量。更高的指数值意味着病例的平均复杂程度更高，进而对资源投入的需求更大。很多情况下病例混合指数提升效应抵消（至少削弱）了 PPS 政策应有的效应（Carter, et al., 1990）。

（4）实施成本较高。由于按病种支付较复杂和难操作，给医保方和服务者带来的实施成本均很高，往往比按人头和按项目支付高（Barnum, et al., 1995）。

按病种支付的科学合理性，一定程度上体现为设定病种类和各病种费率两方面的合理。其中，设定病种类合理至少包含两层含义：①病种划分合理，使服务者对具特定特征的轻度患者的逆向选择激励足够低，又不至于烦琐致使无法操作；②病种类别总数可行，使同一 DRG 组内的患者医治所需的医疗资源的差异性足够小，使医院实施质量歧视的动机尽量低（Johansen, 1986；Dranove, 1987）。比如，北京将六家优质医院 DRG 改革试点时所选的 108 组病种的组内变异（CV）控制在 0.85 内，从而维持组内患者所耗资源差异相当。按病种付费的特例是只有一个病种关联组的单病种付费。理论上，合理的按病种支付，不仅能控制医疗费过快增长，维持医疗服务水平和质量，还能有效地促进高新治疗手段的创新和普及推广（Ellis, 2001）。

在操作层面，按病种支付机制要发挥作用必须具备一定的前提条件。最重要的条件是，与总额预付类似，给予医院自由调配医疗资源的自主权，使医院管理者能自由选择医疗要素组合，并对医疗结果负全责，从而真正形成“在维持医疗质量前提下最小化医疗成本”的优化问题（Schneider, 2007；Widmer, 2007）。同时辅以其他措施，比如疾病分类和成本核算、编码与支付过程的监督与审计、诊疗规范和临床路径明晰化、医疗信息透明化和电子数据管理精细化等（Deeble, 1992；Wiley, 2007）。注意，这些辅助条件使其操作性进一步下降。

3. 对按病种支付的修正：基于治疗的 DRG

按病种支付经典形式的缺陷，促使各类修正手法（如考虑治疗密度或步骤等因素）的出现，并取得一定的效果（Carter, et al., 1990）。

这里重点关注的修正方式是，通过在按病种支付经典形式中新增考虑医院投资行为（进而影响医生治疗决策），使支付水平不仅与病种有关，还与治疗密度决策有关。这种基于治疗的 DRG（Treatment-Based DRGs）支付，在适当的需求和生产技术条件下可能是最优的。将补偿额与治疗密度挂钩的新型按病种支付的条件最优性，反映了规制者在促使医院提供足够密集的治疗服务与医院最小化医疗成本的激励之间的权衡（Newhouse, 1996）。长期来看，基于治疗的 DRG 支付，还能鼓励医院加大对某些医疗技术的投资与使用（McClellan，1997）。将补偿额跟服务密度挂钩，而不是直接与所报的服务成本挂钩的思路，与美国多数医保赔付额依赖于医患治疗指导价的做法有异曲同工之处。很少有医疗支付机制会根据所报的治疗成本，对所有服务项目都调整费率水平，而是只针对那些治疗密度较大的项目相应提高费率（McClellan，1997）。

当然，基于治疗的 DRG 也会导致边际治疗步骤比率（Rate of Marginal Procedures）的增加和医疗费用的增长率更高（Gilman，2000）。对 DRG 支付的任何修正均不可能完美。比如，基于步骤的 DRG 及其各种精练方式，会导致多元化的经济激励，对医院资源配置产生三个相互矛盾的效应：因边际补偿激励所致的初级步骤（常为有偿步骤）的变化、因平均补偿激励所致的次级步骤（常为无偿步骤）的变化，以及准许医疗和手术的病情平均严重程度变动。通常，边际补偿激励对医院资源使用的积极效应可能被其余效应所抵消，尤其是平均补偿激励不足所致的消极影响（Gilman，2000）。

第五节　预付制的缺陷初探：一个综合视角

预付制形式包括总额预付、按人头和病种支付等，试图弱化医疗服务成本与效益的联系，让服务者对医疗服务过程当中所产生的货币经济效益具有剩余索取权，从而诱使其有更强的意识去控制服务成本和提升医疗效率（Shleifer，1985；Ellis & McGuire，1993；Robinson，2001）。经济激励的变化不仅影响成本控制，还会影响服务质量和进入（和退出）决策[1]（Dranove & Satterthwaite，2000；Zweifel，et al.，2009）。

在医疗服务市场实施预付制，总存在经济激励和患者选择间的有效权衡问题。此时，医院和医师不仅是医疗服务提供者，还是医疗风险的管控者（Newhouse，1996）。不管实施何种风险调整手段，基于患者特征信息

---

[1] 也许，服务质量与进入决策之间存在关联。在预付制下，可能由于服务质量低下，很多患者拒绝进入医院就医；也可能许多医院本身就拒绝接收无利可图的重病患者。目前还无法确定其是源于需求侧或供给侧的反应，还是两方面均有。

的各种预付制形式均有缺陷（Cutler，1995；Newhouse，1996）。正如后文所要关注的一样，纯粹预付制通常并非最优选择，将之与后付制相混合往往能使状况得以改善（Ellis & McGuire，1993）。这里重点梳理预付制的共同缺陷，说明其在信息不对称和行为不可观察、行为者风险规避、任务多重性（或密度可变性）下的策略性行为等方面的问题。

一、信息不对称和行为不可观察

由于在医患双方的经典代理关系中，服务成本不仅取决于服务者的努力和成本节约意识，还受制于某些无法控制和观察的随机因素（如宏观经济需求、天气条件等），预付制使服务者额外地承担了这些无法控制的经济风险。根据道德风险模型，当外在随机因素被证明有利（或不利）时，合理的支付水平应高于（或低于）诱导服务者采取委托人希望的行为所需的支付额（Sappington，1991；Laffont & Martimont，2002）。同时，当服务者独自拥有患者病情信息，其行医行为还不可观察和验证时，服务者难免会采取风险选择行为：偏好于接收医治风险低而能带来更高利润率的患者，转诊（或拒诊）风险大而利润率低的重度（或慢性病）患者（Ellis & McGuire，1996；Ellis，1998；Shen & Ellis，2002a；Glazer & McGuire，2000）。当转诊行为合理而转诊程度不确定时，服务者会策略性地改变相互间转诊的频率和顺序（Ellis & Ruhm，1988）。总之，在治疗结果不确定和治疗行为不可观察，以及患者病情信息不对称两方因素分别所致的（供给侧）道德风险和逆向选择效应相叠加时，预付制实现规制目标的能力受到极大的挑战（Ellis & McGuire，1996）。

二、行为者风险规避

由于服务者（多数患者亦然）基本上是风险规避者，即使收益上升和下降的概率均等，承担收益风险的服务者要维持净效用不变，还应得到额外的风险补偿（Sappington，1991；Mas-Colell，et al.，1995）。为了最小化这种风险溢价，委托人或医疗规制者所设计的支付机制必须体现服务者的偏好特征。这样做又使支付机制回归到传统的基于付出或成本支付的老路上来。其实，后付制和预付制均不能解决行为者风险规避特性，只有将后付制和预付制混合才能部分缓解其负效应。同时，由于预期收益和风险相对等，给予服务者完全的剩余索取权的预付制，还让服务者独自承担所有的医疗技术和经济风险，难以保证由预期收益减去实际成本所决定的净收益的最低量，这对服务者有失公平。显然，完全基于成本的后付制也不公平，尤其是对患者和医保方来说。尽管后付制和预付制都并非最公平，但在预付制中合理地新增使用某些有关医疗成本方面的估计信息确实能促进对服务者的公平性程度。

三、策略性行为：质量降低、成本转嫁和进入门槛限制

在预付制下，服务者能对既定患者的医治服务进行策略性选择，当能同时提供多项服务或同一服务的密度可变时，尤其如此。这将会导致以服务质量下降、进入门槛改变和成本转嫁为代表的道德风险和逆向选择行为。这一点正是规制经济学中的高激励强度的价格上限规制诱导行为者降低服务质量现象（Laffont & Tirole，1993）在医疗市场中的一个具体表现。

1. 团队生产与医疗服务质量下降

在医疗市场中，尤其是医疗服务市场中，降低服务质量主要体现为：①降低服务密度（在治疗密度可变时）；②策略性地调整服务项目种类，甚至不提供某些利润率低或复杂的必要服务（在服务任务多重时）。降低服务密度，势必伤害需要这种服务密集程度的患者的身体康复时间和状况。比如，当某患者治疗程度不足（或疗养时间不够）就被要求提前出院时，常会增加该患者复诊或再入院的风险，出现"治疗越快病得越重"现象（Rogers，et al.，1990；Carter，et al.，1990）。策略性调整服务种类的行为，当多个服务任务的可观察性（Obervability）、可测度性（Measurability）或可验证性（Verifiability）存在差异时更加严重（Holmstrom & Milgrom，1991；Baker，1992；Gibbons & Waldman，1999；Preyra & Pink，2001；Eggleston，2005）。此时，如果给服务者所提供的数个服务项目设定一个总支付水平，服务者有激励策略性地使用各种捆绑销售或搭售手段。届时，自以为已购买所有服务的患者，会被各类新增的可选性服务子项目及其附带收费所吓倒。所以说，美国医保PPS系统试图对患者在住院期间得到的服务进行捆绑并支付一个总价格的做法，可能诱导医院在接收轻度患者入

院前，通过反复对患者进行某些无关紧要的诊断，以此"培养"出满足住院条件的病重患者（Rogers，et al.，1990）。

　　通常，向特定患者（和患者群）提供一项完整的医疗服务，需要多个各具医疗技术特点和专长的服务者（如医生、医院、护士等）各自付出努力。这说明，必须使服务者承担的子服务项目紧密协调合作，才能最终形成一套高质的医疗服务。显然，在这种医疗团队生产（Team Production）过程中，提供增进各方合作的激励相当重要。在团队生产环境下，基于个人努力水平的支付，或更一般的后付制，都将使各行为者之间缺乏合作意愿。基于团队努力或成果的支付，则会提高生产力偏低的团队成员的补偿，而降低某些格外努力或技能高超的高能行为者的补偿（Weiss，1987；Hansen，1997），从而导致个体努力的激励和合作意愿都不足（Alchian & Demsetz，1972；Gaynor & Gertler，1995；Ratto，et al.，2001）。团队医疗[①]生产下的长期稳定格局可能是能力中度者聚集而低能者和高能者很少。其原因是，被"搭便车"的高能服务者因自身价值未得到应有回报而退出，去加入采纳基于个体努力的支付的医疗团队；低能的服务者会被后续采用的同行评议和监督机制所淘汰（Scott & Farrar，2003）。显然，医疗团队中服务者能力分布很重要。

　　克服团队生产中的个体激励缺乏和加强团队合作，除了实施更精细复

---

① Ratto 等（2001）以英国 NHS 为例系统地综述了医疗服务提供过程中团队的作用。他们认为，NHS 的主要问题是，在引入基于团队的激励补偿（Team-Based Compensation）机制之前如何确定医疗团队。在医疗团队生产环境下的集体合作行医关系中，如果总收益在合作者间分享或者共同产出是各合作者付出的唯一表征，每个合作者都会偷懒和"搭便车"。尽管 NHS 分散了医疗风险，但是也降低了经济激励。合作者的补偿直接与其付出或产出挂钩，激励强度大，但是风险也大。与 Gaynor 和 Gertler（1995）分析美国全科医生团队行医中所得的结论类似，合作者的风险规避度是影响医疗团队组织内部补偿机制和合作者个体行为的关键性因素之一（Ratto，et al.，2001；Scott & Farrar，2003）。同时，风险规避度越大，所适用的付费机制越可能涉及收益共担因素（Gaynor & Gertler，1995）。随着行医事故风险的增加，团队行医组织内的医师个体努力程度会下降，从而集体行医越加不合适，这一点尤其在被投诉的经济后果大的手术专科领域显得更为突出（Bradford，1995）。更一般地，为了探索经济补偿并不总与医疗团队的生产力相关的缘由，Encinosa 等（1997）在风险分享（Risk Sharing）和多任务（Multitasking）经济框架下引入团队文化（Group Norms）这一社会学概念。团队文化在此特指源于对集体成员的努力和补偿的比较所形成的社会互动。结果发现，有关收入和努力的团队文化使小团队比大团队更可能采纳风险平均分享规则；风险规避和多任务因素则使大团队更可能使用平均分享规则（Encinosa，et al.，1997）。换言之，和经典代理模型所揭示的风险规避和多任务因素一样（Gaynor & Gertler，1995），团队文化也会影响经济补偿机制的选择和设计（Scott & Farrar，2003）。

杂的付费机制之外（Lazear，2000a），还可通过委托其中一个行为者扮演监督者、雇主或子合约签订者的角色，负责监督其他服务者的行为（Alchian & Demsetz，1972）。这样也衍生出如何解决监督者的激励缺乏和"被捕获"的问题（Tirole，1986；Holmstrom & Tirole，1989；Laffont，2004）。

医疗团队生产的一种特殊情况是，医生对患者病情的诊断服务必须借助一方（如患者）提供的辅助性设备。在这种情形下，按服务项目支付，显然会诱使医生比在辅助设备属于医生自身情况下更大程度地使用该设备。更重要的是，预付制同样会导致辅助设备的浪费性使用。因为在这种情形下，后付制和预付制都无法解决其背后的外部性问题。其归根结底在于，对别人的设备使用的合约设计不完全，也无法完全。其实，在这种情形下，任何基于完全合约理论框架（Complete Contract）的支付机制设计均无效，更佳的手段是基于不完全合约理论（Incomplete Contract）下的所有权结构优化（Hart & Moore，1990；Hart，1995；Hart, et al.，1997）：由于医疗服务合约不完全（Arrow，1963；Ma & McGuire，1997），通过某种方式让医生个人有偿地获得辅助设备的所有权，再为其诊断付出和设备使用情况设定一个综合性价格，就能将其中的外部性内部化，实现经济效率。

如前所述，鉴于在各类预付制形式下，医治慢性病或重度患者的服务者承担的额外服务成本均无法得到补偿，可以对经典形式加以调整，以考虑患者病情的预期严重程度等因素。常见调整手段有 DRG 加权调整和按人头支付的性别/年龄调整等。

在预付制中，直接调整差异性风险的做法，能规避部分的成本风险。由于对成本风险程度的准确判断很难，容易出现某些服务者补偿过高，而其他一些服务者补偿过低的现象。这种现象将导致长期性副作用：长此以往，尽管补偿过高的服务者乐意留在医疗服务市场，继续获取本不应该得到的回报，但是补偿过低的服务者可能退出市场，或系统性地拒诊重病患者；当留在市场内的服务者所面对的患者病情比平常要严重时，预付制就会进一步使得整个医疗服务行业的支付补偿出现系统性的不足（Robinson，2001）。换言之，由于提供者有动力降低边际成本，而不显著地减少边际回报，预付制所致的质量降低问题自身无法解决，当非价格竞争很弱时尤其如此（Pope，1989；Ellis & McGuire，1993）。感觉上，预付制配备以质量监控（如规定最低质量标准）似乎有效，其实不然，如前所述，质量监控的有效性值得怀疑。

2. 成本转嫁：转诊行为和骗保行为

预付制所致的效应，不仅体现为服务质量下降，还包括成本转嫁（Cost Shifting）。成本转嫁在此并不包括医院旨在增加净收益的会计操作。其经济含义主要包括两种常见情形：

第一种情形是，当某个强势的服务需求方（如患者或医保方）从某服务者榨取价格折扣时，该提供者为弥补利润损失转而增加向其他弱势患者索取的服务费用。这种行为在患者驱动型竞争（Patient-Driven Competition）和医保方驱动型竞争（Payer-Driven Competition）环境下均存在，在后一种环境下更严重（Dranove et al.，1993；Glazer & McGuire，1994）。该情形的极端形式是转诊行为，即将某些病情严重而治疗复杂的患者，转移给其他也许更不合适的医生（或医院），或者策略性地改变转诊的频率和顺序（Ellis & Ruhm，1988），尤其是在基层首诊、分级诊疗和双向转诊的诊疗体系下。这种情形下，一方患者的额外所得成为另一方患者的所失（Ginsburg & Sloan，1984；Cutler，1998）。Newhouse（1989）在构造用于刻画医院 i 治疗 DRG 组 j 内的患者过程中的预期获利能力的 PPS 压力指数 I_{ji} 时，发现在医院 i 内治疗 DRG 组 j 内患者的进入决策是该指数的增函数。这可能意味着，哪怕医院接纳了重度患者，医院也有激励将这些利润率较低的重度患者转移诊治。

第二种情形是，公立医疗护理保险（和救济）计划减少医疗服务费率，促使试图消除收益损失的提供者相应地减少公共医保患者的服务量，提高私人保险患者的服务水平和价格（Sloan & Becker，1984；Dranove，1988a；Langa & Sussman，1993）。这就进一步意味着，公共医疗计划的支付减少，导致私人保险者就医服务量和费用的增加（Morrisey，1994；Dranove & White，1998）。其类似形式是骗保行为，也就是说，当各医保计划给予服务者的支付补偿存在差异时，服务者能将大多数成本（也能将医院的绝大多数利润）从受医保限制多的患者转移到基于实际成本付费的医保患者身上（Hay，1983；Glaser，1987；Frankfurt，1993）。第二种情形下的成本转移程度随着医疗市场竞争性的加强而缩小（Dranove，1988a），甚至被认为根本不可能存在（Ginsburg，2003）。

成本转嫁现象不仅会发生在门诊、住院和手术等服务项目上，还可能发生在（处方和非处方）药物上（McGuire，2012，p.354）。从社会整体来看，成本转嫁行为不仅有可能促使医疗成本非但未降低还提高了，同时也有失公平。这里对成本转嫁有微观和宏观两方面的解读。在微观上，成本转嫁是医疗服务者在给定医疗服务和保险制度下的最优自利行为。宏观上，在由公立医保占主导的多元化医保市场和多样化的医疗服务付费体系下，公立医保计划（如美国 Medicane 和 Medicaicl 英国 NHS 和中国基本医保）凭借自身市场势力，（有意或无意地）向医疗服务者，压低对本应承担的医保患者医治成本的医保赔付额，迫使服务者只能通过对应地提升对购买商业医保和无任何医保的患者的服务收费，来实现亏损的转嫁（Ellis & McGuire，1993；Glazer & McGuire，1994；Yang，1997；Kwon，2003）。在新一轮医改浪潮下，如果各级政府仅仅关注管控公立医保经费，而忽略了对整个健康保险产业的各类保险经费资源的互动关联性和交叉效应，公立医保计划对非公立医保项目的成本转移现象难以避免，最终使得国内商业医保难以展开和发展，严重制约着多元化和多层次的医疗保障体系的发展（Yang，1991，1997；Kwon，2003）。这一点对中国新医改有很大的启发。

预付制导致质量下降和成本转嫁的深层微观原因在于，所需医疗资源（或服务成本）与预付报酬之间的关联弱化了，或者说预付制缺乏成本中性（Cost Neutrality）特性（Jegers, et al.，2002）。当服务任务多重性或同一服务密度可变时尤其如此。成本中性意味着，每新增单位服务，预期边际成本与边际收益的关系完全对等。在成本中性下，由于新增单位服务对预期收益和服务成本产生对等的影响，服务者有动力不断地提升服务水平，直至使预期收益和成本不对等时为止，此时的服务量显然是社会整体上最优的。比如，按人头支付下的性别/年龄调整做法，就是试图通过年龄和性别等可观察和验证的指标，来近似刻画和消除治疗患者的个体成本差异性，以实现预期收益和成本的关系对等，最终消除按人头支付下的服务者采取降低服务水平和质量，甚至转诊和拒诊等行为的经济激励。理论上，要避免成本非中性所致的质量下降和成本转嫁问题，必须使边际收益与预期边际成本相适应。这里的边际成本是广义上的，不仅包括提供成本和机构的运营成本，还应该包括社会成本和环境成本。

3. 进入门槛限制和拒诊行为

预付制不仅会降低治疗质量和导致成本转嫁，还可能限制医疗服务的进入门槛（Admissions），尤其在服务者比规制者能更准确地预测进入成本时（Trude & Colby，1997）。

由于服务者比规制者更接近医疗服务的发生现场，能获取和操纵更多相关信息，常能比规制者更准确地预测患者进入医疗看诊阶段后的预期成本。此时，服务者不仅有动力降低服务质量，增加门诊和急症患者的就诊和等待时间（Cutler，2002），缩短住院患者的住院服务时间（Newhouse & Byrne，1988；Coulam & Gaumer，1991；Ellis & McGuire，1996；Gilman，2000；Norton，et al.，2002），还会有意地减少医疗操作选项的范围，拒绝需要复杂操作程序而利润率低的患者进院就诊（Welch，1999）。拒诊行为背后映射出，服务者对接诊后需进一步医治的患者要提供的服务将带来的预期服务成本与收入之间的地位不对等的事前判断。

在预付制（s = 1）下，供给侧承担全部成本风险的激励，还会影响对患有不同严重程度疾病的病人的选择（Newhouse，1989，1996）。更具技术性而言，在预付制下存在供给侧的服务生产激励和成本风险选择（比如逆向选择）的有效权衡关系（Ma，1994；Newhouse，1996）。与后付制下对所有疾病类型患者的服务提供过度相对的是，预付制下会出现对轻度患者的服务提供过度和重度患者服务提供不足（甚至拒诊）共存的现象。对重度患者的拒诊行为和服务提供不足常同时存在（Ellis，1998）。此点在住院患者的住院时间维度上体现为：尽管后付制向预付制的过渡使住院时间总体下降，但是利润率较低的需长期住院的重度患者住院时间下降的同时，利润率较高的只需短期住院的轻度患者的住院时长增加了（Ellis & McGuire，1996；Dranove & Satterthwaite，2000）。

第四章 经济激励：最新发展形式

第一节 显性混合：混合型支付

一、有关混合型支付的概述

尽管有关后付制和预付制的理论与实证研究仍很活跃，但是关于医疗服务补偿支付的最新文献特别关注两个主题。首先探索支付机制的显性和隐性混合。其中，显性混合的代表便是混合型支付（Mixed Payment）[1]，尤其是混合后付制与预付制，以使后付制和预付制取长补短。其次是关注基于功效的支付，以刻画医疗效率、质量和安全等功效维度。对功效测度的差异，必须加以细化分析。

经典合约理论指出，采用的高质信息越多，所设计的机制越可能精细，越能满足机制设计者的诉求（Laffont & Martimont，2002；Bolton & Dewatripont，2005）。如果抛开机制实施层面的问题，这一点通常成立。这一点在医疗服务支付机制设计领域的解读，就是基于服务者、服务项目和患者等多方面特征信息的机制，更能兼顾医疗服务效率与可及性、成本控制、质量与安全维持与功效实现等多元化目标。顺便提一句，从后付制经预付制过渡到混合型支付的演化路径，正是新规制经济学中价格规制手段

---

[1] 严格意义上，混合型支付并非最新文献才研究，几乎在研究后付制和预付制的同时就关注了这两类机制的混合问题。本部分将之视为一种新型支付机制，仅出于机制逻辑演变的考虑，并不代表相关文献出现的先后顺序，特此说明。

从收益率规制（或成本补偿规制、成本加成）经固定价格规制（亦称价格上限规制）过渡到激励性规制合约的演化路径的一个很好体现（Laffont & Tirole，1993）。到 2017 年，国内全面实行以按病种付费为主，结合按人头付费和按床日付费等的复合型付费方式。

1. 支付机制相混合的现象

与激励性合约文献发展类似，医疗服务激励文献大多强调综合型支付方式[①]，比如基本工资（Salary）加绩效红利、佣金或利润分成等（Gal-Or，1996，1999），更有后付制和预付制因素的混合。美国的绝大多数 HMO 通过按患者人头数每年获取特定量的医保经费后，再向签约医师支付基本工资和由服务量决定的货币额共两部分（Ellis & McGuire，1993）。

特别的情况是后付制与预付制的混合，比如美国退伍军人医疗（VA）用的基于按人头付费的新型总额付费系统，就是个有效的长期激励机制。再如，服务于美国联邦医保的健康服务提供者一体化网络组织——可追责医疗服务组织（Accountable Care Organizations，ACOs）得到的补偿支付，将是基于传统 FFS 下的结余分担机制：如果 ACOs 接收医治的医保患者的负担额充分地低于（高于）由传统联邦医保内的类似患者群所界定的支付标准，该组织将能额外获得（被索取）由这些结余额所确定的奖金（罚金）（McGuire，2012）。

只有在极端条件下，后付制或预付制才是最优的，在更一般经济环境下混合型支付更优（Ellis & McGuire，1990；Ma，1994；Newhouse，1996），尤其是当存在多个医保计划以及医院的配置成本难以完全合约化时（Glazer & McGuire，1994）。当治疗服务由医疗服务者决定时，第三支付方向服务者提供的最优支付机制，应该是按人头支付与基于成本支付的某种混合形式（Selden，1990）。经验研究发现，在美国医疗机构内，分别只有 1/4 的医生用纯后付制（主要指按项目支付）和预付制（主要指按人头和病种支付），高达 1/2 的医生用后付制与预付制的混合方式

---

① 与医疗服务市场趋于采用混合支付机制不同，医保市场中大多数保险计划或机构没用混合补偿机制，主要用预付制（Dranove & Satterthwaite，2000）。其原因可能有两个：一是 Shleifer（1985）和 Dranove（1987）所关注的效率问题，在医保市场比提升医保服务质量的激励要重要。二是在医保市场，医保方和医院之间存在复杂的策略互动关系，比如，当医院能操纵成本配置时，医院的这种行为会致使混合支付机制下的医保方所承担的成本比例过大；在均衡状态下，每个医保机构均可能偏向于选择纯粹的预付制（Glazer & McGuire，1994）。

（Robinson，et al.，2004）。欧洲国家也倡导混合型支付，比如为了管控医疗成本，丹麦政府希望对医院采用总额预付的同时，对丹麦医师实施按服务和按人头的某种混合，使医师行医收入的75%来自于按服务付费，25%来自按所诊断的患者数付费（Abel-Smith，1992；Ellis & McGuire，1993）。中国大陆、中国台湾和韩国也在探索实施混合型支付，比如嵌套性地使用病种数较少的DRG和总额预付（Eggleston & Hsieh，2004）。

2.后付制和预付制混合的合理性

理论上，预付制和后付制形式均有利弊。这里选择几种典型形式在四个维度上的激励效应，如表4-1所示。

表4-1　五种经典支付形式的激励效应汇总

支付类型	激励效应：四个维度			
	成本/单位病种	服务量/病例	服务总量	风险选择
总额预付	——	——	—	0
按项目支付（不受限）	—	++	+	0
按项目支付（固定）	——	++	+	+
按人头支付	——	——	——	++
按病例支付	——		++	+

注："——"和"—"分别表示刺激降低的激励程度很强和适中；"++"和"+"分别表示刺激提高的
　　激励程度很强和适中；"0"则表示不存在激励效应。

克服完全预付制弊端的基本思路是，软化完全预付制的激励强度，比如鼓励部分预付。实现部分预付的常用方式主要有两种：第一种基于自身和条件类似服务者的实际历史成本对服务者进行补偿支付，如Shleifer（1985）的标尺竞争思想。第二种类似Ellis和McGuire（1986，1993）所强调的混合型支付（Ellis，2001），比如按人头支付与基于成本的支付相混合（Selden，1990）。

显然，前一种思想也可以视为广泛意义上的混合支付。理论最优的经济激励支付机制是供给侧成本分担和需求侧成本分担的某种组合（Eggleston，2000；Newhouse，2002，Ch.5），尤其是对预付制与后付制的合理混合（Ellis & McGuire，1986，1988，1990；Ma，1994；Gal-Or，1996；Ellis，1998）。Ma（1994）在允许医院选择医疗成本降低和临床质量提升两方面的劳动付出决策时指出，即便服务者可以拒诊成本高而利润率低的重度或慢性病患者，最佳的成本降低和质量提供努力水平必须由预付制与成本补偿相混合才能实现，甚至还存在最优混合比例的问题（Goodall，1990；Keeler，1990）。只有在极端特殊条件下，最优机制才能退化为预付制或后付制（Shleifer，1985；Ellis & McGuire，1986，1990；Ma，1994；Glazer & McGuire，1994）。正如作为需求侧的医疗保险市场中，完全赔付和不完全赔付均非最佳医保制的特征一样，供给侧的服务者完全承担成本风险（PPS）和不完全承担风险（RPS），这两类角解都不是最佳医疗支付补偿机制的固有特点（Newhouse，1996）。就技术性而言，在标准医疗假定下，随着后付制程度（s）的增加，由服务劳动不足所致的边际福利损失会降低。同时，由对特定患者的策略性选择所致的边际福利损失在一定数值范围内会递增。此时，医疗生产激励和选择间的最优权衡将局部性地严格向原点凹曲，这意味着内解而非角解（Newhouse，1996）。

一般地，混合支付机制能在保持各组成子机制的积极效应的同时，有效抵消（甚至克服）其可能导致的消极效应（Robinson，2001），尤其是在需要多个服务者团队合作才能有效医治特定病情患者，或者提供同一服务的密度可变时（Eggleston，2005）。比如，在瑞士 AP-DRG 中对低成本风险患者用 DRG/IPPS，而对高风险患者用按服务项目支付的做法，就极大地规避了在纯粹 DRG 支付下对高风险患者的拒诊（Dumping）和对低风险患者实施质量歧视（Cream Skimming）的现象（Ma，1994）。DRG 组内差异性大时，这种做法的效果更明显（Mougeot & Naegelen，2008，2009）。

这里还须注意的是，由预付制和后付制相混合，不仅更能管控成本和增进效率，还更能实现服务者、患者和医保机构各方的风险分摊，促进社会公平公正。混合型支付中的供给成本分担特性，能显著降低医保方吸引患病轻和治疗成本低的优质患者的经济收益，以及控制医保方因接收重度患者所致的经济损失。同时，由于混合型支付部分依据服务成本信息，预期净收益的标准差相对纯粹预付制要低得多，服务者所承担的经济风险显然也低得多（Ellis & McGuire，1993）。Siegel 等（1991）基于经验贝叶斯方法进行经验研究后指出，给定因医治特定患者所致的医院成本信息不可完全观察的情况下，最公平的医院支付补偿机制是基于患者个体成本、医院内其余患者平均成本和国内（或省内）其余类似医院的平均成本这三方面的成本信息的某种加权平均。

根据医疗服务支付通用公式，在混合型支付下，服务单位患者所能得到的支付额仍为公式（2-6）所示的 $y = f(R, X; s) = R + (1 - s)X$，其中 $R > 0$，$s \in (0, 1)$。特别地，如果固定支付额 R 按照纯粹 PPS 形式（比如 DRG）设定，那么能使医院的支付损失均方误最小的成本分担比重 $1-s$ 位于 0.15~0.29（Keeler，1990）。

　　预付制和后付制的混合方式可能是显性的或隐性的，通过适用范围缩小或业务分割等各种手段改变了参数 R 和 s。显性混合的目的在于直接发挥后付制与预付制的优点而规避其缺点（Robinson，1993），比如后面要关注的三种混合手段就成功地削弱了纯预付制下的严重逆向选择问题，还保持较强的激励效应。显性混合主要有两种分类：首先，对不同服务项目用不同支付方式，比如医院的住院服务和门诊服务分别按病种和按人头付费，或者相应地分别按总额预付和受管制的按服务项目付费；再如，医院所提供的基本服务和可选性服务分别按人头和项目付费等。其次，提供同一服务所发生的成本由多个支付方式共同补偿，比如医院住院服务成本中的固定成本和变动成本分别按总额预付补偿和按病种或服务补偿（Barnum, et al., 1995）。下面将重点关注第一种显性混合方式，通过三种具体混合手段来简要阐述如何对不同服务项目实行不同的支付形式。显然，在这些混合手段下，其背后的预付制与后付制的有效适用范围在不断地缩小。

二、全科医生按人头支付，并对特定服务辅以按项目支付

　　如前所述，按人头支付的经典形式主要存在两大缺陷：风险选择行为和行医业务范围缩小。其中的风险选择问题可以通过基于患者疾病严重性个体差异的修正性按人头支付，或增设平衡基金等方式来缓解。其实，导致这两大不足的根源在于，按人头支付适用的服务范围过广，以至于使得所接收的患者的疾病严重程度差异性很大。显然，一并解决这两个缺陷的更佳方式是，缩小按人头支付的有效适用范围。比如，对轻度患者继续实施修正性按人头支付的同时，对重度患者用按服务项目支付（Casalino，1992；Hanchak et al.，1996；Robinson，1999）。也就是说，对全科医生的初级护理服务仍用修正性按人头支付，对直接接收和被转诊而来的重度患

者的专科服务按项目支付。所以，按每月所接收的患者数向全科医生支付月报酬的同时，对所剥离的更专业和更复杂的服务按项目付费。

依据所剥离业务的种类，全科医生按人头支付，并对特定服务辅以按项目支付的做法，表现出如下几点优势：

首先，对所剥离的高风险业务（如接种疫苗、乳房 X 线照射等预防性业务和早期诊断业务）专门配备按服务项目支付，能实现事后的风险调整，使全科医生有激励扩大行医的业务范围。

其次，对提供成本高的行医辅助工序（如注射性药物、耐用性医疗设备等）按服务项目支付，能扭转这些工序在按人头支付下的提供不足问题；全科医生对暂转至护理机构、医院急诊室或家庭健康机构的患者所提供的回访业务基于服务项目支付，能鼓励其亲自去回访，而不是将回访业务转包或委托。

最后，鉴于构成被剥离业务的重要部分是那些介于初级护理与专业护理之间的咨询性业务和工序（如外伤护理、乙状结肠镜检查、妇科检查、消除脓肿、根除良性肿瘤等），在按人头支付下，这些业务显然易于被全科医生列入转诊而非亲自提供的范畴；在按服务项目支付下，全科医生有动力亲自提供这些业务，从而有意扩大行医业务范围（Robinson，2001）。

三、总额预付专科服务，并辅以按项目或人头支付

鉴于医疗服务费高昂的很大部分源于专科服务费，有必要尝试对专科服务进行专门价格管制。从专科医生角度看，专科业务常属于自由裁量范围，专科服务的工序流程和入诊要求存在很大的区域性和差异性。故而，专科服务统一按项目支付并不是好的做法。同时，专科服务也不能像全科医生提供的大多数初级护理服务那样简单地按患者人头数索费。

专科服务价格管制的一个现实做法是，由健康计划或独立提供联合会（IPA）对各专科服务实施总额预付：只要向入院患者提供专科服务，专科科室就能按照专科医生数和专科服务成本得到定量的预算收入。由于患者喜欢在众多专科医生之间进行选择，一家医院的同一专科服务常由数个小规模的专科科室竞争提供，而不是由一个大规模科室垄断。提供同一专科门类的数个竞争性科室的存在，给直接用总额预付带来困难，从而衍生出如下做法：医院内提供同一专科服务的科室集体按专科医生数和专科服务

成本确定本专科服务的总额预算，而各科室及其科室内的医生按接收的患者数或专科服务量分享预算总额。

从医院服务内分离出具临床意义的各类专科服务，并将提供同一专科服务的专科医生分割为数个竞争性科室的做法是整体有益的。其原因有两点：首先，隶属于不同科室的从事同一专科门类服务的同行医生们，会意识到各科室之间事实存在的竞争与合作的关系，不仅使各方有动力协商拟定并遵守适合本专科的临床特性的服务守则和规程，还变相引入了同行评议（Peer Review）和相互监督（Mutual Monitoring）机制。其次，如前所述，科室组织层次能作为总额预付的依据：一家医院能得到的总预算，基于历年行医经验，分配给提供初级护理服务的全科医生和提供专科服务的各专科门类科室，然后在提供同一专科门类的各科室间，依据接收的患者数或服务量来瓜分本专科服务所分配得到的预算，隶属专科科室的专科医生据服务项目（或患者人头数）向本科室（或室主任）索要回报（Robinson，2001）。

需要注意的是，医院层面的总额预算分解到各专科或科室层面（有时甚至进一步分解到医生层面），虽然极大地提升了各专科或科室的服务激励，但是也使原由整个医院这个大风险池共担的经济风险集中由特定专科或科室独自承担，这恰好体现了风险分散与经济激励的内在矛盾。为了保持本科室内的医生按服务项目所索取的总货币报酬不超过本科室的总预算，科室内的医生每年都会共同协商调整本科室所能提供的各子项目（或每个患者）的单价（Zuckerman，et al.，1998），比如美国医院科室调整项目单价的做法是让各项目转换因子（Conversion Factor）与本科室在预算期内提供该项目的总量成反比例（赵强，2010）。

在总额预付专科服务基础上，对科室专科医生的服务按项目或人头支付，使得按服务支付下的供给诱导需求现象（或按人头支付下的逆向选择现象）仅限于本科室，不影响整个医院和其他科室，从而极大压缩了（但未完全消除）按项目和人头支付所致的消极效应的影响面（Robinson，2001）。在同行监督（Peer Monitoring）下，专科医生的行医不端行为比跨行监督下更易察觉。注意，同行监督的有效性程度，取决于监督成本和监督后是否存在奖惩机制（Scott & Farrar，2003）。同时，在这种混合支付机制下，专科医生们不仅有动力共议专科行医规范，跨科商讨转诊守则，还有激励甄别与挑选本科室的新成员等。总之，基于专科服务总额预付的科室按项目或人头付费的做法，长期来看有助于提高专科服务的成本—功效（Cost-Effectiveness）。

由于因本科室诊断的患者数上升所致的单个患者服务单价下调，给本科室的其他医生所带来的负外部性无须负责，各科室内的专科医生仍有激励通过增加患者回访次数和看诊工序等手法，来间接增加个人收入。换言之，按患者数补偿本科室专科医生的做法，仍未完全消除按人头支付所致的风险选择等消极影响。为此，有必要基于初级护理全科医生向专科医生转诊的患者数据，将基于科室层面的混合机制，深入至基于专科医生个体层面（Kennedy & Merlino，1998；Governance Committee，1995）：科室内的专科医生每接收一例异质性转诊患者，就能事先获得一定量的预算，并负责向该患者提供一定时期内医治必需的所有专科服务。在基于专科医生层面的按人头支付下，收治医生新增回访、检查等工序，并不能增加收益，除非该工序被特许剥离出来单独按项目支付。基于个体医生的按人头支付，常镶嵌于基于科室的按人头支付中：在划拨专项预算给所剥离的新增工序后，科室专科预算除以本科室医生接收的转诊患者总数确定本科室专科医生医治单个患者的单价（Robinson，2001）。

四、基于服务片段的支付

在绝大多数情况下，医治服务都是团队性的，即在患者和服务者等多方密切配合前提下的一个系列服务过程，尤其是诸多专科服务（Light，1997）。为了使服务者提高医疗质量、效率与安全性，专科服务（尤其是手术）支付能进行基于患者疾病医治服务的工序分割。比如，手术费由术前准备、手术过程和术后护理与监控三个工序（或时段）发生的费用加总而来（Showstack，et al.，1987）。这种基于服务片段的支付方式（Episode-Based Payment）最早始于1982年美国第一次医院支付政策改革，部分地预先确定并支付每个片段服务的价格。

基于服务片段的支付方式属于部分预付制。其原因基于三点：第一，存在很显著的风险共享现象。尽管当医疗成本较高时医院需独自承担亏损的全部风险，但是当成本小于医疗收入时医院只能保留部分利润。第二，计算某医院的支付额时，主要基于那些由条件类似而数量较少的医院组成的同类族（Peer Groups）。第三，给定医院当年的成本情况会影响其今后的支付额（Ellis，2001）。

与 DRGs 将患者划归为不同病种不同，这里将患者医治的整个过程划分为数个服务片段。先由医院对患者入院挂号和门诊两道工序分别收费（Robinson，2001）；医治服务工序的分割，依据常是特定条件或重大步骤，比如由不同服务者提供的各项临床工序。显然，如何结合不同的医疗环境和时期，准确刻画与合理分割出数个服务片段，是基于服务片段支付的关键和难点（Davis，2007）。比如，当慢性病患者治疗与护理过程涉及多个服务者时，很难对整个服务过程进行刻画和分割。与按人头或 DRG 支付类似，作为以患者治疗过程为导向的支付手段，基于服务片段支付也须基于患者疾病风险的个体差异和服务质量做相应调整（Averill，et al.，2009；Eggleston，2012）。对于住院患者而言，基于片段支付表现为基于住院诊疗片段的医院支付和医生支付两部分费用的合并（Hussey，et al.，2009）。基于疾病片段支付的主要目的是，在控制临床服务片段期间的服务成本的同时，有效刺激提供高质片段服务和各片段服务提供者之间的协调合作。基于疾病片段支付的做法，使得对那些以门类多、进入门槛低的管控型护理服务为主导的医疗服务市场进行价格规制时，能不采取按服务项目支付。

显然，与全科医生按人头并辅以特定服务按项目支付的做法一样，基于疾病片段支付，也能有效规避经典按人头支付的两大弊病。按服务片段支付，还能弱化纯粹预付制所致的逆向选择问题。其背后的基础在于流行病风险与临床风险之间存在系统性差异。流行病风险（或概率风险）是指超出医生掌控能力或责任范围的那部分服务成本的发生率。临床风险（或技术风险）是指在医生控制范围内的那部分服务成本的发生率。与有关疾病发生的风险类似，理论上，概率风险能通过保险形式由所有分散的个体分担。技术风险则应由对患者临床治疗承担责任的服务者或实际支付方负责。显然，按服务项目支付保护了服务者免于承担这两类风险。按人头支付则使服务者单独承担了这两类风险。理论上，按病种支付能将技术风险和概率风险分由服务者和医保方承担：只有当患者确实需要该项服务时，医保方才会承担提供有效服务水平引致的那部分服务成本；各病种的基本费率按照服务片段特征事前加以确定，无须事后补偿该服务片段的服务成本。

按服务片段支付主要用于专科大类内的专有服务，也在逐渐拓展至涉及多专科、多人员和辅助服务的初级护理服务片段（Robinson，2001）。按服务片段支付有别于基于个体医生的按人头支付。经基于疾病严重性、复杂性等因素调整后，按服务片段支付额与患者实际得到服务的片段数无关。当今有些健康医保计划（和 IPA），试图通过让每个服务片段的费率与片段总数反相关，将按服务片段支付镶嵌到基于专科科室的按人头支付或总额预付中去。除非服务片段数一定程度上体现了服务工序的复杂性，而不是疾病流行扩散的发生率，否则这种做法违背了将概率风险与技术风险相分离的一般原则（Robinson，2001）。

第二节　隐性混合

一、隐性混合的体现形式

除了显性混合之外，还存在隐性混合，尤其是后付制与预付制思想的混合。隐性混合主要体现为如下几方面：

首先，很多预付制形式背后都有明显的事后成本补偿的特征（McClellan，1993，1994，1996，1997）。比如，尽管 DRGs 属于 PPS 的典型形式，但某患者被归入哪个病种组，很大程度上是根据过去医治类似病情的患者须用到的治疗工序和所发生的医疗成本（Robinson，1993；McClellan，1997；Ellis，2001）。在美国，超过 40%的 DRGs 组根据像冠状支路搭桥手术之类的专业密集性步骤的医治结果来确定。这种关联组的费率主要基于采用这类步骤治疗患者所耗的平均成本，而不是患有同一病种的所有病人治疗成本的平均值。

其次，对某些患者的疾病诊断引起的支付额变动，也体现预先成本补偿的思想（Newhouse，1996）。鉴于有些患者病情的复杂性和治疗工序的多元性，有时将患者分到多个 DRGs 组中是合适的。同时，有些 DRGs 与其说跟诊断有关，不如说跟特定的密集治疗工序关系密切（McClellan，1994，1996）。这些 DRGs 组所需的治疗工序的密集度和医治成本通常都很大。一旦实施这种治疗工序，将会带来治疗成本的显著增加。理论上，如果患者是否适宜用密集性医治工序，能根据患者的特定诊断特征加以甄别，那么也就能基于这些特征信息事先确立其应归入的 DRGs 组。这样就使医疗费与服务者的治疗决策无关，从而消除事后成本分担问题。

但是，即使事前能轻易地获取患者的诊断特征信息，这种理想做法也是不可行的（McClellan，1997）。其原因是，通常事前并不知道采用哪些治疗手段是合适的（Brook，et al.，1990），同时合适与否的判断标准在不同医院（McClellan & Newhouse，1997）和地区（Chassin，et al.，1986）不一样，每年也在变化（McClellan，1995）。

二、支付机制形式的简单化

尽管复杂的混合型支付存在诸多合理性，但是现实中的支付方式却较为简单，不仅限于医疗服务领域（Baker，et al.，1988）。原来较为复杂的支付方式，也在逐步简单化。无论多复杂的医疗服务支付方式，也仅仅只能削弱而不是完全消除，诸如治疗过度或不足之类的不合意性行医行为（Robinson，2001）。同时，后付制与预付制形式的积极与消极效应，均可能被临床、人口、道德和组织等方面的因素所抵消（Simoens & Giuffrida，2004）。

从操作层面来看，简单的支付机制易于理解和遵从，尤其当同时存在的多个医保计划能诱导医生产生不同的行动激励时；也有利于促进透明化，各方都能理解简单机制。总之，复杂机制所致的实施成本，可能高于该机制下的激励效应带来的潜在收益。尤其是，当考虑到需要扫清机制实施过程中可能遇到的各种障碍时，更是如此（Eggleston，2012）。支付机制简单化，并不意味着医疗服务定价要回归到纯后付制或预付制，而是说明存在一种维持现状的惰性力量（Ellis & McGuire，1986；Robinson，2001）。

第三节　基于功效的支付

医疗服务支付机制的类型演变，基本上是一个不断新增利用服务项目、服务者和患者特征多方面信息的过程。如前所述,纯粹后付制与预付制并不完美,混合支付机制因难以执行而趋于简单化。上述各类供给侧成本分摊的支付机制的核心是在可及性前提下管控医疗成本。

随着对医疗市场规制问题认识的不断深入,当今最新的医疗规制理念,与其说是管控医疗成本,不如说是实现医疗净价值的最大化 (Culter, 2004)。医疗净价值等于医疗效益与成本的差额。由于人口老龄化现象的加剧和医疗技术的发展,医疗成本加剧上升有其必然性 (Fuchs, 2000)。这种成本上升难以与因患者和服务者等主体方面的策略性行为所致的医疗成本上升相区分。

我们不仅要建立完善旨在控制后一种情形下的医疗成本的医疗服务和保险支付体系,还要变革旨在提高医疗功效的支付机制。医疗效益(效果)[1]主要体现为服务质量、安全性和(患者)满意度(如就医等待时间)等方面。最大化医疗净价值,能从医疗成本控制和医疗效益提升两方面着手,这即是医疗服务领域中的成本—效益分析[2] (Cost-Effectiveness Analysis) (Weinstein & Stason, 1977; Eddy, 1991; Mason, et al., 1993; Garber & Phelps, 1997; Garber, 2000; Murray, et al., 2000; Briggs, et al., 2002; Meltzer & Smith, 2012; Garber & Sculpher, 2012)。在此思维下,近几年医疗经济学界越来越重视有关医治效果的信息 (Ellis & Miller, 2009),以及医疗服务效益的测量研究 (Cutler & McClellan, 2001; Hsieh, et al., 2007)。

---

[1] 有关医疗绩效的测度问题,请参见专著 *Performance Measurement for Health System Improvement*: *Experiences, Challenges and Prospects* (Smith et al., 2009)。

[2] 成本—有效性分析 (Cost-Effectiveness Analysis) 和成本—收益分析 (Cost-Benefit Analysis) 关系密切。后者主要是基于货币度量,通过比较某个行为(或方案)的边际(或增量)收益和边际(或增量)成本来确定该行为(或方案)是否要实施或继续实施。成本—收益分析背后不仅假定行为人是理性的,还假定边际收益递减和边际成本固定或递增。比如考察是否实施一个心脏手术,该手术的代价相对较易确定,就是该行为所付出的各类资源消耗,而该手术的收益或许能用因此所带来的预期寿命延长或(和)原有寿命期的生活质量提升所决定的货币额。成本—收益分析法只有当成本和收益均能用统一标尺度量(比如货币额)时才适用。在绝大多数情形下行为所带来的收益难以用货币度量,于是成本—有效性分析出现。成本—有效性分析比较用货币度量的成本和用其本来单位度量的收益(比如心脏手术中的寿命延长天数,或血压降低的度数等)来进行。不同于成本—收益分析用于确定某行为是否值得做,成本—有效性分析用于比较不同方案的相对有效性,便于选择最佳方案 (Lans, 2010)。

一、主观绩效评估

1. 主观绩效评估的机理和类型

评估服务绩效的最直接方式是，委托人（如患者，尤其是代理患者的专业评估组织）直接进行主观绩效评估（或考核）（Subjective Performance Evaluation，SPE）（Prendergast，1999）。SPE 的方法很多，比如对于某些雇员医师，可以采用 360 度同行评议（360-Degree Peer Review），向该雇员的监督者、合作者和下属们索取有关该雇员绩效表现的信息。也可以通过主观系统来管理（Management by Objective Systems）。

基于主观系统管理方法的基本思路是先让一个监督者与该雇员一起设定一组考核目标，等约定时期到来后，两人再碰面评议雇员自身表现和目标实现情况。在此期间，监督员也会考虑那些使目标实现更难或更容易而又事前无法预料的因素。最后，也可以使用成绩评定系统（Merit Rating Systems），让每个手握一定量的点数的监督员，分别将点数投给每个雇员，雇员表现依据其获得的总点数来评判。显然，这些系统里主观意见取代了客观绩效测度，或者作为后者的有力补充（Besanko，et al.，2012）。

在英国 NHS 健康服务行业中，许多非医疗岗位广泛采用主观评估。从 2002 年开始英国医院医师和 GP 每年也需接受绩效评测（Performance Appraisal）。甚至，医院顾问是否有资格领取绩效奖金（Distinction Awards）都需进行主观绩效评估。当然目前，这类绩效奖金因与顾问的生产力测度的关系小、发放过程和标准不透明等问题而饱受诟病（Bloor & Maynard，1992；Scott & Farrar，2003）。主观绩效评估不仅用于相关岗位定价，还被苏格兰用于医疗组织定价（Scott & Farrar，2003）。

2. 缺陷分析

（1）主观测度信息的不可验证性和委托人道德风险问题。假定在医治给定患者疾病提供的系列性服务中，服务者发挥的客观总贡献（绩效）为 m≥0，委托人对其的主观评估为 h≥0。基于显性指标，对服务者在医治给定患者疾病提供的系列性服务中发挥的贡献测度出的名义贡献（绩效）为 n≥0（Gibbons & Waldman，1999）。基于主观绩效评价（h）的隐性支付补偿合约的问题是，对服务绩效的主观评估结果难以由第三方（如法院、仲裁组织）加以验证（Nonverifibility）。具有绩效评估信息优势的委托人，或许有激励有意低报绩效，以节约支出和压低成本。尤其当委托人是服务总利润的剩余索取者时更可能如此。这种具信息优势的委托人道德风险问题，在其面临激烈的竞争压力时更可能出现。但是，如果医患之间的代理关系维持较长时间，委托人仍想在将来鼓励代理人努力服务，会使得这类道德风险问题得以弱化或消失。

因主观测度信息的不可验证性和委托人道德风险问题的存在，基于对实际绩效的主观测度的隐性付费合约是无效率的。对每个服务者一视同仁地统一定价付费，而不区分服务绩效好坏的补偿方式，也是无效率的。在统一定价支付下，可能出现如下潜在性负效应：①因所定统一价格的系统性偏离所致的中性偏误（Centrality Bias）；②委托人因担心绩效偏差的服务者的声誉受损而有意高估其绩效和调高价格的仁慈性偏误（Leniency Bias）；③代理人损人利己地采取行动增加委托人制定对己有利的统一价格所致的价格偏误；④委托人被逢迎后徇私地使绩效定价虚高（Prendergast，1999；Scott & Farrar，2003）。因而，在统一付费下，存在诱导服务者努力的激励和这些偏误所致的无效率之间权衡问题。当绩效评估与支付额度相关时，这个权衡问题更关键。

（2）主观绩效考核的不准确和不客观性。显然，主观绩效考核（SPE）存在考核不准确和不客观的问题。Besanko 等（2012）关注了 SPE 不准确不客观的三个体现及其防范措施。首先，有些监督员们有时在主观上讨厌一些雇员获得奖励，就会有意无意地给予这些紧密相关的下属或同事等人打等于或低于平均水平的分数。这种"分数压缩"（Rating Compression）效应会弱化 SPE 的激励效果。为了应对这个问题，有些企业会采用强制分级系统，要求评估人员给雇员分级（比如优秀、良好、合格和不合格）而非打分。有时各档次人数的比重还按照正态分布要求进行了具体规定。其次，雇员也能采取行动影响评估结果。有些雇员有可能会耗费时间和精力获得或维护与评估人员的良好关系，进而凭借此获得对己有利的评估结果。最后，就像绩效的客观测度一样，主观评估也难免会出现噪声因素的干扰。噪声干扰会导致收益补偿的意外变动和风险溢价。与客观测度类似，实行主观评估也要巧妙地平衡成本和收益。

进一步地，Milkovich、Newman 和 Milkovich（2005）对 SPE 进行了系统的研究。他们三人指出，考核不准确和不客观问题的原因在于，考核过程中有可能存在诸多错误，如表 4-2 所示。不准确客观的绩效评价，难以避免地降低了对行为人和组织的激励效果，使得效率下降。

表4-2 主观绩效考核错误概括

序号	错误种类	具体描述
1	晕轮错误	会对那些仅在某一方面表现突出的服务者给予较高的综合评价
2	牛角尖错误	仅因在一方面的表现不佳导致对其综合评价偏低
3	第一印象错误	前一期对服务者的积极或消极印象会影响后一期对该服务者的综合评价
4	最近印象错误	期末服务者绩效的高低很大程度上影响着对其整个服务期的综合评价
5	温和型错误	对某些服务者总是给予过高的评价
6	严厉型错误	对某些服务者总是给予过低的评价
7	中心趋势型错误	避免对服务者做出过于极端的评价
8	克隆型错误	对那些与自己的行为或个性类似的服务者评价更高
9	溢出型错误	对那些在以前评价期表现不佳者继续给予较低评价

注：参见 Milkovich、Newman 和 Milkovich（2005）。

二、间接绩效评估：P4P 机制

1. 基于绩效的支付：界定、困难与实例

通常情况下，主观绩效考评背后假定绩效可测度的前提是难以成立的。医疗服务的后验品和信任品特性使服务所致的患者健康状况的改善是事后主观感觉性的，甚至没有任何身体改善的感觉（Darby & Karni，1973；Satterthwaite，1979；Emons，1997；Dulleck & Kerschbamer，2006）。

同时，患者接受医疗服务后发生的健康改善，不一定完全由服务提供所致，还可能由其他生理性因素（如身体自愈系统）、心理性因素（如心理暗示）和其他随机性因素等所致（Zweifel, et al., 2009, Sec. 5.2.4）。特别地，对于疾病诊断和治疗服务而言，患者得到的服务需求就是诊断和治疗信息，患者只有掌握这个信息才能决定是否需要这种信息，而一旦掌握该信息就没有必要再向医师购买这种信息产品。这个信息产品的不可逆或不透明性（De Long & Froomkin，1997）与信息价值评估的可置信问题密切相关，是信息经济学重点关注的信息所必备的三大特征之一，另外两个特征是信息的公共品性和不对称性（Leland & Pyle，1977；Fedaseyeu，

2010)。这些方面均使得医疗服务所带来的绩效不可准确观察和测度。由于医治效益（或效果）难以直接测度和验证，主观绩效评估下的隐性付费合约在诸多情况下都是无效率的。

鉴于大多服务的绩效具有不可直接测度性（McGlynn，1997），学者主张间接测度，主要有两种方式：

第一，由某主体（如患者、医保方）对医疗服务打分排名，以此估计治疗效果和获取补偿（Pauly，et al.，1996）。这种锦标赛式的间接测度只是相对绩效，难保准确；还常会出现医院实际提供的服务质量高于平均水平而排名处于中下游的现象，有失公平。如果额外辅以数个与治疗效果密切正相关的相互独立的指标，按排名支付方式能有些改进（Dranove & Satterthwaite，1992）。

第二，基于医疗功效测度信息进行补偿，尤其是 P4P 机制（Value-Based Purchasing，or Pay for Performance，P4P）（Rosenthal，et al.，2005；Benavent，et al.，2009；Peckham & Wallace，2010；Campbell，et al.，2010）。不同于后付制和预付制（及其各类混合形式），P4P 机制既不基于服务项目、服务者特征信息，也不基于患者的（事前）外生特征信息，而是基于作为服务者行为结果的患者事后内生性信息——医治功效（Performance）或结果（Results）。故而，其有时也被称为按服务结果支付（Pay by Results）（Street & Maynard，2007）。P4P 的一个特征是，通过诱导对患者的医治高功效（或好结果），来削弱拒诊和转诊之类的消极行为，但是无法完全消除逆向选择问题（Newhouse，1996），后面将涉及此点。

测度和衡量医治功效程度或结果的内在性困难，加剧了医患间的代理关系的复杂性，使间接测度比直接主观绩效评估新增了多任务代理问题（Prendergast，1999）。尤其是考虑到医院服务者所提供的服务的多产出特性，P4P 机制下的多任务代理问题更为突出和严重（Preyra & Pink，2001；Scott & Farrar，2003）。

P4P 计划的两个著名例子分别是英国和苏格兰从 2004 年开始向家庭医生（或全科医生）群体推广实施的质量与结果框架（Quality and Outcome Framework，QOF），以及美国质量维持委员会拟定并试点的健康计划雇主数据与信息集（Health Employer Data Information Set，HEDIS）。

基于质量和结果的 QOF 框架，根据由临床、组织、患者经验和新增服务四方面共 134 个指标所刻画的服务绩效，给全科医生行为赋点数并据此进行支付（Doran，et al.，2006）。QOF 的三个基本原则是医疗质量的衡量方法、公开透明和与全科医师签订合约。从临床有效性、安全性和患者体验三个维度来衡量医疗质量。这三个维度的指标在 NHS 网站有公布。临床行医行为的点数及其单位点数价格取决于接受该行医行为的人数、疾病流行程度等，有些由特定指标刻画的临床服务的每点单价还受制于接受该服务的患者数占所有有资格接受服务的患者总数的百分比（Eggleston，2012）。

HEDIS 作为管控型服务的"质量报告卡"，也由一组测度医疗绩效的指标组成，以比较各个健康计划在几个关键维度的表现。指标包括医疗质量、服务可及性、患者对医生和健康计划的满意度等（Dranove & Satterthwaite，2000）。每个健康计划各自按照这些指标收集相关信息并辅以独立审计过程，以确保信息的可比性和客观性（Baker，2003）。进一步地，必要时补偿额也能基于医疗功效指标总分数的相对排名、临界值门槛或分数变动幅度，甚至这三者的组合（Schneider，2007）。如果要兼顾医保方和服务方所关心的服务质量演变、成本控制等目标诉求，有必要赋予各功效指标分数以相对权重（Baker，2003）。

目前 P4P 机制在美国和英国主要用于初级护理和医院服务（Peckham & Wallace，2010），在美国有向商业 HMO 组织渗透之势（Rosenthal，et al.，2006）。需指出，在美国，绝大多数 P4P 计划均处于试点阶段，独立医生和医院是否参与 P4P 机制纯属自愿行为。虽然美国医疗护理计划从 2009 年开始在向医院倡导实施 P4P 机制方面有大进步（Lindenauer，et al.，2007），但是针对医院的 P4P 机制要向医院群体全面推广，要做好诸多准备：对基于不同医院所报医疗结果信息的功效测度进行界定和统一，对结果测度指标进行风险调整、处理大小医院间的资源压力并备齐有关 P4P 机制在优化医疗过程和提高医疗结果方面的功效的数据（Nichols & O'Malley，2006）。

2. 基于绩效支付的有效性和修正

希望 P4P 机制改革能在不损害（甚至显著提高）服务功效的前提下，降低医疗成本的愿望，基于当今医疗实践中的两个基本事实（McClellan，2011）：第一，相关民众实际感受到的医疗服务效益与服务者根据自身的医疗经验所能实现的服务效益之间存在很大的差异，这可能意味着服务者在基于经验的预防性护理、慢性病护理和多方护理协调过程中存在很大的

"偷工减料"行为。第二，虽然各国医疗服务人均成本差异很大，但是服务质量或重大服务结果的差异可能不显著。

随着实验经济学和行为经济学的发展，这些新兴学科为增强 P4P 机制设计的有效性提供了一些有益的洞见（Camerer & Lowenstein，2003；Frank，2004）。比如，从激励频率与类型方面，至少可以实施五种做法来提高 P4P 设计激励反应：①提供一组小激励而非一个大激励；②提供一组阶梯形递增的临界要求而非一个临界要求；③降低医疗服务实施与得到回报的时滞；④降低 P4P 激励机制的复杂性；⑤将 P4P 激励机制与其他常用机制分开执行（Mehrotra, et al., 2010）。

与教师、咨询师和会计师等专家型岗位薪酬确定类似，对医疗服务者实施 P4P 定价的一个前提在于如何描述、刻画甚至量化疾病的医治功效，尤其是医治质量（Ellis & Miller，2009）。许多疾病的医治质量能找到简易而恰当的指标加以度量，比如糖尿病患者的血糖水平等。但是，绝大多数疾病的医治功效都需要像英国 QOF 框架那般构建复杂的疾病治疗功效衡量体系。疾病医疗功效测度常从如下五个维度进行：患者满意度、临床过程、医疗结果、信息技术与界定医疗资源利用合适度的效率指标（Rosenthal，et al.，2006）。在比较（或参考）不同医疗结果或跨医院比较时，效率指标还需根据服务者的病种组合严重程度作调整（Schneider，2007）。理论上，仍有不少疾病的医疗功效难以用这五个维度加以刻画。

在不能直接刻画医疗绩效前提下，采用多维度指标间接刻画的做法也不一定有效。这类似于 Multitask 下的医疗服务补偿合约设计问题（Holmstrom & Milgrom，1991；Baker，1992；Preyra & Pink，2001）。如果医疗服务付费合约基于名义绩效 n 而非实际绩效 m，该合约的经济效应取决于服务者的服务努力 e 对 n 和 m 的边际影响之间的相关度。如果 n 刻画 m 时遗漏某些重要维度或因素，比如服务质量维度对成本降低或利润增加的贡献（Dixit，2002），提供合约的委托人就只基于名义绩效给予代理人补偿，而独自承担了被遗漏因素所致的风险。现实中，作为代理人的医疗服务者所代理完成的疾病诊疗任务，往往是需要同时付诸诊断和治疗等多项服务活动的复杂的团队性工作，也就是说实际绩效常是多维度的。同时，对名义绩效的测度可能有偏误，还存在许多对代理人有利而对委托人不利的结果选项，即实际绩效多维度下的测度难度、名义绩效测度偏误性，以及代理人的核实主义行为问题。

鉴于以上三点，只关注补偿可测度性绩效维度的 P4P 并不一定能提高医疗服务效率，还可能扭曲服务者的行医行为。故而，复杂的系列性的团队诊疗服务和医疗组织通常不采纳正式的付费补偿合约。基于多维指标测度的 P4P 机制，在现有测度技术有限的条件下较少采用（Scott & Farrar，2003）。现实中，基于名义绩效 n 的显性付费合约和基于主观绩效评估 h 的隐性合约嵌套使用（Prendergast，1999；Burgess & Metcalfe，1999b），且主观测度的权重将随着主观绩效评估中核心因素间的相关性和噪声程度而递增（Baker, et al.，1994a）。

3. 有关 P4P 政策效果的争议

近几年有不少文献实证检验了当前英美国家所实施的 P4P 政策的效果，实证结果差异很大，对 P4P 机制有效性的看法也迥异。支持者认为，P4P 机制确实能促进医疗服务功效，尤其是服务质量的提升。只是医治功效提升的程度大小受到 P4P 实施过程中的辅助因素（如辅助措施、公共质量报告要求或支付频率等）的影响（Campbell, et al.，2010）。由于实施 P4P 的初衷是刺激功效提升而非补偿已提供高质服务的医生，或者说 P4P 只是促使医疗服务功效提升的系统性策略中的一部分，单纯地实施 P4P 政策并不可行，只有辅以某些旨在促进服务质量提升和支付系统微观演变的举措，比如医疗教育与认证、业内支持、信息技术投资与数据收集处理等，才能显著而持续地实现 P4P 政策所追求的净价值最大化目标（Mandel & Kotagal，2007）。

另外，公共质量报告要求，也能一定程度地提升医疗服务质量（Lindenauer, et al.，2007）。因为公开质量指标能抵消福利效应，在促使向表征医疗质量更高的医院转移更多患者病种的同时，增加了向利润率低的低风险患者的服务量，以及降低病情最严重的患者进入特定医治工序的门槛（McClellan，2011）。支付频率也会影响服务质量的提升（Chung, et al.，2010）。此外，QOF 的支持者指出，尽管 QOF 激励机制可能引致一些不合意的效应，但是总体来说是有益的。尤其是能通过溢出效应对那些原不打算刺激的服务业务有些促进作用（Sutton, et al.，2010）。

折中主义者认为，尽管短期看来，P4P 改革确实提高了初级护理服务质量（Benavent, et al.，2009；Tsai, et al.，2010）和家庭医生护理服务质量（Doran, et al.，2006），但是其长期效应有待进一步研究（Benavent, et al.，2009）。甚至，有学者直接认为，长期看来 P4P 对质量提升的刺激效应会减慢（Campbell，et al.，2009），直至消失（Werner，et al.，2010）。

　　反对派则指出，根本就没有证据表明 P4P 政策的实施提升了服务质量，或显著减少了医疗事故的发生（Mullen，et al.，2010）。同时，在绩效质量报告中，对患者等待时间的格外关注，会分散对那些不容易测度的重要活动和结果的关注，从而带来不合意的行为激励（Goddard，et al.，2000）。他们认为，由于医治功效取决于服务者的行医努力和患者方面的因素（如患者私有的风险因素、配合医治的意愿与行动），服务者基于医治结果所得的回报，并未完全反映患者方的风险因素（如想死的患者不配合医治等）。通常，患者一方的风险因素对医生的回报影响很大。故而，许多医生反对 P4P 政策，甚至干脆像按人头支付下所做的一样：仍旧转诊甚至拒诊重度患者。

　　总之，基于绩效的支付是反生产力的和无效率的，故而现实中很少使用明确基于绩效的支付合约。对于英国 QOF，由于全科医生有权利选择根据临床指标所界定的合格患者数，以及医生的服务功效及其收入与所医治的合格患者数挂钩，医生有动力选择性地医治合格的患者，以增加医治点数和货币收入，从而存在一定的逆向选择问题（Newhouse，1996）。换言之，在 QOF 下，医生有动力也有能力操纵具资格的患者数（Gravelle，et al.，2010）。即便 P4P 政策确实影响了医生的行医行为，提升了疾病的临床管理水平，但是在诱导提高医治功效方面的总体作用仍可能很有限（Peckham & Wallace，2010）。同时，P4P 还可能产生诸多其他消极结果，这些消极结果在不同国家的表现还不尽相同（McDonald & Roland，2009；McDonald，et al.，2009）。

第五章 非经济激励：外生性

第一节 经济激励失效原因和对策初探

一、经济激励不完全有效的缘由

如前文所述，任何医疗服务和保险支付机制，在解决医患关系和医保方—患者的利益协调上都是不完美的，在解决那些复杂而又相互冲突的医疗服务问题时更是不尽如人意。前面几章对医疗保险和服务经济激励机制的分析，隐含地假定相关者（患者和服务者）默认给定支付机制的条件下的最优选择。

一般地，经济激励背后的货币性报酬代表了一种普遍性地对资源的权利要求，总体而言这种货币报酬要优于其他等额的支付（Baker, Jensen & Murphy, 1988, p. 235）。但是，理性相关者可规避医疗服务和保险支付机制的限制，让经济激励机制的作用大打折扣，甚至失效。比如，患者私下给服务者塞红包之类的非正式支付，以获取优质的医疗服务或者服务优先权。对于已在公立医保计划保障群体内的患者（尤其是有钱或有权的患者）而言，可以通过额外购买商业医疗保险，以诱导逐利的理性服务者优待自己，也可以流动到别处就医，期望获取及时、高质和安全的服务。服务者凭借自身的信息和地位优势绕过医保机制向患者索要额外报酬（Balance Billing）等（Cutler, 2002）。

心理学家和行为科学家认为，货币性报酬形式是降低效率的（Kohn, 1990; Benabou & Tirole, 2003）。从这些学科角度来看，经济激励或货币报酬激励降低效率至少存在三点理由：①正如前文所述，货币报酬仅鼓励员工更狭隘地关注单一任务，做得尽可能快和冒更低的风险。②货币报酬会侵蚀掉内在的利益。其实，Deci（1972）很早就认识到，由于货币减少了员工从工作中获得内在的回报而实际上降低了员工的积极性。③员工会渐渐地意识到自己被货币所驱使和控制着（Kohn，1998）。货币性报酬激励原则上能增加产出，但是在实际中却可能产生相当大的负效应，尤其是不公平感。行为科学研究文献很早就指出，不同地对待各员工对于员工士气是不利的（Hamner，1975）。

从信息经济学视角来看，经济激励支付机制的作用有限（甚至失效），也有多方面的原因。首先是经济激励机制内在特征所致的操作和信息获取方面的缺陷，这一点前面几章已经有所阐述。其次是医疗规制者给予服务者的自主权有限，以及服务者对经济激励反应的灵活性不足（Langenbrunner，et al.，2005；Widmer，2007）。经济激励机制失效的现象，在医疗管理结构分割条件下显得尤为严重（Gaumer，2007）。最后是不可合约性问题。医疗经济激励支付机制文献几乎都忽视了可合约性问题。一方面，医疗支付机制所依靠的信息可能被患者和服务者所操纵（Ma & McGuire，1997）：基于服务者、服务项目或患者特征信息的医疗支付机制，均隐含认定这些信息是真实可靠的。其实，这些主要由利益相关者（如患者、服务者等）所提交的信息事后可能不真实，当事后验证所报数据信息很困难时尤其如此。故而在有关患者状况和医疗服务水平等数据信息被虚报时，在患者道德风险现象下的次优医保结果也难以实现，最多只能实现第三优结果。激励利益相关者如实报告相关信息的额外约束性，通过影响可行的医疗支付集，进而改变最优医疗支付机制集。另一方面，通常有些服务维度从来就不易合约化，比如医师努力水平、服务质量和安全等。有关门诊次数、住院天数和核算成本的报告数据，即使不存在操纵性不真实问题，也只能部分体现全科医生和医院的医疗资源使用水平。由于医师努力水平难以合约化，基于医师努力的医疗服务支付补偿机制并不存在，但还是可能维持次优结果（Ma & McGuire，1997）。也许可以说，并不是货币补偿激励缺乏效率，而是过分有效：强烈的绩效考核报酬刺激员工确切地做被激励要做的。经济激励产生的很多非意识性的后果，都是因为难以恰当地指定该做什么，以及如何判定工作业绩（Baker，et al.，2003）。

二、规避经济激励机制有限性的常用解决之道

要减缓经济激励支付机制的有限性，有三个较为直接的思路或做法。具体阐述如下：

1. 弱化短期经济激励的强度、延展经济激励的长度

作为第一个常用反应，通过低强度激励机制替代高强度激励机制，以降低对短期经济激励的依赖程度。的确，低强度激励的固定薪水制，辅以晋升制、延期补偿（如退休金制）、集体激励（如利润共享）等长期激励的做法，能有力地揭示出，在以信息和监督不完全、风险规避、任务多重性以及团队生产为主要特征的现实医疗经济环境下，对高强度激励支付机制（如预付制、基于功效支付等）的过度依赖。

在股份制下的医疗组织里，机构管理者的报酬被设定为包括工资、奖金和股票（或股票期权），其中工资相对固定，激励性不强。同组织绩效挂钩的奖金和股票（或股票期权）才是激励发挥大作用的手段。在股票和股票期权的选择上后者往往更合适，因为后者可以更紧密地将管理层和核心医疗人员的报酬与组织业绩相关联。股票期权和奖金的选择上更趋向于形成一个互补关系，前者适用于对行为人长期绩效的关注，而后者更好地激发行为人对短期绩效的重视。只要能调节好股票期权和奖金这两者之间的关系，就能有力地权衡好短期和长期目标的关系。显然，对于股份制的医疗组织或机构而言，凸显隐性激励尤其重要。对于公有医疗机构和公立医院而言，这一招很难发挥作用。

2. 弱化经济激励，突出非经济激励

另外一种反应是突出非经济激励在激励服务者合理化服务行为中的重要性。前面几章所提及的医疗政策文献，集中于探讨货币经济激励（和相对价格）对服务者行医行为和患者就医行为的影响效应，较少关注非经济激励及其与经济激励机制的有效混合问题（Robinson，1993）。对人类行为动机的狭窄理解，严重地限制了对行为激励的认识的进步（Fehr & Falk，2002）。为什么在显性经济激励机制缺乏的情况下，医师的行医努力不像经典代理理论（或劳动经济学）所示的那样，完全偷懒或消极怠工？医疗服务者，不仅关注自身行医行为可能带来的潜在经济回报，还关心由伦理与职业道德、声誉和晋升等隐性的非经济激励，也关注个人自身的价值实

现和责任感。医疗服务者的效用函数可能包括患者效用（或身体状况）这样的自变量。故而，医疗服务规制者可以通过经济激励影响服务者的行医决策和患者的就医决策，还可以通过医疗组织科层及其附属于其中的体制机制来影响服务者和患者行为。来自于医疗组织的非经济激励和约束，首先体现为显性的监督、惩罚和管控，比如医疗操作审查（Utilization Review，UR）和选择性合约（Selective Contracting）；其次是隐性的刺激，比如声誉与职业生涯的考虑、职称评定和晋升等。对于前一种内涵，主要建立在伴随组织绩效恶化而对行为人产生威胁和惩罚的隐性非经济激励，同显性经济激励互为替代。以职业生涯关注和晋升为主要形式的隐性激励，与显性激励同样重要（Dewatripont，Jewitt & Tirole，1999）。本章将重点阐述外生的非经济激励的这两方面的体现。

3. 采纳科层规则、所有权稀释

医疗市场上，任务多重性和主观绩效评估的问题可能促使医疗团队基于科层规则（Bureaucratic Rules）进行补偿激励，以排除组织成员的自由裁量权和降低其与所测度的名义绩效的关联度（Prendergast，1999）。科层规则在多任务和多委托人情况下，更能引导代理人们的行医行为（Wilson，1989）。科层规则尽管是有效率的，但是也可能扭曲代理人的努力水平。旨在限制中层代理人或委托人的裁量权的科层规则，比如规定每个中层代理人必须在指定的任务上花费一定量的时间精力，还能降低科层内层级间代理关系中的"拍马屁"和迎合现象。这类科层规则实现了对代理人们的微观管理（Micromanagement），多任务和多委托人情况下尤其如此。换言之，微观管理可能是处理任务和委托人多重性问题的有效手段。限制自由裁量权的科层规则可以体现为：让固定工资每年自动增加一定幅度，而涨幅与绩效和能力无关；确定支付补偿范围的最大值和最小值；规定不管绩效和能力如何，医师在特定岗位待足一定时间才有资格提升的最低经验履历。还可以是在提升和临时性解雇时对老员工的照顾举措。如果医疗团队中的医师入会年限越高，其行医绩效和能力越强，对早入会的老医师的照顾通常是有效率的。限制裁量权的科层规则若能降低医疗团队成员向监督者实行阿谀奉承或"拍马屁"行为的可能性，它就可能是有效率的（Milgrom & Roberts，1988）。

科层规则是很多健康服务业补偿支付系统的一个常用手法，尤其是对于这样的健康服务，其支付额确定绩效补偿和主观绩效评估，要采取与绩效和主观绩效评估在给定工资涨幅范围内每年自动调整的雇佣工资支付制，以及医师在特定岗位待足一定时间才有资格提升的最低履历规定。这些规则是公开明确的，对所有入会医师均适用，故而能在某种程度上避免主观绩效评估问题。当绩效测度成本高或未能直接测度时，医疗组织的雇主或监督者也许会认为，科层规则是绩效评估的足够合理的替代，因而是有效率的（Scott & Farrar，2003）。

　　另外，从克服任务多重性情况下的绩效或贡献评估难题的意义上来看，所有权稀释与科层规则一样有效。将诸多边际贡献难以测算的投入要素与所有权相联系（Holmstrom & Tirole，1989）。如果说科层规则能将贡献难以估算时各行为人间的外部性尽量限制在可控范围，所有权稀释能将这个外部性内部化。

第二节　外生的非经济激励：来自医疗组织和科层

一、医疗组织、行医模式和非经济激励：由来及其简评

　　如前所述的医疗经济激励机制，并未关注医疗组织和医疗服务者之间的关系，或者说假定医疗组织给定不变。规避医疗经济激励机制有限性的一个有效手段是，打开医疗组织这个"黑箱"，分析来自于患者、医生和医疗组织这双层代理关系及其科层结构所带来的激励因素（Harris，1977；Robinson，1993；Dranove & Satterthwaite，2000）。

　　有人说，只是没有把垃圾用到合适的地方，缺点也有用武之地。经济激励机制的不完美性，不仅能用于解释医疗经济组织（有时还包括政府的某些方面）的运行模式，还可以阐释那些用于替代经济个体间所签订的系列性短期合约的自主经营、合作经营、公司经营等正式组织模式（Coase，1937；Holmstrom & Tirole，1989；Demsetz，1991）。对医疗经济而言，医疗服务支付机制的不完美性，可解释与低强度激励的固定薪水制和雇佣制迥异的组织特性：无论个体层面还是合伙层面，行医所要用到的资产的各

种产权形式，均或明或暗地提供了一组高强度的激励机制，无须与入院患者数和行医工序数相关（Hart & Moore，1990）。医生个体层面的资产所有权，使医生成为行医所得的剩余索取者和控制者。

在其他产业领域罕见的独自行医和小团队合作行医模式，在 20 世纪八九十年代美国的医疗领域深受欢迎（Marder & Thran，1988；Gaynor & Pauly，1990；Gaynor & Gertler，1995）。这种现象佐证了经济激励在刺激医疗服务效率上的重要性，但是也间接地说明了 CPT 指数和 RBRVS 支付在衡量和回馈医疗服务方面并不完美。下文将会看到，进入 21 世纪，医师—医师、医院—医院和医师—医院之间的合作和控制不断加强，医院雇用医师的一体化组织陆续出现。正如后文所关注的一样，医保与医疗服务提供的一体化组织也不断出现。

欧美国家的绝大多数医生不愿加入具有隶属关系的医疗组织；已经加入医疗组织的雇佣医生，也往往抵制组织目标和临床协议。这些现象可能潜在地暗示了正式的医疗组织存在某些不完美性。独自行医模式无论如何罪恶滔天，毕竟能使科层组织最小化，而且有力地规避了内部政治影响和"搭便车"问题（Farrel & Scotchmer，1988；Robinson，2001）。

与此形成鲜明对比的是，从 20 世纪 80 年代开始，活跃在医疗服务市场的美国医生有超过一半参加了某种团队集体行医的医疗组织（Gaynor，2010）。如果说后付制与预付制的局限性促使经济激励机制朝混合型支付和重视医疗绩效的方向演变的话，雇佣制（大规模医疗组织）与个体经营（独立行医）模式的有限性，促使医生组织的运行模式也朝两个极端模式相混合的中间业态发展，衍生出以小团队行医为代表的医疗合伙制、以医生—医院组织（Physician–Hospital Organization，PHO）、独立医师协会（Independent Physician Association，IPA）为代表的合作制和以医疗股票期权分享为特征的股份制等诸多业态。目前在国内多点执业大环境下，有些公立医院医师陆续组建小规模的医师工作室或者私人诊所。

中间业态之所以出现并得到迅速的发展，其原因在于这些业态能成功地扬长避短：分摊贵重医疗设备的固定成本，充分利用智力资本与规模经济（尤其是声誉规模经济）（Getzen，1984；Gaynor，2010），内部转诊患者及其业务，保持服务过程的连续和熨平服务时段，尤其是能规避无法市场化分摊的医疗和经济风险（Bradford，1995；Lang & Gordon，1995），甚至促进反竞争合谋等（Gaynor & Gertler，1995）。比如，IPA 在允许成员医生保持运营所有权和控制权的前提下，通过集中化医疗管理模式和管控型护理功能，来实现规模经济与协调运作（Shenkin，1995；Grumbach，et al.，1998）。

在团队行医组织下，通过利润分享和患者在组织内部转诊等方式，单个医师的经济行为对医疗组织集体产生影响。医疗组织集体通过医疗服务定价和服务要素决策影响组织内的每个医师。团队行医的各种模式，在分散风险的同时也降低了对每个组织成员的激励强度（Scott & Farrar，2003）。此外，由于这些团队行医模式对医师的约束力度不如雇佣制下的受雇医师那么强，其锁定效应远远小于雇佣制。换言之，与雇佣医院拥有所有受雇医师在受雇期间产生的各类医疗资源不同，团队医疗组织中的医师，较易退出组织进行独自行医，还可能随之带走相应的患者、客户和医疗专利等宝贵资源（Grossman & Hart，1986；MacLeod & Malcomson，1993）。反过来，医疗组织结构下的锁定效应，可以通过设计合理的补偿合约加以缓解（Rogerson，1992）。

不管怎样，医疗组织和科层是医疗经济激励机制发挥功效的小背景，医疗服务支付机制设计镶嵌于复杂的医疗组织结构中，是医疗经济相关研究的发展趋势。在医疗组织提供激励方面，首先体现为独自行医和小团队行医等的模式创新，还体现为给定劳动雇佣制下的具体激励形式创新。作为前面所言的第二层次的激励含义，来自于雇佣制医疗组织和科层结构的非经济激励主要包括声誉及职业生涯、效率工资和晋升等。这三方面是本节重点关注的主题。

二、延期报酬、外部竞争市场与职业生涯

1. 作为激励手段的延期报酬

作为人事管理经济学的重要内容，职业生涯（Work-life）激励理论的核心思想是报酬后置或延期报酬（Delayed Payments or Deferred Compensations）能作为有效的激励手段。构筑职业生涯激励理论的经典论文是 Lazear（1979，1981）。这两篇论文构建的延期报酬模型表达的核心主题是：在长期雇佣关系中，工龄工资制度可以遏制员工的偷懒行为。

职业生涯激励理论的内在机理是：有些医务人员无法在医疗组织内继续晋升，当他们明白这点时，会变得消极怠工；预期到这一点的人事管理

层（比如医院院长）最初就会支付给他们以低于其边际生产率（保留工资）的工资，这两者的差额作为保证金：当被发现偷懒时，偷懒者被开除，损失保证金，通过增加偷懒成本来提高努力工作的积极性。到一定工作年龄阶段后，则支付高于其边际生产率的工资。这样陡峭的年龄—工资曲线起到积极的激励效果。但是与此同时，也使员工到期还不愿意退休，因而必须辅以强制退休制度（Lazear，1979，1981）。

2. 外部竞争市场和内部职业生涯（声誉）

在多次重复代理关系中，来自于内外部的竞争、声誉等隐性激励，能够发挥激励代理人的作用（Kreps，et al.，1982）。在竞争性的职业经理人市场，经理的市场价值取决于其过去的业绩。从长期来看，经理必须对自己的行为负全责。故而，即使没有显性激励合同的约束，经理也会有积极性努力工作，希望以此改进自己在经理市场上的声誉，从而提高未来收入（Fama，1980；Holmstrom，1982a；Meyer & Vickers，1997）。这里，经理的工作质量是其工作努力和能力的信号。表现差的经理难以得到人们对其的良好预期，不仅会降低内部晋升的可能性，还会降低今后被其他企业重用的概率。

不同地，如果经理选择的不是努力水平而是投资水平，出于利用投资水平彰显自身能力的需要，职业经理人对声誉（或职业生涯）的考虑，可能导致投资决策向过量的方向扭曲，不利于实现股东或企业所有人的投资回报最大化诉求。显然，越是年轻的职业经理人，越有过度投资的冲动（Holmstrom & Costa，1986）。这部分地说明了为什么企业（包括医院）的内部投资决策相对集中化。因此，外部竞争压力和内部职业生涯或声誉的考虑，使得职业经理人意识到，偷懒可能有害于其未来事业的发展。进一步地，对声誉和职业生涯的考虑①，还会抑制过去绩效对未来影响的程度。随着声誉的未来贴现减少，其影响力也就随之下降。

Dewatripont、Jewitt 和 Tirole（1999a，1999b）从信息结构比较和在政府代理上的应用，正式构建了职业生涯关注经济学。在通过职业生涯关注（Career Concerns）诱导提供努力的激励方面，外部劳动市场（如职业经理

---

① 经济领域的"59 现象"主要描述一些国企（包括公立医院院长等高级管理层）企业家或优秀职业经理人在退休前一反几十年守法努力工作的作风，为自己大谋私利，吞并国有财产的现象。国企出现的"59 现象"，恰恰表明声誉或职业生涯考虑对即将退休的老经理人的激励效果下降。

人和医师市场）发挥着至关重要的作用（Scott & Farrar，2003）。在当前雇佣合同下的员工（如医院组织的职业经理人和医院医师）的表现，提高了未来雇主对其能力和努力程度的预期时，外部劳动市场就发挥如此作用（Fama，1980）。这样就在缺乏基于绩效的显性经济激励合约的情况下，成功地达到了诱导员工努力工作的目的（Holmstrom，1982a；Meyer & Vickers，1997）。

这里需要特别强调的是声誉机制扮演的角色：如果雇佣员工的当期绩效（表现）能影响劳动市场对其能力和工作态度的事前信念，进而影响该员工今后再就业的工资回报，那么外部劳动市场就间接地向医疗组织内部员工提供了很好的激励。

3. 职业生涯激励的缺陷分析

必须注意的是，来自职业生涯考量的非经济激励机制同样不完美。这种不完美性主要体现为两点：

第一点是职业生涯所带来的激励效果，只来自于职业声誉的形成过程当中，在声誉形成后就不起作用了。换言之，尽管外部合约的可选项在诱导努力方面很重要，但是一旦员工已经确立了工作积极努力的良好声誉，这种激励随着时间的推移会慢慢失去效力，员工的努力水平会逐步下降（Gibbons & Murphy，2004）。这时，就需要采纳随着工作时间的递增而更加明晰化或显性化的绩效激励合约（经济激励合约）。进一步地，当期绩效要愈加紧密地用于对工作年限较短的员工的奖惩，而不是用于奖惩工作年限长的员工。

第二点是职业关注还可能诱导行为者太重视短期利益和短视行为（Scott & Farrar，2003）。

三、效率工资及其解释

在医疗劳动雇佣制这个大制度下，还可以采用某种货币或非货币的激励手段来诱导雇佣服务者加大工作努力水平等。这里所指的货币手段主要是雇佣者对被雇用的医疗服务者所采用的效率工资制度。非货币手段主要强调职位和岗位晋升的激励，我们将在下文中重点关注。

效率工资假定（Efficiency Wage Hypothesis）的核心是刻画员工生产力取决于工资水平的规律。效率工资是指实际支付工资超出其边际贡献的工资额。这个规律最早可追溯至马歇尔经典教材《经济学原理》，最初将其归因为营养方面的效应（Leibenstein，1957）。

1. 延期报酬

其实，前文提到的延期报酬方面的文献，也暗含着效率工资机制的思想。研究延期报酬的人事管理经济学家 Lazear（1979，1981，1999）认为，由于员工在职业早期通过接收低于其边际产品价值的工资来换取工作机会，劳动市场能出清，失业结果不太可能发生。在基于延期报酬的年龄——收入曲线上，员工在竞争当中能预期到最终结果，劳动市场就能有效运作。导致失业的主因是工资中的刚性部分，而非激励部分。对于工资比边际产品增长更快的事实，延期报酬模型比一般的人力资本投资理论给出了更强的理论解释。依据人力资本投资理论，如果培训、教育等人力资本投资是通用性的，经验——产量曲线的倾斜度将与经验——收入曲线一样；如果这些人力资本投资是专用性的，经验——收入曲线应当比经验——产量曲线平坦。可见，人力资本理论未能有力地解释，为什么员工的工资要比边际产品增长更快。

需要指出的是，经验——收入曲线比经验——产量曲线陡峭的思想并不意味着人力资本投资不重要，其实较大的工作任期系数说明在职培训非常重要（Lazear，1999）。

2. 规避道德风险的考虑

与此同时，还有些学者尤其是信息经济学者（如 Akerlof、Stiglitz 等），通过失业状态下的均衡研究效率工资模式[1][2]，从而偏离 Lazear 的分析道路（Akerlof，1984；Shapiro & Stiglitz，1984）。作为一种隐性激励机制，效率工资背后的机理存在（经济的和非经济的）多方面的解释，每个方面又有不同侧重。

第一方面侧重关注效率工资应规避因内生信息不对称出现的道德风险或隐藏行为问题，诱导人们更努力工作。该方面最常见的解释是以经济学

---

[1] Gintis（1976）和 Akerlof（1982，1984）先后提出正当性或礼物交换模型后，对此 Fehr、Kirchler 和 Gachter（1998），Fehr 和 Gachter（1998）通过实验模拟劳动市场雇主—雇员关系得到实验验证。Fehr、Kirchsteiger 和 Riedl（1993）经研究也得到类似的结果。

[2] 效率工资假定主要用于研究宏观经济学和劳动经济学均非常关注的劳动失业问题。同时也有学者将之用于分析信贷市场中的信贷配给问题（Stiglitz & Weiss，1981；Keeton，1979）。劳动失业和信贷配给的本质都是一样的：在任何信息不完全的市场，需求不等于供给是均衡状态的主要特征。

为视角的。工资制定者有意向代理人支付超出其实际产出贡献的工资额，能变相抬高代理人失去工作岗位的机会成本，诱导代理人在追求自利过程中，也实现工资制定者有效努力水平的初衷（Yellen，1984；Shapiro & Stiglitz，1984；Malcolmson，1999）。

第二方面和第三方面解释则是非经济视角。第二方面解释认为，效率工资与其说是通过抬高失业的机会成本来迫使员工努力工作，还不如说让员工感觉受到公平的对待或受到足够的重视，从而主动改变工作态度，具有更强的主人翁精神和主体意识。第三方面解释则认为，由于雇主和员工之间存在一种礼物互换的隐性关系，给予员工额外的高工资，会让持有"无功不受禄"心理的员工加倍努力工作，回报企业的厚恩（Gintis，1976；Akerlof，1982，1984；Gintis，2009，Ch. 3）。这种礼物互换的隐性关系背后的行为博弈基础是，在人们走出社会困境现象时存在一种行为强对等性：人们带着（利他）合作倾向出现在社会困境中，通过维持或提升其合作水平来回报他人的合作，并且通过惩罚"违规者"来回击其非合作行为，即便自己要为此承担代价，或将来也未必能从现在的利他惩罚之中得到好处。具有强对等性的人是个有条件的合作者，往往采取"礼尚往来"的作风（Gintis，2009）。直观地看，规制者希望代理人的工作努力水平和效率，随着自己付给他的工资水平增长而递增。

与即期性的效率工资对应的是，以交纳隐性保证金为特征的延期补偿支付（Deferred Compensation）。通过让刚入职的年轻员工的工资支付远低于其边际贡献，而对工龄较长的年老员工的工资支付超过边际贡献的做法，用在无法观察和验证员工行为的道德风险情况下开除偷懒员工并没收今后的保证金的方式，规避员工的偷懒行为（坎贝尔，2013）。在劳动年限内实施延期支付制，使得员工工资增速快于其对组织集体的实际贡献（Lazear，1979）。这种现实中常见的经验现象可能源于鼓励员工长期留职，从而降低转换成本和提高跳槽到其他岗位和组织的成本。也可能因为员工偏好于在整个劳动存续期间合理分配工资水平。更常见的解释是，给予老员工额外的经济租金，不仅让其更加努力工作，还诱使年轻员工加大留在本单位足够长时间以获取这些租金的信念。这时，适当降低年轻员工的回报，也能让他们保持足够的工作积极性（Akerlof & Katz，1989）。

显然，支付补偿不必然与实际生产力或贡献相关，延期补偿制度更可能在实际贡献难以测度的企业内部使用。延期支付的激励还可用于解释不参照实际贡献而给予工龄工资、晋升、招聘和留职的决策之重要。

3. 规避逆向选择

前面几种解释说明，效率工资手段是委托人应对事后信息不对称（或道德风险）问题的一种常用手段（Akerlof & Yellen，1986）。其实，效率工资手段也是委托人应对事前信息不对称（或逆向选择）问题的一种有力手段。也就是说，高工资不仅能促使已在工作岗位的员工努力，还能吸引高能力的劳动力，避免对潜在高能力员工的逆向选择问题。这便是采用效率工资的第二方面的理论解释。

有关实施效率工资的影响效应和原因的各类结论和解释很不一致（Prendergast，1999）。比如，如果员工转换为雇主的转换成本很高，给予雇佣员工更高的效率工资，能降低员工改换身份力图自己当老板的动机，而不能增加员工的工作努力水平（Malcolmson，1999）。员工工资超出市场出清水平，还能解释为，员工具有某种不可观察的高能力，或该员工所位于的工作岗位具有某种不可观察的特征。

在效率工资思维下，可置信的解雇威胁也能提供努力激励：如果某员工的努力水平低于最低努力标准，他将被解雇。雇主通过控制最低努力标准来鞭策员工积极工作。当然，鉴于员工之间的异质性，"一刀切"式的最低标准显然无效率。因为，这样会致使低能力员工的工作强度超过其相应的最优水平，而高能力者的努力强度低于最优水平现象并存（Lazear，2000a）。解雇威胁对英国 NHS 系统内的医院高管同样有效力：相对其他公共部门雇员，医院信托机构的高级管理人员被"炒鱿鱼"的概率更高，或职业安全感更低。这可视为是规范身居高层的职业管理者行为的有力手段（Scott & Farrar，2003）。为了吸引高能力的职业管理人，给予其高待遇以体现其在职业经理市场中的真实价值是很有必要的。然而总体看来，在NHS 医院内的核心管理层的待遇水平，普遍要低于私有医院给予的待遇水平（News Focus，2001）。

四、锦标赛与晋升激励

由于信息不对称是社会经济常态，在设计激励机制时，尽量获取更多更好的信息，往往是合理和有利的。在医疗服务者行医方式是雇佣制的大前提下，要让医疗服务者更加努力，不仅要用效率工资之类的货币经济激励，还要倡导相互竞争的锦标制度，尤其是锦标竞赛更高职位的晋升激励（Promotion Incentives）。晋升激励不仅能替代经济激励，有时还能达到经济激励无法达到的目的，与经济激励形成很好的补充。在医院雇佣制这样的医疗组织和行医模式下尤其如此。在科层组织中，工资级别常与职位级别挂钩。员工货币收入的平均增长的大部分，能追溯于其职位晋升而非在特定部门服务的年限①。职位级别间的收入差别，相对于同职位级别内的收入差别要更为重要。而且，更高的职位或排名不仅意味着更多的货币待遇，更伴随着更大的话语权、影响力和声誉。

1. 晋升激励：内涵、功能和比较

在人事管理经济学中，Lazear 和 Rosen（1981）最早关注了企业人事职务晋升中的锦标赛制（Rank-Order Tournaments）。锦标赛制度背后的博弈的基本时序为：阶段 0，自然独立地从相同分布中随意确定随机状态，委托人和代理人们都不知道状态的实现值，只知道其分布为共同知识；阶段 1，委托人确定所有可能结果下的奖励情况，并承诺完全依行动的结果次序颁发奖励；阶段 2，代理人们在不知道其他代理人决策的情况下选择自己的最佳努力水平；阶段 3，委托人在观测到行动结果后，得到收益并支付奖金，博弈结束。显然，锦标赛下的博弈属于不完全信息贝叶斯博弈，也算是一个单委托人和多代理人的道德风险问题。

锦标赛制是相对业绩比较（Relevant Performance Evaluation，RPE）的一种经典形式。相对业绩比较理论，始于 Holmstrom（1982b）以及 Holmstrom 和 Milgrom（1987）。在相对业绩比较下，雇用员工（尤其是高级管理层）的最优薪酬合约，基于同行业、同市场内面临相同成本和需求冲击的其他企业情况来确定。以这些企业面临冲击时的业绩，作为本企业员工面临的不可控因素的参考信息。换言之，薪酬制定以同类可比企业的相对业绩而非绝对业绩为基础（Holmstrom，1982b；Holmstrom & Milgrom，1987）。对应地，在锦标赛制度下，每个代理人的所得只依赖于其在所有代理人中的排名，与其绝对表现无直接关联（Nalebuff & Stiglitz，1983；Mookherjee，1984）。

---

① 在当前李克强总理主导的机关事业单位和公务员薪酬制度改革中，结合养老保险改革，调整机关事业单位人员和公务员的基本工资标准。为了提高基本工资所占比重，将部分津贴补贴或绩效工资纳入基本工资，并增加级别工资。

Hirshleifer 和 Riley（1992，Ch. 10）以及 Lazear（1995）基于 Lazear-Rosen（1981）模型的代理人风险中性和外生随机因素可加性假定，得到类似的结论。这三篇文献都认为，当（绝对）绩效（产出）指标受到很强的可加性外生随机因素的影响时，难以衡量代理人努力水平或技术能力，并且委托人还可能在绩效好时有意单独违约的情况下，在组织内部针对面临共同（或类似）外生性环境的多名风险中性代理人（此处特指组织员工），采用相对业绩比较可能获取额外的信息或者诱导员工更努力，以改善委托人的目标函数值。

Nalebuff 和 Stiglitz（1983）则将 Lazear-Rosen（1981）模型的生产函数外生随机因素可加性假定拓展为可乘性，让代理人个人努力的边际产出受制于随机因素。基于这个可乘性假定能得到一些不同的结论。比如，锦标赛能在环境改变中保持固定的激励，此点优于其他形式的最优合约。尽管在代理人风险中性时，锦标赛制度能向代理人提供足够的行为激励，让其实现最优努力水平，但是在代理人风险中性情况下，基于绝对绩效结果的合同制（比如特许制合同），同样是激励相容的和有效率的。既然特许制和锦标赛在风险中性情况下都是最优的，则没有必要采用锦标赛。在代理人风险规避的情况下，如果外生干扰因素是随机独立的，合同制也能实现最优的预期结果，并且帕累托—优于锦标赛（Green & Stokey，1983；Malcomsom，1986）。进一步地，当代理人风险规避且与外生干扰相关时，锦标赛或许能扮演合同制的替代者的角色，实现最优的预期效用。

由于组织内员工的技能水平和各层次岗位的能力要求均存在差异，锦标赛式晋升的最初原则是"任人唯贤"[1]，即将各具能力的员工匹配到对等岗位。后来，其原则拓展至"论功行赏"，即奖励过去的表现，把表现好的员工提拔至更高一级的岗位。换言之，锦标赛式晋升的功能，不局限于匹配和信息甄别，还拓展至激励员工努力上。由于在现有岗位表现优良的员工，不一定意味着在更高的岗位同样表现优秀，"论功行赏"式晋升可能导致管理学中的"彼得原理"（Peter Principle）描述的问题：在任何层级组织中，每个员工都将晋升到他不能胜任的阶层（Fairburn & Malcomson，2001；Lazear，2004）。鉴于"任人唯贤"式和"论功行赏"式

---

[1] 张维迎在其专著《博弈与社会》（2012）中，针对晋升制度的信息甄别和激励两种功能，分别用成语"任人唯贤"和"论功行赏"形象而恰当地加以概括。这里借用此法。

晋升的内在矛盾，可以实施激励多元化来克服。

锦标赛式晋升激励与职业生涯激励存在异同点。在共同点方面，与既定晋升制度相联系的职业工资增长幅度，会影响位于该工作等级之下的员工的工作积极性。只要晋升的结果尚未明晰，员工就有动力为获取晋升而努力工作，从而获得好的职业生涯前景。故而，组织通过晋升激励员工，与职业生涯激励嵌套在一起，均有积极作用。锦标赛与职业生涯激励可同时用于同一企业，但是其差异性主要体现为两点：首先，与锦标赛制强调个体之间的相关比较不同，职业生涯激励不依赖于人与人之间的任何形式的比较。其次，与锦标赛集中于与晋升相联系的报酬变动不同，职业生涯激励强调收入增长超过产量增长的激励效应。

锦标赛式晋升激励的提出，基于员工的报酬水平随着职位晋升而阶梯式跳跃的事实（Rosen，1986）。这一事实是职业生涯激励和人力资本理论均无法解释的：无论职业生涯激励还是人力资本理论，都不意味着离散的薪资变动，除非学习过程是间断的。人力资本理论的背后逻辑是工资平滑增长，而职业生涯激励理论也无合理理由让薪酬在非退休日期里间断变动。由于晋升向外部传递该员工有较高价值的信号的作用，刚经历升迁的员工离职的概率并不一定低于那些未被升迁的员工（Waldman，1984）。具体地，如果该员工的所有人力资本是通用性的，员工在企业内部和外部的价值一样，给予特定员工晋升机会的企业组织，同样愿意向其提供外部竞争企业所保证提供的报酬，晋升与离职不存在必然的联系。如果人力资本是专用性的，晋升这个事实本身就传递了该员工更适合留在当前企业的信号，此时晋升与离职可能负相关（Lazear，1986）。

2.晋升激励：简要评述

有不少学者探讨或检验了锦标赛制或晋升激励理论，发现晋升激励在解释企业内员工的工资增长方面非常重要（Lazear，1999）。

锦标赛式晋升激励的基本原理是：在由多个相互竞争的代理人组成的组织内部，通过比较相对绩效，剔除相关的（尤其是共同的）随机性因素对绩效评估的干扰，增加测度和评估隐藏在可观测性绩效背后的能力和努力水平的准确性，降低风险成本和强化激励机制，以实现匹配与甄别员工能力和激励员工更加努力的作用（Lazear & Rosen，1981；Nalebuff & Stiglitz，1983；Mookherjee，1984）。

可见，与基于绝对绩效评估的经济激励机制相比，基于相对业绩比较的晋升激励的第一个优势就是，通过剔除相关的随机性因素干扰，增加绩效评估的准确性，将信息不对称所带来的信息租金尽量降到最低。当然，根据充足统计量结果，如果代理人的业绩不受共同的不确定性因素的影响，代理人之间的相互竞争并不能增加有关每个人努力水平的信息量，只能使每个人面临更大的不确定性，锦标赛此时肯定劣于每个代理人所得只依赖于其自己的绝对业绩的合约。晋升激励优于基于绝对绩效评估的经济激励机制的另一个理由是，晋升机制能避免具有信息优势的委托人问题（Malcomson，1984）：委托人凭借绩效评估过程所带来的信息优势或者绩效信息无法验证性，单方面违约或者要求修订事前达成的奖励合约，尤其是当绝对绩效评估结果很好时；预期到此点的代理人将降低努力水平，最终影响整个经济效率（Fudenberg & Tirole，1991）。在锦标赛式晋升制下，奖金事先设定，事后难以改变，同时奖金是确定性付出，只是奖金的最终归属（或分配）不确定。

晋升激励的效果与组织的特点相关。职务晋升激励常用于"有着多层级水平的大型组织内，而不是一些只有很少层级的小组织里"（Milgrom & Roberts，1992；Besanko，et al.，2012），在成长型组织内也很流行（Jensen，1986）。只有大组织和成长型组织才能满足晋升所要求的足量职位数。另外，晋升激励的效果还与组织内员工晋升的可能性有关。对于那些已被拒绝过晋升的和那些未来晋升潜力较差的员工而言，晋升激励较小；对于那些明显达不到晋升激励标准或者难以令人信服地在晋升竞赛中胜出的员工而言缺乏激励。此外，晋升与货币激励相比灵活性较差。尽管晋升制度基于充足统计量结果进行相对绩效比较来改进激励机制和减少代理成本，但是该机制不完美，也有适用范围。比如，与其他激励机制（尤其是显性激励）类似，在晋升激励机制下，同样存在让代理人的激励扭曲，过于重视被直接激励的维度方面的努力付出，而忽视那些有利于整体利益而未得到直接激励的维度的普遍性缺陷。

更关键的是，晋升激励机制还存在至少四个方面的特有缺陷，使晋升激励的功效受到较大的抑制：

第一，除非代理人们所面临的不确定性因素之间完全相关，或者代理人的业绩只能用序数度量，否则基于业绩排序的锦标赛式晋升制，并不能使得被观察变量包含的信息量得到充分的利用。因为，当代理人面临的不确定性因素不完全相关，或者业绩不适合用序数度量的情况下，单纯的业绩排序并非充足统计量，将相对排名和绝对业绩结合使用，能进一步改进委托人的目标诉求（Holmstrom，1982b）。

第二，基于相对业绩比较的锦标赛式晋升制，在动态情形下，不一定能够实现改进激励机制和降低代理成本的目的。也就是说，锦标赛理论在动态模型环境下的功效是不确定的。如果所观测到的其他同期绩效信息能降低委托人对该代理人所面对的外生冲击因素的随机性程度，从而能更准确地评估他的能力和努力水平，那么通过诱导代理人在现期更努力工作，从而对现期绩效产生影响，外界对自身能力和努力的积极判断的声誉效应，就能实现静态的晋升模型中相对绩效比较所达到的效应（Meyer & Vickers，1997）。

第三，在晋升激励机制下，员工们能通过相互串谋，协调好均只付出较少的努力，然后在竞赛结果明晰前，以某种方式瓜分奖品。员工串谋的前提是员工间实力相当，且人数相对较少。如果员工之间存在悬殊的实力差异，或者人数众多，就难以形成串谋或者串谋不稳定。此时，按照实力层级分化出多个串谋小团体是有可能的。合谋使得委托人的激励机制失去作用，相对业绩比较中必须考虑防止合谋[1]（Collusion-proof）设计问题（Ishiguro Shingo，2004）。

第四，由于员工之间的竞争博弈某种程度上类似于零和博弈，竞争程度非常强，难免有员工会以某种不利于生产率提高的方式进行竞争，甚至可能故意搞破坏，挖对方墙脚，以便提高自己的相对绩效（Lazear，1989，1995，1999）。其实，任何基于相互比较来支付工资、福利或其他津贴的举措，都会让员工存在某种不合作甚至相互损害的动机。在任何时候，让报酬的各组成部分相互联系，尤其是使竞赛胜利者和失败者之间的报酬差额巨大，都将导致竞争而非合作的工作环境。在这种情况下，增进员工间合作的一种方式就是采取旨在缩小胜负者之间的报酬差距的紧缩性报酬结构（Pay Compression）（Lazear，1989）。依据产量进行报酬压缩的做法，确实严重地影响团队工作中的个体行为反应（Lazear，1999）。

---

[1] 在非合作博弈框架下研究组织内合谋问题的经典文献是 Tirole（1986，1992）、Laffont 和 Martimort（1998，2000，2002）。其中，前一作者的两篇文献基于对称信息环境分析合谋问题；而后两位作者合作的三篇文献则基于非对称信息环境研究合谋问题。

3. 英国 NHS 体系内的晋升激励

在英国 NHS 体系内的医院部门里，医师、护士、管理者和其余员工基本领取与岗位层级、晋升和奖金计划共同决定的固定薪水。对晋升的期盼是比基于绩效支付（P4P）更一般地提供行动激励的方式（Prendergast, 1999）。期盼晋升的最终目的是希望通过晋升获取背后的经济或非经济利益。与其相对应的理论模型是刻画一群行为者竞争获取固定种类和数量的奖金的锦标赛（Tournament）理论（Lazear & Rosen, 1981）。在该理论里，每个竞争者依据与其他对手或既定标准的比较结果获取相应量的奖励（Prize），比如晋升或奖金等。以体育竞赛为例，验证了激励确实重要，更进一步核实锦标赛制中的奖励额度越大，竞争者越努力的论断（Prendergast, 1999）。在只有一个奖励时，要激励有效率的行为，奖励额度要随着竞争数而递增；当存在竞争者有更高的获胜概率的有偏锦标赛下，在竞争过程中暂时落后的竞争可能会因失去信心而有意减少努力和采取违规的机会主义行为（Scott & Farrar, 2003）。由于锦标赛是竞争性的，竞争者之间不太可能互相帮助，尤其是在晋升阶层间的工资差异较大的强激励情况下。为此，在医疗合作非常关键时，组织必须提供更复杂精细的工资结构。这也部分解释了团队行医和公共部门中工资结构往往复杂精细的原因（Lazear, 2000a）。

从动态视角研究医疗服务者在医疗组织科层中的晋升过程，会衍生出一些新问题，尤其是晋升回报问题。晋升所带来的回报随着所晋升到的科层层级而递增的凸性工资结构，就是有关医疗部门晋升的理论和实证研究过程中关注的问题之一。工资结构的斜率可用收入效应加以解释：相比于低岗位中的低工资支付医师，诱导已获高工资的医师加倍努力需要花费更多的货币代价。由于更高层级的岗位往往也需要更多的努力付出，努力的边际回报与层级正相关也许是合理的。

同时，凸性工资制给予身居高层级岗位的老员工以额外回报的做法，还能向所有员工提供某种加倍努力和不跳槽的经济激励（Rosen, 1986）。晋升带来的回报部分体现为提高了在将来进一步晋升的概率，这与职业生涯考虑有关。从这个角度思考，可能出现快速通道晋升问题、晋升率与工资增长的序列相关问题，以及晋升与退出的相关性问题等（Baker, et al., 1994b; Gibbons, 1997）。如果想提高组织的整体努力水平，将工资增幅与组织的团队努力或员工的个体努力挂钩很重要。

在医疗市场，晋升激励还可体现为，用固定工资支付水平的差异刻画雇佣制下的工资支付范围的层级，或通过竞争来进行奖金和晋升确定。英国 NHS 顾问岗位可视为一种"奖励"，成功获得该岗位，不仅意味着更高的支付补偿，还意味着能通过额外奖励方式获取进一步奖金的机会和在私有医疗部门工作的机会，更意味着极大的非金钱方面的奖励，比如声誉、地位、临床责任和自主。这些对地位和资历较浅的医师产生了极强的努力动力，这些医师的工作时间往往更长也说明了这一点。改变对 NHS 顾问岗位的雇佣合同，应该能诱导改变资历较浅者的努力水平，影响程度取决于合同改变的方式和程度（Scott & Farrar，2003）。

　　锦标赛理论揭示出，竞争惨烈的晋升激励往往导致医院医师之间的团队工作和合作的意愿锐减。这种现象在晋升层级间的经济回报分布广阔的情况下非常明显，在资历较浅的英国医师和 NHS 顾问式医师之间尤其如此。某些有着独特的工作（或职业）—休闲偏好的医院医师会偏向于追求位于中层的永续性技术岗位（Staff Grade），而不想付出惨烈的代价追求 NHS 顾问式医师的岗位。这群医师通常是无能力成为顾问式医师的落选医师，或者由于不喜好成为顾问式医师而提前退出竞争的安于现状式医师。显然，独自行医的家庭医师或全科医师（GP）不受这类晋升激励和职业岗位结构的刺激，但是来自这方面的努力激励缺乏会被个体行医下的剩余索取权所带来的努力激励所抵消甚至超过。

　　锦标赛制也适用于英国医院部门。在那里，绩效名列前茅的医院能获得相应的回报，比如有权参与分配绩效基金的资格所带来的经济回报，以及被授予更大的行医自主权所体现的非经济回报。鉴于英国医疗组织的剩余权和产权不明晰，这些经济回报并不与医院管理层的所得挂钩，而是与参与支配医院医疗资源的权力挂钩。

第三节　外生的非经济激励：网络性医疗组织

　　对医保患者选择医疗服务者的行为完全不加任何限制的医保付费和服务支付方式，在现实中越来越少见，或者本身就非常少见。典型的医疗健康支付系统都会让医疗服务供给者承担相当部分的医疗经济风险，以及对购买医保的潜在患者在患病时的择医自主权加以限制。

作为第二层次激励形式的外生非经济激励机制，主要来自于通过具有约束力的合约构建的网络性医疗组织。网络性医疗组织的显著特征主要包括以监督和管控为特征的医疗操作审查（Utilization Review，UR）和选择性合约（Selective Contracting）。尽管选择性合约可能在医疗服务供给者之间签订，但是操作审查和选择性合约主要还是发生在服务者—医保方的互动关系链条中，形成由医保方主导的网络性医疗组织，或者是医疗服务者自身主导的网络性医疗组织。这两个手段同时采用，相互促进，均是管控式医疗（Managed Care）计划的主要特征。这两种管控手段直接影响着医疗服务者所能接受的患者数量。

换言之，管控式医疗可视为是通过限制医疗服务者操纵服务提供的自由裁量权，来管控医患关系间的代理问题（Baumgardner，1991）。管控式医疗的一个重要特征是，经济风险不仅通过免赔额（Deductibles）、共担率（Co-payments）和终生限额（Lifetime Payout Limits）等形式，由患者和医保方共担，还能通过包干和写有每个病例固定报酬额的协议等方式，让医保方和医疗服务供给者分担（Johnson-Lans，2010）。对于已购买医保的消费者而言，一旦选择了一个健康支付系统，就意味着选择了医保保障覆盖面和根据合约所确定的医疗服务提供者的范围。其实，也能将其看作一种外生给定的医疗资源配置规则（Keeler，et al.，1998；Frank，et al.，2000）。

一、操作审查和选择性合约：界定与分类

操作审查制度的目的在于，监督行医规范性，对不必要和不合理的服务项目与服务流程进行直接监控（McGuire，2000a）。比如，要求遵守行医指南和临床路径，重视对重症患者（尤其是严重慢性病患者）就医的管理协调。理论上，操作审查可视为，选择性合约下的医疗组织对组织内服务者经济行为的监控。换言之，操作审查可弱化为选择性合约的实例或特殊的监控形式。故而，在此重点关注选择性合约。

1. 买方医疗组织

旨在间接监督和管控的选择性合约，主要指医保方（或政府）发起而由医疗服务者（如医院、医生等）自愿签约加入组成的管控式医疗组织

（Manged Care Organization，MCO），比如健康维持组织（HMO）、特惠提供者组织（PPO）、混合型服务点组织（Point of Service Plan，POS）等（Hoy et al.，1991；Cutler & Zeckhauser，2000；Getzen & Allen，2007；Ho，2009；赵强，2010；Lans，2010）。

HMO 的代表是美国加州 Kaiser Permanente 和 Mullikin Medical Center。在 HMO 下，对患者和医师的管控程度相当高，患者所需交纳的医保费和自付比例较小。HMO 提供一体化的健康服务，要求组织内患者只能使用组织签约的医疗服务者（In-Network Providers）。同时，初级服务医师（Primary Care Physician，PCP）作为守门人（Gatekeepers），在必要时将患者转诊至合适的专科服务医师处（Lans，2010）。

作为近年美国管控式医疗最常见的形式，PPO 的管控较轻，保费和自付比例较大。PPO 给选择签约服务者的患者更高的保障，而给予非签约服务者就诊的签约患者更低的保障。PPO 像传统保障合同（Indemnity Contract）一样，都是管控最弱的：医保患者去网络外医院（Out-of-network Hospital）就诊无须转诊许可（即 PCP 无须扮演守门人的角色）。但是这种情况将受到一定惩罚，比如免付额或自付比会提高。显然，PPO 是 HMO 和保障合同的结合体（Lans，2010）。POS 计划保障患者可以去网络外医院就诊，但需 PCP 的转诊许可才行。

这类选择性的网络型激励合约由支付方驱动服务者相互之间展开竞争，属于买方组织（Buyer Group），利用来自于医保机构的医疗服务买方垄断来获利（Wolaver，2010）。鉴于医疗服务市场的垄断竞争，在某些特定服务项目上甚至是寡头垄断特性，医疗市场效率远没有达到竞争性结果。在买方群体之间达成合谋协议或组团，能在某种程度上削弱（甚至消除）医疗市场无效率的程度（Mathewson & Winter，1997）。这就是在医疗市场引入选择性合约的效率理由。医保机构代表已购医保的潜在患者，向加入买方组织的医师群体购买规定范围内的医疗服务。医师按合约"被保证"拥有向批量医保患者提供相应服务的专有权，并得到由最大价格线所限定的收益。如果医师总数较多，卖方组织的主导者——大型医保机构，愿意适当地控制加入合约的医师数，通过让总有不少医师未能入会的做法，来获取有益的折扣价格。可见，医保机构的存在，为潜在患者提供了一个进行低成本地集体协商的机制（Church & Ware，2000，p.375）。

组建买方组织的其他目的还有，试图通过甄别与选择医生、保障项目管控等举措，以协调服务购买和服务提供两项功能，最终使得医疗成本得到有效管控（Shortell，et al.，1994）。其极端形式是，通过兼并、重组和业务拓展等手段，实现医疗服务购买（医保方）与医疗服务供给（医疗服务者）的一体化，无缝衔接服务购买和服务提供两项功能（Shortell，et al.，1994；Cutler & Zeckhauser，2000）。这时，网络型医疗组织演变为具有严格雇佣和隶属关系的科层组织。英国撒切尔政府由20世纪90年代初发起的全民健康服务和普遍医疗改革，极力倡导医疗服务购买和服务供给的分离（LeGrand，1999；Cutler，2002）。但是，目前医保和医院（或/和医师）的纵向一体化俨然成为一种发展趋势（Robinson & Casalino，1996）。

　　美国医疗系统高度依赖商业保险。作为医疗服务的购买者的医疗保险机构，除了组建买方组织之外，还极力通过并购重组来壮大自己。自奥巴马新医改获得最高法院支持后，传出美国五人商业保险巨头 UnitcdHealth、Aetna、Cigna、Humana 和 Anthem 之间正在展开一场并购大战，希望以此应对医疗集团并购所致的谈判影响力提升，以及奥巴马政府强制封顶商业医保公司的利润率的新政策。

　　2. 卖方医疗组织

　　为了进行自我营销或加强自身群体的谈判能力，医疗服务者也有激励发起组建自己的医疗服务者网络组织（Provider-Formed Networks）（Leffler，1983；Pauly，1988b；Haas-Wilson & Gaynor，1998）。这类卖方组织（Seller Group）的一个典型代表是美国马里科帕医疗服务基金会（Maricopa Foundation for Medical Care）（Church & Ware，2000，p. 375）。这个基金会试图取代医保计划的作用。该组织通过多数原则投票和协商确定所有成员医师行医的最高服务价，并力邀医保机构和雇主以这个最高价为其顾客购买医疗服务。医师可每年一度地自主决定加入或退出基金会。入会医师可接收任何患者，但是一旦入会了，向购买了基金会计划的患者所收的价格不能超过所规定的最高价。截止到2000年该组织预计拥有大约1750名医生成员，约占马里科帕郡所有医生的70%（Mathewson & Winter，1997）。

　　这类网络组织是选择性合约的另一种，其常见表现方式是横向的医院集团与医师组织、纵向的医疗服务共同体或联盟（简称医联体）以及医药生产商联盟组织。这些网络组织，尤其是医疗服务供给方纵向一体化是对管控式医疗的一种策略性反应（Shortell，et al.，1994）。此外，在理论上，医联体能通过克服医疗服务提供中的碎片化，实现规模效应，降低医疗成本和提高服务质量（Summer，2010）。

　　显然，选择性合约无论增加医保方还是服务者的市场势力，都可能诱使占有优势的一方滥用市场势力或策略性地进行不正当竞争（Leffler，1983；Greaney & Sindelar，1987），导致医疗市场福利损失（Pauly，1988b）。理论上，如果由医保方主导的网络组织得以构建和有效运行，新增由医疗服务者自己主导的网络组织并不能颠覆医保方的买方垄断优势。哪怕服务者组建的网络组织是某服务（如特定药物提供）的完全垄断买方，医保方的买方垄断地位和患者的需求反应会共同作用，维持医保方在与该服务的供给方组织讨价还价过程中的优势地位。

　　某种程度上，服务者的联合确实削弱了需求方在讨价还价上的优势程度（McGuire，2012；Morton & Kyle，2012）。在美国，管控式医保机构能很大程度地将其入保网络的成员医院限定在特定子网络内。Ho（2009）基于美国相关数据发现，所观察到医院和医保机构的选择性合约中约有63%由利润最大化所驱动。那些无须与医保机构签订合约就能保证患者客源的医院（比如本身就很受患者欢迎的医院和受到服务容量限制的医院），有动力索取很高的医疗服务价格，以至于并非所有医保机构都能接受这样高的价格。

　　同时，尤其是那些无法保证客源的医院，都可能私下组建由医疗服务供给者主导的医院网络系统（卖方医院组织），来增加与处于强势地位的医保机构的讨价还价能力，甚至对排斥其成员的医保计划施加强有力的惩罚。Ho（2009）发现，相对于不受容量限制又未加入任何卖方网络的医院被认定获得零利润而言，加入卖方网络的医院能额外争取到约19%的利润好处。预期将受容量限制的医院能在与医保机构共建的利润蛋糕中争取到约14%的好处。容量限制所带来的高利润，意味着医院或多或少有让容量投资不足的激励。更核心的是，正如Ho（2009）所言，卖方组织的组建能为医疗服务供给者争取到不少利益，但是主要利益还是被医保机构所把持着。

二、选择性合约的合理性：理论与实证

　　在信息经济学、机制设计以及产业组织理论和实证工具的帮助下，对选择性合约进行的合理性的理论和实证研究，成果斐然。

理论上，医保主导的选择性合约给予医疗服务者的价格，满足简单的讨价还价模型预测。这样的合约能代表患者与服务者进行讨价还价，获取价格折扣，还能向患者保证纳入组织内的服务者及其服务方式的高质量和高要求（Robinson，1993；Shortell，et al.，1994；McGuire，2012）。因为，只要医疗服务者的行医绩效可观察（并不必可合约化），医保方就能通过将治疗服务数量（或质量）目标纳入合约条款的做法，让极力希望获得医保合约资格的服务者臣服。对于已经加入组织的医疗服务者，医保计划能通过威胁将剥夺其客户（患者）资源，甚至是组织成员身份之类的极端做法，获取足够优惠的服务折扣价（Duggan & Morton，2010），缓解服务者的道德风险行为（McGuire，2000a；Rosenthal，et al.，2009）。

同样地，有关选择性合约功效的实证文献倾向于认为，选择性合约（MCO 组织）的影响是积极有效的。对像美国加州等大城市内的医院组成的 MCO 组织的早期实证研究显示，MCO 不仅成功地获得了服务折扣，折扣程度还随医院市场竞争的激烈程度而呈现正相关（Melnick，et al.，1992；Melnick & Zwanziger，1988）。MCO 组织的规模和医保方引导患者远离医院的能力，均有助于医保方在与医院的讨价还价中，获得更优惠的采购折扣价（Wu，2009）。

再如，探究保障美国马萨诸塞州政府雇员的医保计划所实施的选择性合约效果的实证文献发现，马萨诸塞州的 MCO 组织不仅成功地降低了组织成员医院的心脏病治疗服务价格（Cutler，et al.，2000），还降低了医院的院内精神护理的服务数量（Ma & McGuire，1998）。在对美国联邦医保保障的患者所用药物进行补贴性保障政策下，老年人常用的被保障药物的价格增幅，要低于其余非保障药物。这种现象也许可以归功于 MCO 组织强大的能力，通过控制选择性合约来降低药物价格（Duggan & Morton，2010）。为了得到加入组织所带来的充足客户资源或类似的承诺，单个医疗服务者往往只能顺从医保方的苛刻条款（McGuire，2012）。医保方做出这种承诺的能力，来自于其通过影响需求侧（特指患者）的成本分担水平，进而影响患者就医行为的能力。这说明医保方与服务者间的谈判能力与医保覆盖面和保障水平密切相关（McGuire，2012）。

三、选择性合约：理论影响、缺陷和反垄断

致力于构建医保—服务者之间利益链的管制式医疗，给医患关系带来了新压力（Friedson，1973；McGuire，2012）。由医保方主导产生的选择性合约背后的博弈可简单地视为一个两阶段博弈过程（Olmstead & Zeckhauser，1999）。在阶段一，医保方同时选择加入组织的服务者群体和患者为使用这些服务者所需支付的价格；在阶段二，医保客户或患者再选择由哪个（或哪些）服务者为自己提供医疗服务。由于在阶段二医保方并不能直接给既定的医保患者指派特定的服务者，患者自主选择服务者的最优决策过程应该作为医保方的优化问题的约束条件（Olmstead & Zeckhauser，1999）。

尽管选择性合约设计问题能明确地作为一个非线性优化问题被看待，但是该优化问题的分析解不明朗（McGuire，2012）。令人欣慰的是，在选择性合约背后的网络组织设计时，抓住在现有组织中新增或减少一个服务者所带来的边际价值这个参数，或许有利于探究医保患者在面临由服务者所组成的选项集变动时重新被引导的方式（Town & Vistnes，2001）。对选择性合约背后的最优医疗组织的重要特征的研究，目前还是个悬而未决的课题（McGuire，2012）。

尽管非经济激励机制也能激励服务者按要求行医，但并不能完全取代经济激励机制，只能作为经济激励的某种补充。更何况，非经济激励机制的内在缺陷也不少，其有限性也很突出（Robinson，2001）。以操作审查和选择性合约为代表的管控式医疗，意味着供给侧严格监控和需求侧激励慷慨的并存。这样就使得诸多医疗需求强烈的患者的许多服务意愿得不到满足而感觉有失公平。此外，同样面临逆向选择问题（Cutler & Zeckhauser，2000）。不管怎样，管控式医疗计划所带来的绝大多数医疗成本节约，总体上都没有伴随民众健康状况的下降。通过操作审查制和选择性合约等管控方式，确实能在不降低患者的总体健康水平前提下，显著地压缩过度医疗行为和医疗资源的浪费现象（Miller & Luft，1997）。

显然，选择性合约无论增加医保方还是服务者的市场势力，均可能提升占有优势的一方滥用市场势力或策略性地不正当竞争的能力，损害医疗市场福利。即便由医保方主导的买方组织和由医疗服务者主导的卖方组织

同时存在，也无法忽视反垄断问题（Church & Ware，2000，Ch. 375）。尽管统一设定服务最高价的合谋垄断之嫌，不应先入为主地被认为违法，但是为界定选择性合约是否存在卡特尔问题，提前确定某些判定规则是很有必要的。选择性合约（包括卖方组织和买方组织）的存在，不一定就意味着触犯了反垄断法所顾虑的损害效率和创新问题。卖方和买方组织均可能是促进效率的，或对合约签订者有利。一部分卖方（或买方）以放弃自主定价权为代价，组建合谋组织，是合算的吗？

在短期里，医疗服务供给者数量相对固定。由于医保方有意让部分医生不在买方组织内的做法，变相地缩小了医保患者选择多样化医生的范围，偏好多样性的患者的福利某种程度上可能降低。但是医保方这样做有利于在与医师谈判时获得有利的价格折扣。当限制医保患者选择医生的范围所带来的福利损失低于患者因此而新增获得的价格折扣时，买方组织的存在使患者获得了净收益。加入卖方组织的医师就像获得了"尚方宝剑"一般，可以抢夺未加入组织的医师的市场份额，实现福利从未加入组织医师到组织成员医师的转移。这种福利的无谓转移就好比商业上的盗窃行为（Church & Ware，2000）。由于商业盗窃效应的作用，卖方组织对成员医师往往是有益的，因为此时卖方组织内的成员医师不再是与组织外医师平等地分享零散的患者，或买方组织所吸引的医保患者。如果卖方合谋组织里的医生数量，相对给定医疗市场上的总体医师而言是足够大的，患者为了获得价格优惠，乐意去主动限制自己的选择权，而组织内医师通过低服务价（前提是高于成本）和高销量，也是有利可图的。

在长期里，医疗服务供给者数量可变动，那些行医准租金不足以弥补其固定成本的服务供给者，会退出医疗服务市场。通过策略性地考虑和利用选择性合约对市场供给者均衡数量的影响，买方组织和卖方组织都能从未加入相应组织的人当中榨取福利剩余。具体而言，通过调整（卖方或买方）组织内供给者的数量，降低组织外的市场竞争，从而使得组织外的患者要想获得相应的服务，只能向包括组织内医师在内的接诊医师支付高价格。由于组织外患者的福利降低并非为其他社会主体所获得，组建选择性合约的私人激励或许过大。如果卖方组织足够广泛或买方组织规模足够小，选择性合约可能实现福利改善。所节约的固定成本足够抵消医师非多样性所致的福利损失。医师加入卖方组织的比例越高，卖方组织促进效率提升的可能性越高。如前所述，签订选择性合约，可能为了组建卡特尔合谋组织以提升市场势力，也可能为了实现效率改善。

如何辨别签订选择性合约背后的目的呢？相对于垄断竞争均衡而言，力主促进效率改进的选择性合约会提高每个服务供给者的服务数量；为提升市场垄断势力的选择性合约，总是使每个供给者的服务量降低而价格提高（Mathewson & Winter，1997）。

第六章 非经济激励：内生性

第一节 内生的非经济激励简述

理论上，理性人的经济行为不外乎出于两种动机：首先是以货币补偿为代表的经济激励和以管控和晋升、声誉和职业与伦理道德等为代表的非经济激励组成的外生动机；其次是与外界刺激无关的、发自内心感觉和价值取向的内发动机（Scott & Farrar，2003）。如前几章所述，经典卫生经济学文献一直就很重视货币补偿的经济激励及其影响研究，这也是医疗经济文献的常用主题。其实，经济学的一个核心主题便是论证激励对行为人的行为和业绩的促进作用。诸多证据都验证了激励回报往往扮演正向催化剂（Positive Reinforcer）的角色（Gibbons，1997；Lazear，2000b）。如前面第五章第一节所述，有些经济学家慢慢地也认识到了经济激励的缺陷，开始关注医疗组织和科层带来的外生非经济激励及其效果。不仅如此，心理学家等在试验等手段的帮助下反复揭示出，经济激励扮演正向催化剂的角色很弱，甚至可能损害行为人的业绩，使货币报酬扮演负向催化剂角色，尤其是从长期来看（Deci，Koestner & Ryan，1999）。

总之，经济激励在短期可能是弱的正向催化剂，而在长期是负向催化剂（Benabou & Tirole，2003）。更极端地，在心理学家和行为科学家们看来，货币性报酬形式是降低效率的（Benabou & Tirole，2003）。行为人有时行事主要出于利他主义（Altruism Motive）、馈赠（Legacy Motive）（Maskin & Tirole，2004）和形象（Image Motive）（Benabou & Tirole，2011）。更进一步地，还有些卫生经济学家受管理学家、社会学家和心理学家的某些洞见启发，突破性地强调医疗行业人员（尤其是医师）发自内心感觉和价值取向等方面的激励作用（Fehr & Falk，2002），比如内发动机（Intrinsic Motivation）和社会情境（Social Context）。目前，还没有完全获得实证证据支持内发动机和社会情境这个切入点的重要性（Kreps，1997；Prendergast，1999；Dixit，2002）。这种将经济学和心理学交叉的领域常被称为行为经济学，着重研究行为人的行为动机和信念及其影响。

正如 Feldstein（1970）所言，由于医生市场经历长期的过度需求，医生也可能会有意设置低于市场出清水平的医疗服务价格，希望以此能从病人库中选择有意思的病例。当然，医生目标多元化的解释并未完全得到有关医疗行为的事实证据的支持。医师追求"有意思的病例"的动力，显然并非来自经济回报。这个动力与其说是医师所在的行医模式或医疗组织的各类要求使然，不如说是医生之所以为医生使然。医学教育和医疗行业文化，本质上就决定了医生必须有发自内心和价值取向的治病救人的职责和愿景。

第二节　内发动机和组织文化

与经典微观经济理论，尤其是信息经济学和合同理论一样，经典的医疗经济文献通常也做出医疗服务者（如医师）工作需付负效用的经济假定。其实，在以医师、教师、科研人员为代表的一些职业群体中，很多人能从工作过程和结果中，获得呈现递减特性的边际正效用。据说，美、日等国的一些伟大的职业经理人（如乔布斯、韦尔奇等）亦如此。研究发现，欧美国家里的不少法官和政治家等群体亦然（Maskin & Tirole，2004）。从工作中获取的正效用，主要来自于身心上的愉悦、工作满意等内发动机（Kreps，1997）。它的一个集中表现为亲社会行为（Prosocial Behaiors）（Benabou & Tirole，2006）。内在动机是指只想工作任务本身，并无意获取任何形式的回报。内在动机的经典例子是无偿献血（Titmuss，1970）。

一、内发动机：来源与效果

绝大多数微观经济理论都假定，行为人是自私和理性的。其实并非总是如此。有些觉悟高和责任感强的医师努力诊治患者，并不是出于诊治所带来的货币工资好处，也不是为了通过医治好患者来提升自己在业界的威望和地位。他们这样做，完全发自作为医师的趣味性、职责感、荣誉感和成就感等心理和生理感觉。换言之，医师的许多行医行为，可能就是出于自己感觉对得起"白衣天使"的称呼。正如马斯洛的心理需求层次学说所言，人在满足基本生存需要和安全需要后，还要追求集体的归属感和自我价值实现（Maslow，1943，1954）。对于医疗行业，这体现为医师对名誉和社会地位的追求，也体现为对医师的职业道德、责任感和荣誉感的追求。

医师主动诊治患者的内发动机的来源是多样化的。首先，这种职责和荣誉感自从踏入医学院开始被灌输，步入工作岗位后慢慢地得到强化、培养和主动化，最终成为医师的价值观的一方面。其次，工作的丰富性和复杂性能产生员工内心的保质保量完成工作任务的动机，增加员工的生产力（Gibbs & Levinson，2000）。医师认为完成工作很有意义的主观感觉、对工作结果的负责任态度，以及对工作结果的影响面的了解，都会增加医师主动工作的内在动机。最后，主动努力工作的内在动机，不仅来自完成工作任务的趣味性和成就感，更来源于委托人（如雇主、管理层等）和代理人（如雇佣医师）所在的医院和医疗行业等组织文化。文化与组织相联系时，组织文化特指组织中成员所共有的价值观念、行为方式、信仰与道德规范，尤其是同事之间或上下级之间存在的认同、信任和忠诚的人际关系，以及普通代理人参与更高层次的团队决策的主人翁精神（Frey，1993，1997）。

其实，已有大量文献研究发现，反复灌输惯例和行医文化等非价格激励，能显著地影响医疗服务者（如医师）的服务行为（Berwick，1996；Hutchison，et al.，1996；Gibbons & Murphy，2004；Gibbons，1997；Gibbons & Waldman，1999；Prendergast，1999；Robinson，2001）。

二、外生动机对内发动机的排挤效应

依据认知社会心理学（Cognitive Social Psychology）的动机排挤理论（Motivation Crowding Theory），经济激励和外生非经济激励之间可能相互排挤（Frey & Oberholzer-Gee，1997），外在的（经济或非经济）激励更可能与内在动机相互排挤（Benabou & Tirole，2006）。后一种情况首先体现为，引入外在货币补偿激励机制会削弱内在动机和组织文化，甚至扭转一些基本的经济规律，比如提高货币激励以增加服务供给（Frey & Jegen，2001）。这种排挤效应在包括医疗行业在内的各大领域均普遍存在。

这里以索尼公司为实例。索尼前常务董事天外伺郎在短文《绩效主义毁了索尼》中指出，索尼从创立到壮大的主因是，以索尼创始人盛田昭夫为首的团队的事业成就感和职业冒险精神。后来的衰败与引入 KPI 绩效考核体系替代员工的内在动机的做法不无关系。对于那些绩效难以量化而很大程度上只能由内在动机来驱动的工作任务而言，引入外在的货币补偿机制（如绩效考核体系），很可能导致任务完成的效率和参与度均低下。对于这些工作任务，基于绩效的经济激励支付难免会抑制员工的行为积极性。其中的原因主要是，在有些情况下，外部刺激因素的干预会降低代理人在完成特定任务过程中所获得的边际收益。这种负向效应会占优于经济激励所带来的正的相对价格效应（Frey & Jegen，2001）。

外生动机对内发动机的排挤效应的另外一个体现是操作审查和监督等管控形式，以及晋升激励等组织科层的外在干预，会降低员工（和雇主）对员工的相互信任（Frey，1993）。晋升激励对信任关系的削弱作用已在前面提及。其实，经济激励手段，尤其是医疗服务支付和绩效考核，也会弱化他们之间的信任关系，这一点前面也有所涉及。最后，愿意表达其利他主义意愿的行为人，在经济激励政策环境下易于被其他人错误地认为其是追求经济利益而不是追求利他愿景（Benabou & Tirole，2006）。

三、内发动机的定位：对外生动机的替代与补充

前文阐述了内发动机与以经济激励和外生的非经济激励为主的外生动机的排挤效应。显然，这两种动机的适用性和前提条件并不相同：在行为和结果相对较易观察、测度和验证的情况下，经济激励可能有效；组织和团体纪律严明、集体成员共识较多的情况下，外生的非经济激励手段也能发挥一定的效果；成员的价值取向崇高、个人实现愿景强的情况下，内发动机能发挥外生动机无法实现的目的。如果没有明晰这些条件，就直接套用这两类激励手段，必然会出现"1 + 1 ≤ 2"甚至"1 + 1 < 1"的结果。这种排挤效应背后也说明内发动机和外生动机之间还有必要进行有效的协调和科学的定位。正如前述几章所重点论述的一样，医疗行业极其复杂，

均只部分地符合经济激励、外生的非经济激励和内发动机的适用条件，必须因地制宜地综合采用这些激励手段。基于每个人都是经济人、管理人和社会人的综合体的判断，对医疗行业，尤其是医疗服务供给市场的激励动机，初步可以做出以下定位：以经济激励为基础、外生的非经济激励为主体、内发动机为有益的补充或替代。

当医疗专家（比如医师）有很强的职业道德，同时也是将患者福利纳入自身效用函数的利他主义者时，内发动机的作用非常强烈（Jones，2002）。一般地，与患者直接接触的医师要比医疗机构的经理等管理者更有可能拥有希望优质优量地治愈患者疾病的内在动力和职业道德。一个核心问题是，外在的（经济和非经济）激励动机对受雇员工（比如医院医师）的努力和生产力的影响效应。特别是，在内在动机能有力激励完成特定任务的情况下，新增的引入外在的经济激励（比如 KPI 绩效考核）或非经济激励（如操作审查和监督）的影响效力有多大。目前，在医疗健康领域，对该问题的经验文献很少。但是有评论家指出，内发动机在医疗行业呈现递减特性（Jones，2002）。内发动机及其带来的相互信任，也许可以同任务多重性和信息不对称一道用于解释为什么在英国 NHS 系统内没有普遍推广基于绩效的经济激励机制（Pay for Performance，P4P），而是综合地使用包括固定工资、按人头和病种支付，以及 P4P 等在内的多种支付机制。内发动机弱化了对例行监控系统的需求和渴望，如果考虑到监控的巨额交易成本，尤其如此（Scott & Farrar，2003）。

虽然经典激励理论并未考虑内生动机和组织文化的激励作用，但是心理学早就验证了内生动机和组织文化确实具有激励功效。心理学文献给出三个与本文直接相关的结论。首先，人在无激励状态下，只能发挥自身能力的 10%~30%；在物质（经济）激励状态下，能发挥自身能力的 50%~80%；在得到适当精神激励的状态下，能将自己的能力发挥至 80%~100%，甚至超过 100%。其次，物质激励达到一定程度时，就会呈现边际递减规律，而内生动机或精神激励更持续、更强大（贾春峰，2003）。最后，人越认识到自己行为的社会意义，行为的社会意义就越明显，也就越能产生行为的强大推动力。在一种"人人受重视、个个被尊敬"的组织文化中，员工的贡献能得到肯定、赞赏和奖励，就能产生极大的满足感、荣誉感和责任心，进而极大地激励员工充分发挥自身潜力。

第三节　社会情境问题：同类比较与团队工作

有时候，行为人的激励动力，来自行为人所在的社会环境或社会情境。社会情境的主要表现是，在同类（或同族）之间的地位、声誉和感觉。社会比较理论（Social Comparison Theory）源于社会心理学（Social Psychology），有时被经济学家所借鉴。根据社会比较理论思想，经济学家指出，实施某些特定经济行为的驱动力是同类比较（Comparisons with Peers）。行为者从与同类人员的比较（比如相对收入水平）中，能增加自身效用水平。在同类比较下，高收入员工须付出部分收入以补偿低收入员工。故而，由能力、岗位等因素引致的工资分布格局受到部分扭曲。

社会情境问题在团队工作中同样重要。在团队工作中，社会认同（Social Disapproval）、对团队文化和规范的遵守，以及互惠（Reciprocity）都是影响团队成员行为的重要因素。这些因素均涉及在团队工作场合公平公正的重要作用（Fehr & Falk，2002）。在团队行医条件下，这些因素的重要作用尤其突出（Scott & Farrar，2003）。Giacomini 等（1996）细致研究了医疗行业中的经济激励背后更加广泛的社会和组织情境。他们将经济激励视为个体服务者和医疗组织对医疗资金的相关变动的主观感受的函数。医疗资金变动的激励性质（即对行医行为的影响效应）并不必然体现为资金的客观变动，而是取决于资金变动在政策环境里怎样被传达和被理解（Giacomini，et al.，1996；Giacomini & Goldsmith，1996）。因而，资金变动传达的信息，能被外界做多种阐释。至于做何种阐释，取决于重要的医疗资金持有者所在的社会和组织情境。鉴于此，医疗相关者（医疗服务者和患者等）实际的行为效应，可能有悖于医疗政策制定者出台政策的初衷。

第七章 政策建议：市场、政策和创新视角

第一节 医保市场的逆向选择和道德风险问题

如第三章第一节所述，在医患关系的利益链条上，由于医疗服务者比患者和医保方拥有更多有关信息，医疗服务者的经济行为有逆向选择效应、道德风险效应和行为类型效应。严格而言，有意策略性地调整行医范围的行为类型效应，是从长期视角调整不可观察的行动，也属于道德风险行为，具有道德风险效应。本书有关医保市场的章节也指出，在患者—医保方的利益链条上，患者在购买保险时，拥有比医保方更多的有关自身身体健康状况和家庭病史等信息，让患者实际的发病概率无法准确地在医保合约中得到体现。同时，医保机构不能准确确定任何客户患病所面临的预期经济损失，个体有激励去隐藏预期损失（和发病概率）方面的信息，以此避免支付高额的投保费率。在自由进入和退出的情况下，购买医保的客户都是预期自身未来患病概率高和患病损失大的个体或团体，医保机构将难免亏损。具有这类逆向选择特征的市场，在 Akerlof（1970）分析二手车市场的经典文献中被称为"柠檬市场"。

另外，有关医保机构还难以观察直接影响已购医保的患者发病与否和发病概率大小的预防性行为，内生化的发病概率参数引起道德风险问题。当潜在患者的确隐藏了有关健康风险的信息时，医保方应该对此做出最有利于其利润最大化的反应。本书第三章和本章前三节的内容揭示了，无论是经典的后付制和预付制，还是最新的混合型支付和 P4P，都试图围绕如何用定价机制的不断完善，来更好地权衡或缓解医疗保险和服务行业信息

不对称所致的逆向选择和道德风险问题。

在经济激励范围内，从市场和政策两个视角，探索各类机制，以解决或缓解信息不对称下的医保市场的逆向选择问题和道德风险问题。

第二节　医保市场的逆向选择：市场和政策视角

一、逆向选择的解决之道：市场视角

各方当事人（尤其是医保机构）不可能像 Akerlof（1970）所描述的那样消极和被动，医保机构很清楚信息不对称的问题。医保市场萎靡的一个原因是，持有隐藏信息的消费者能自由地进入和退出该市场，也就是消费者能自由决定购买（和退出）医保与否。已购买医保的患者，即便对自身健康风险信息掌握得不完全，但是也要比其他人和组织（尤其是医保机构）更了解自己的行为、家庭病史等与患病风险高度相关的信息。在能自由进入和退出医保市场的情形下，由于消费者都是追求自身利益最大化的理性人，打算购买医保合约的潜在患者，都是对健康风险预期较高的低质客户。医保机构、患者和社会公众应该探索各种机制，解决（至少是缓解）逆向选择问题，进而抑制 Akerlof 式市场萎靡。大体而言，主要可以从市场和政策两个角度引入各类方法，其中有些方法的内在机理类似于前面重点关注的某些医保支付形式。

1. 团体医保和组建风险池

如果医保机构能想办法让健康风险高和风险低的消费者作为一个整体一道参保，并实施类似的医保合约，医保提供方有可能继续保持正常的利润，健康风险不同的各类消费者也都能获得医疗保险的保障。在团体医保下，低风险个体将要支付比其平均预期损失要高的医保费率，而高风险个体将要支付比其平均预期损失要低的医保费率，这样低风险者补贴了高风险者。这种风险池机制（Risk Pooling Mechanism）本质上就是团体保险（Group Insurance）。在美国，团体保险机制的传统代表是企业（或任何经

济组织）雇主为雇佣雇员打包购买健康保险。团体医保合约的基准保费，主要依据对该团体组织风险程度的整体评估加以确定。其做法类似于第三价格歧视，选取某些与团体组织及其雇员风险程度高度相关的外生性可观察特征，比如团体组织所在行业风险大小、组织成员年龄和性别等。

团体医保合约的实际保费，往往不等于基准保费，同时还比个人单独购买的健康保险价格要低得多。其中的原因在于如下几点：首先，相对于个人购买的健康保险，企业作为整体与医保提供方就医保条款进行谈判的能力更强。其次，以组织团体的名义给组织内成员购买保险，相当于组建了一个在团体范围内的风险池，平滑（Smoothing）了经济风险。最后，由于保费中包含了管理成本，而这个管理成本会随参保团体成员规模迅速降低，团体医保相对于个体医保更能节约管理成本。此外，当组织是一个对成员健康状况很在意的团体时，比如需要健康的员工创造利润财富的公司等经济组织，还存在第四个可能的原因：由于只有相对健康的员工才会被雇用，公司组织为其员工团体打包购买健康保险的这种行为，本身就已经向医保方传递了团队内的雇员身体状况相对较好的信号。

团体医保中，低风险者如何激励补贴高风险者呢？其激励来源于如下几方面：首先，由于绝大多数人都是风险规避者，几乎所有人都愿意，以低于其潜在损失的费用购买健康保险。其次，如果像美国一样给企业团体医保提供税收优惠，同时考虑到团体医保的管理成本更低，使得购买等值于单位货币额的健康保险的个人成本低于一单位货币。最后，当期的低风险者可能在未来变为高风险者，未来再购买医保也存在诸多壁垒，致使当期的低风险者尽早获得医保保障是其利益所在。

鉴于如上分析，通过团体保险和风险池的市场手法，能规避逆向选择问题，至少是将逆向选择问题限制在可控的范围。国内需要大力发展多样化的商业健康保险，并通过税收等手段，刺激经济组织以团体形式购买健康保险。

2. 类型甄别：收益设计和风险分割

除了以组织为单位打包进行风险保障之外，医保机构还能设计各类保险菜单，供消费者自主选择，通过自我选择行为来揭示选择者的风险类型。这种通过医保合约中的收益设计（Benefit Design）进行风险分割（Risk Segmentation）的思路，最早源于信息经济学中的类型甄别原理，用到的最重要概念是分离均衡（Rothschild & Stiglitz，1976）。如果说团体医保和风险池机制算是对潜在患者的风险类型进行局部分离，这里的收益设计则是对风险类型进行完全分离。风险池下的局部分离思路类似于第三价格歧视；收益设计和风险分割下的完全分离思路相当于第二价格歧视，凭借对医保菜单的自行选择来甄别风险类型。

医保机构通过为不同类型顾客设计保费—受保障的收益范围，来完全分离或甄别具有不同经济风险的潜在患者，特别是在设置保险产品充分利用与健康服务费用紧密关联又可观察的特征参数时。如前提及的与健康保险覆盖相关的参数或术语，诸如免赔额、共担率和终生最高保障额等。在医保方—潜在患者的保险交易层面上，这些参数如何才能科学合理地设计，背后不仅蕴含着经济风险在医保方和待购买医保合约的潜在患者之间的分担，还涉及风险分担与规避逆向选择（经济激励化）的权衡问题。

为了粗略了解设计保障收益来分离风险类型的方法，考察医保机构通过降低免赔额、自付率等来增加保费和保障收益程度（或保障覆盖范围）的情形。相对于低保费、高免赔额和自付额的医保合约，这两个合约均能迎合各类风险者：高风险者偏好于选择高保费和高保障的合约，而低风险者喜好于选择低保费和低保障的合约。医保机构也能致力于界定与风险和保费确定高度关联的可观察参数（比如年龄、性别、家庭病史和生活方式与习惯等）。除了对具不同性质特征的客户索取不同保费和提供不同保障收益外，医保机构还能将那些与已诊断的健康问题相关的现有特征事实，在医保合约中以明晰条款的形式，排除在保障范围之外。

这种类型甄别的手段，是风险池机制的极端化，往往更能最大化医保机构的利润。但是，在类型完全甄别和收益设计中的努力，会显著增加健康保险运作的管理成本。由于类型甄别能最大化利润，追求利润的商业健康保险机构在这方面的努力付出将更多。这也能部分解释为什么商业健康保险发达的美国医保管理成本远高于全民医保主导的加拿大和英国等绝大多数发达国家（Woolhandler，Campbell & Himmelstein，2004）。其实，运行成本不仅体现为医保机构设计保障收益过程中的付出，还体现为医疗服务提供者处理来自多个医保机构的不同保障方案过程中所付出的繁重劳动。正如前面所言，美国医师应对医保理赔的时间付出就占了其所有上班时间的约30%。

二、逆向选择的解决之道：强制投保政策

利用市场手段解决逆向选择问题的局部甄别和完全甄别方法，都遵从了 Akerlof（1970）所做的隐含假定：健康的高质消费者只要有利就能选择退出，让低质消费者留在风险市场内，而这一点为医保机构所知晓。如果所有消费者退出市场的权利被剥夺，使得各类风险者都在市场上，逆向选择问题就能得到极大的缓解。要做到此点，可以采纳个体强制（Individual Mandate）、雇主强制（Employer Mandate）和单一实际支付方（Single-Payer Plan）等政策手段。强制投保连同向小组织（包括个人）风险池进行补贴也是奥巴马新医改的主要内容之一，尤其体现在美国麻省健康服务改革方案中。强制制度就是要求个人购买医保和强制要求雇主向其员工提供医保，否则给予惩罚。此时，所有人被迫拥有参加医保的需求，购买医保的意愿不再是参保者向医保机构传递高风险类型的信号。单一支付计划下的支付方通常是政府或有政府背景的经济组织。在单一支付计划下，所有国民都在同一个大的风险池之中。

1. 个人强制

个人强制的政策做法的一个现实例子是强制买车险。与强制健康保险不同的是，如果任何人承担不起强制车险政策，可以选择不开车。即便某个人在患病面临威胁生命安全的健康问题时，承担不起医疗费用，但紧急治疗还是必需的。因此，包括强制性医保在内的各类医保都包括某种形式的交叉补贴，要么通过税收，要么通过放宽公共医保的准入门槛。对现有团体医保市场重新引入（或强化）风险池，能增加个人强制医保的成功率。像奥巴马医改方案，在个人强制医保制度下，对未参保的个人通过强征收入税来进行惩罚。由于每个人都被要求购买医疗保险，低风险者不能选择退出保险风险池，此时购买医保的愿望不再表征逆向选择的存在。

2. 雇主强制

雇主强制提供医保的制度不同于个人强制。首先，雇主通常被要求给自己的员工提供医保服务，但是员工并不是非要接受雇主的恩惠。雇员可以通过私下购买个人医保或配偶购买等形式获得医疗保障。在雇主强制医保下，未能向其员工提供医保的雇主或企业，将会被罚款。这些款项将被

政府用于补贴那些服务于未得到雇主医保的雇员的公共医保。通过强制扩大团体医保市场规模，越来越多的医保购买者将受惠于风险池。

雇主强制提供医保福利会对劳动市场产生影响（Summers，1989）。强制要求企业提供医保福利，不仅会增加劳动力供给，还会降低劳动力需求。通过简单的供需分析可知，医保福利因素会降低劳动的均衡工资水平，而对劳动均衡数量的影响不明晰。均衡数量的变动程度取决于供给增加和需求降低这两股力量的相对大小的比较。如果供给增加水平等于需求降低的水平，均衡数量维持不变，工资下降程度等于提供的医保福利程度。如果供给增加水平高于需求降低水平，均衡数量增加。当雇员对医保福利的价值评价高于雇主提供医保福利的成本代价时，供给的增加程度高于需求的降低程度。由于国家对雇主提供医保的税收优惠政策和团体医保所带来的风险烫平正效应，雇员对医保福利的评价往往高于雇主提供医保福利的成本，进而劳动市场的均衡数量通常会增加。换言之，虽然在强制雇主提供医保福利情况下，雇员的工资水平降低了，但是劳动市场的失业率下降了。

3. 单一支付计划

即便对个人和雇主采取强制参保的限制，在筛选不同消费者或消费者群体适用不同的医保合约时，逆向选择问题仍然存在。当存有多个医保计划时，有些医保机构偏好于吸引风险相对高的风险池，而也有些医保机构喜好风险相对低的风险池。当然，此时对高风险者的补贴水平更低了。

强制参保并不是解决因信息不对称所致的医保市场失灵的完整答案。单一支付计划（Single-Payer Plan）便是公共组织承担唯一的实际支付方的计划。通过收入税给公共医保筹资，让健康者和富裕者补贴虚弱者和贫穷者。尽管无须单一支付计划也能实现全民医保覆盖，但是单一支付方的优势在于几乎能完全地剔除逆向选择问题。国内"三保合一"之前，城镇职工、城镇居民和新农合医保分别是对应人群的唯一支付方。加拿大健康服务系统就是一个医疗服务供给者保持私有的单一支付方计划。相反地，英国NHS体系既是医疗服务供给者又是最重要的支付方。美国的Medicare计划是给老人和残疾人提供医保的单一支付方。当然，在这些国家的单一支付方计划保障范围之外，或多或少都存在由患者自付或补充医保支持的私营健康服务保障计划。

第三节　医保市场的道德风险：市场和政策视角

正如前面第二章所关注到的一样，医保市场的信息不对称，不仅使得消费者在签订医保合约时隐藏自身的风险信息，还使得已购医保者有意对有害健康的活动放松警惕，呈现道德风险问题。另外，健康保险市场的道德风险问题还体现为，一旦潜在患者购买了健康医保合约，获得医疗服务医治的边际私人成本，会低于提供该服务的社会边际成本。医保患者面临的价格，将从完全的社会边际成本水平降至适度的自付水平，在完全保障情况下该价格甚至为零。

一、市场手段：收益设计和成本分担

患者侧道德风险问题，能通过患者成本分担机制得以缓解。只要成本分担机制设计科学合理，新增免赔额和自付额等费用参数，通过让部分社会资源成本由患者来承担，可以降低医保福利损失的程度。这一点在前面内容中多次提及。用市场手段解决患者侧道德风险问题的一个具体体现便是引入和倡导由患者引导的健康服务。满足让患者多承担医疗风险要求的医保计划的一般特征是免赔额和自付率相当高。当然，这样的医保合约的保费要低于保障更慷慨的医保合约，高的免赔额也让患者完全承担最初既定的医疗费用。高的自付率则让患者对超出免赔额的那部分医疗费承担较高比重的支付责任。这样就使患者不太可能为了感冒之类的小病小痛而去看医生，也让患有其他疾病的患者有可能考虑选择更便宜的医治方案。

让患者参与到本来由医保方承担的成本分担中以降低医疗服务使用量的思路要想成功，必须假定，患者准确地知晓了健康服务给他们带来的边际价值（收益），同时患者能完全影响他们就医时的健康服务费用水平。这些假定的问题在于，与医疗保险市场一样，医疗服务市场同样存在信息不对称性。医师和护士等健康服务专家比患者拥有更多的专业技能，因此患者委托医疗服务者替代自己做出有关就医方面的决策。这意味着，医保市场克服患者侧道德风险的能力，受制于医疗服务供给市场的有效运行。

医疗市场、医疗组织与激励动机研究

以医保方和潜在患者为主体的医疗保险市场，和以患者和医疗服务供给者为主体的医疗服务市场往往相互嵌套。这一点在本文前几章早就阐述过了。医疗服务者引导患者进行医疗服务消费的事实，会限制患者对价格的心理感知程度（Wolaver，2010）。针对某个给定的症状状况，患者往往不能提出多种可能导致该症状的病理和病因，通常也缺乏用于评估这些病理的专业信息。

二、政策手段：收入税优惠和道德风险

对雇主医保在税收上区别对待，可能会恶化道德风险问题。实质上，在有效市场上，雇员得到的总补偿，严格等于其给雇主所带来的边际收益产品。补偿方式可以是提高工资，也可以是提供医保、退休金等之类的福利。只能在福利提供和工资提高中二选一，获得了医保福利就不能再提高工资。雇员能以承担雇员应担的那部分医保费率的形式，为雇主提供的医疗保险做直接的贡献，也能通过降低工资水平或降低工资提升的速度和程度，来间接地为雇主医保做出贡献。个人购买健康保险的事实，会让已购买医保者采取道德风险行为，道德风险程度取决于个人的医保服务需求弹性水平。现在，让这个员工个人购买医疗保险转为由其雇主给雇员提供并为此承担部分保费。同时，由于经济组织与医保机构的讨价还价能力要高于个人，团体医保的保费一般都低于个人购买同样的医保的保费。更低的保费和雇主承担部分保费，这两点使得雇主团体医保下雇员支付的保费费率，低于雇员自己购保时要支付的医保费率，雇员不仅有激励需求比最优水平高的医保服务，还有激励需求比个人购保时出现的过度医保服务还要高的医保服务量。这样就使得本来就难以避免的道德风险问题进一步恶化。鉴于此，雇主提供的团体医保通常较少会保障灾难性的健康服务，主要是保障那些经常发生而单次赔付额度较小的健康服务。此外，雇主提供的团体健康保险显然不仅承担替雇员规避健康风险的作用，还承担替员工购买健康保险筹资的重要作用。

雇主提供的团体健康保险在美国等发达国家产生并急速普及，主要归功于政府对健康保险补偿与工资（和收入）补偿的区别对待。政府区别对待主要体现为，一律对企业所得和个人工资等经营性收入征收所得税，而对医保福利不征税。要做到这点，只需对企业本年度所有利润，剔除给所

有员工的医保福利额之后的净利润征收企业所得税。在企业所得的税基上剔除部分医保福利，实质上就是对医保福利免税。假如雇主将部分医保福利以提高工资的形式发放给员工，自动进入员工的工资性收入税基里，其中有一部分被征收掉了，员工实际的工资额外所得总是低于医保福利。这个差额的大小取决于，员工工资水平进入个人所得税的哪个征税档次。当然，雇主将医保福利部分以企业所得方式进行分配的话，同样会被征收一部分税。可见，这部分利润用于给员工提供健康保险福利是更理性的选择，进而助长了对企业团体健康保险的大需求。

最后，大企业雇主提供团体健康保险，替雇员规避健康风险的同时，还某种程度上替员工购买健康保险进行了筹资。大企业雇员得到雇主的资金支持，不仅诱发更多的道德风险行为和社会福利损失，还出现社会公平公正问题。正常情形下，对企业（尤其是大企业）征得的税收，用于正常性公共事业等惠民项目，让社会民众得到实惠。现在税收减免诱发大企业为其员工购买医保的积极性，却相应地减少了对中小企业和失业者的实惠。同时，大企业雇员的工资性收入往往高于中小企业，税收减免还让大企业雇员购买健康医保的价格显著地低于无力提供医保福利的中小企业雇员（包括失业者）。也就是说，税收减免实际上造成了大企业雇员和中小企业雇员之间的保费价格歧视，会让本来经济状态就较差的中小企业雇员的相对富裕度恶化，进一步加剧社会阶层收入差距。

需要指出的是，在医疗保险市场中，作为医保服务提供者的医保机构具有影响医保价格的市场势力。医保机构一般能根据雇主医保计划的竞争性程度，对预期利润率高的企业为自己雇员提供的医保服务收取更高的医保费率。医保机构的这种直接价格歧视行为，只在不完全竞争医保市场中是可行的（Dafny，2010）。

第四节 医疗服务市场的多目标兼顾：
医疗商业模式创新

一、多元化医疗目标权衡：技术创新 vs. 模式创新

自从 2009 年的新一轮医改以来，国内各级政府、医改专家和国人都希望医疗服务能够越来越方便，服务质量越来越高，而医疗费用越来越低。显然，医疗服务数量越多、质量越高和费用越低这三者之间存在冲突，其中更高质与更便宜之间不可兼得。医改的主要目的就是，在这三个相互冲突的目标诉求之间寻找平衡。医改能成为世界性难题，说明各国目前都没有能找到兼顾这三者的切实可行办法。为什么在汽车、通信、电脑等产业，甚至包括律师服务和金融服务等现代服务业，能很好地兼顾数量多、质量高和价格低的目标，而医疗行业则不行呢？难道医疗行业真的有那么特殊？

其实不然。问题的关键在于，全球各国医改几乎都是"一刀切"式的。突破口只能是创新。这里的创新有两层含义：第一层含义是有关医疗技术、设备和工艺流程的创新和发明；第二层含义是医疗商业模式创新和颠覆。第一层含义的创新，可以在短期内实现用高的医疗费用带来更多更高质的医疗服务。某种程度上，现在的美国就是处于这样的阶段，那就是通过因技术、设备和工艺创新所致的高医疗费为代价，来提供更多更好的医疗服务。世界上的绝大多数国家都未能达到这个程度。但是，随着发明成果的不断成熟完善，以及在现实应用过程中不断熟练，长期来看，也能实现用越来越低的医疗费用提供越来越多和越来越高质的医疗服务。通过技术和工艺创新驱动的医改突破，需要很长的时间。由于各国当政者执政时间都很有限，这种见效慢的方式很难受到当政官员的青睐。

一种可能受当局者欢迎的见效较快的方式是医疗商业模式的改变甚至颠覆。前面说到，现有医改思维都是在保持医疗行业陈旧的商业模式前提下，"一刀切"式地对待医疗服务。比如，在现行的综合医院模式中，不

同的医疗服务混杂在一起，没有清晰的模式可言，导致成本结构复杂、支付复杂，效果自然不好。即便综合医院内部基本上都会进行专业化分工，设置不同的科室，由于都是一个法人主体，各医疗服务子服务也很难进行单独结算和独立盈亏。

二、医疗商业模式创新：一个立竿见影的手段

其实，前面论述医疗服务特点时讲到，医疗服务是个综合的概念。有些医疗服务是经验品，有些是后验品，还有些则是信任品。与此分类密切相关而又稍有区别的另一种做法是，如 Christensen 等（2009）那样，依据对医疗服务的分类进行医疗商业模式再界定：

类型Ⅰ是没有标准的治疗模式和治疗手段，也无法事先确定治疗结果的医疗服务。这类服务的典型代表就是各类疑难杂症。这个类似于后验品的医疗服务，主要靠那些高学历且有长期诊疗经验的医生在探索过程中专职提供，被称为专家指导模式。诊治这类疑难杂症的结果事先无法确定，即便是高学历且有长期诊疗经验的医生也无法轻易做到。对各类疑难杂症的诊治服务与直观医学有某种联系。

类型Ⅱ是有标准的治疗模式和治疗手段，也能事先确定治疗结果的医疗服务。这类服务的典型代表就是各类常见病和多发病。提供这个类似于先验品的医疗服务，并不需要由那些高学历且有长期诊疗经验的医生来负责，只需要受过专职培训的全科医师按照诊疗路径和医治手册就能完成，故而被称为增值服务模式。诊治这类常见病和多发病的结果事先能确定，受过专职培训的全科医师就能胜任。对各类疑难杂症的诊治服务与直观医学有某种联系。

类型Ⅲ是事先知晓无法完全治愈，但是能长期维持的疾病的医疗服务。这类服务的典型代表就是冠心病、肝硬化、糖尿病和类风湿等各类慢性病。提供这种医疗服务，就是进行慢性病管理，让慢性病得以控制，长期维持患者带病生存。对慢性病进行治疗是技术上不可行，或经济上不可取的，但是对其进行维持和控制相对较容易，患者在患病状态下也能愉悦地和有尊严地生活。管理而非治疗慢性病的工作只需要全科医师就能胜任。

针对这三种医疗服务，相应采用专家指导模式、增值服务模式和慢性

病管理模式。不同的医疗商业模式适合采用不同的医保支付方式和监管方式。对于适合专家指导模式的那些医疗服务，可以采取按服务项目收费。一流专家提供一种试探性的诊断和治疗，不对诊疗结果负任何责任。医疗专家本着良知向患者提供多少服务，就得到多少报酬。对于适合增值服务模式的那些医疗服务，可以按诊疗结果收费，比如实行 P4P 方式。最后，对于慢性病管理服务，采取会员注册制收费，或者说是按人头收费更合理。相应地，对于专治疑难杂症、疗效不确定的医疗服务，监管模式是准入资质控制。通过医生资质监控来确保服务得到基本质量和安全保证。增值服务模式下的监管，看的是诊疗结果，以结果论英雄。对于慢性病管理服务，监管者只需要将相关信息对外公开并设计合理的激励机制就行。

第八章　总结与展望

第一节　总结

与其他行业和市场类似，医疗行业和市场中出现的诸多问题和现象背后都存在一个激励问题。医疗市场主要存在医疗保险机构、患者和医疗服务提供者这三方利益主体，相应地也搭建了医保机构—患者和患者—医疗服务者这两条基础的利益链条。随着管控式医疗等组织的发展，医保方—医疗服务者之间的利益关系也得到凸显。医疗保险支付机制和医疗服务支付机制分别用于协调这两条基础利益关系。医疗行业的显著特征有，疾病发生与否和治疗效果不确定，诊疗信息不对称，医疗服务作为信任品和公共品，且具团队生产特性等。这些特征导致医疗市场失灵是常态。本书从医疗市场失灵入手，探究最优健康支付系统，以实现管控医疗成本过快增长、医疗安全和便利等目标。也就是用医保合约和医疗服务支付合约（价格规制）提供经济激励，以协调医保方—患者和患者—服务者这两条利益关系。

有关医疗保险和服务的价格规制理念演变，从强调可及性与成本补偿，历经突出成本控制与激励，到当今更关注医疗质量、安全与医治功效。相应地，主导性规制（支付）手段的演化，从当初的后付制，历经预付制，到更强调混合型支付和基于功效支付等，如图 8-1 所示。支付手段的演变历程映射出医疗规制者用以规制价格的信息来源的变化：从有关服务项目特征的信息，历经有关服务者、服务项目和患者多方信息，到注重患者（内生性）特征信息。有关医疗经济激励有必要指出两点共识：①医疗服务和保险付费机制所能产生的经济激励，确实显著影响了医疗服务者的行医行为和患者的就医行为。特别地，全民医保和完全覆盖也许能实现基本公平，但未必是实现效率的可取之策。让患者和服务者任何一方独自承担医疗风险，在常态下都不是理智选择。②综合使用医疗服务和保险激励机制，利用经济激励、医疗组织与市场环境以及医疗行业制度，能促成（也能偏离）医疗效率与公平、患者满意和社会健康等目标。鉴于此，医疗服务和保险付费机制改革成为社会健康改善计划的重点之一。

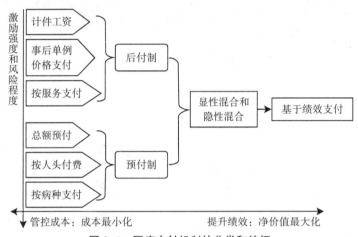

图 8-1　医疗支付机制的分类和特征

　　医疗行为和医疗市场的特殊性致使医疗行业普遍出现两个独特的经验事实：医疗服务价格和市场内的医师存量之间常正偏相关，以及供给方常能诱导患者的医疗需求。对前一事实的解释有医师市场垄断、目标收入假定和医师目标多元化等。后一种现象可能源于医师目标收入假定、预防性医疗和非经济激励等。医疗保险和服务激励机制问题是，从经济激励角度探索医保方—患者—服务者之间的经济利益关系及其后果。故而其背后存在一个多阶段不完全信息博弈过程。分析和理解医疗保险和服务的经济激励必须置于合约理论和信息经济学框架内。处于诊疗信息优势的医师受患者委托，对患者疾病进行诊疗决策的医患之间的代理问题是最基础的议题。诱使服务者行医有效率的激励手段有：物质报酬和效率工资、职业伦理道德、声誉和晋升、操作审查和管控，甚至内发动机和社会情境等。

　　医疗保险和服务支付机制设计的一个重要维度是成本分担问题。鉴于行医团队性、任务多重性和效果与行为不可完全合约性，旨在克服信息不对称和效果不确定的供给侧和需求侧成本分担异常复杂。如果不存在医疗保险制度，需求侧（此时指患者侧）成本分担完全由患者负责，这往往不是患者的最优选择，对于风险规避型患者尤其如此。对于存在医保的情形，只要患者信息完全可合约化，或者说患病损失完全随机，竞争的或非营利性的医保方提供精算公平的医保合约就能实现效率最大化。现实是患者信息不完全和不对称，患病损失可能被操纵。此时，基于患者特征的医保不可行，而基于医疗费的医保，因难以规避（事前和事后）道德风险问题和逆向选择问题而导致效率损失。对于供给侧，医疗服务补偿机制显著影响医疗服务水平、质量和安全等维度，进而影响医疗成本和效率。由于医疗服务提供者和需求者（患者和医保方）的利益诉求不一致，在行医行为难以观察、测度和验证的情况下，作为不完美代理人的医疗服务者会策略性地偏离委托人或需求者的最优目标，会出现挑选轻度患者的逆向选择问题，以及以供给诱导需求（如无端拒诊和转诊）为代表的供给侧道德风险问题。解决需求侧和供给侧问题的最基本思路分别是，通过以医保赔付不完全为特征的需求侧成本分担比例科学合理化，实现风险分散和规避道德风险的权衡；通过以服务者承担部分成本为特征的医疗服务补偿支付，实现医疗服务供给的有效、高质和安全。

医疗服务支付补偿机制的确定依据可以是服务者特征、服务项目或患者特征，也可能是这三类信息的两种或三种的组合。所依据的信息种类和数量不同，所能产生的经济激励也不同。特别地，基于服务项目特征的后付制，比如事后单例价格支付、按项目支付和按床日支付等，让补偿额与实际成本密切相关，这导致诸多问题，比如诱导服务者极力做大成本和消耗资源，而忽略效率和质量的提升。基于可观察和验证的患者特征信息的预付制，比如总额预付、按人头支付和按病种支付等，使补偿水平与预期成本（而非实际成本）有关。尽管预付制能有力地刺激行为者控制成本和提供效率，但是也难免带来不少问题，比如质量降低、成本转嫁和进入门槛限制等。

鉴于纯粹后付制和预付制的内在缺陷，有必要进行某种程度和形式的混合。实施混合型支付以取长补短，比如全科医师按人头支付情况下对特定服务辅以按项目收费、专科服务总额预付情况下辅以按项目或人头收费以及基于服务片段收费等。也可以对预付制和后付制思想进行形式各异的隐性混合。如果考虑到现实中的诸多约束条件，现实中的医疗服务支付机制并不像理论所言的那样愈加复杂和精细，而是愈加简单和粗略。

当今国际社会对医疗管控的核心目标，开始由在满足可及性和方便性前提下最小化成本，过渡到实现医疗净价值最大化。鉴于此，成本—效益分析和基于医疗效益的支付不断成为医疗界的重要主题。医疗效果或效益的评估是个无法避免的核心问题。因主观测度信息不可验证和委托人道德风险问题的存在，基于对实际绩效的主观测度的隐性付费合约，是无效率的。其实，绩效往往是不可直接测度的，此时基于相对绩效或特定维度指标的间接绩效评估（尤其是 P4P 机制）能发挥作用。换言之，P4P 机制并非基于服务项目、服务者和患者等（事前的）外生特征信息，而是基于作为服务者行为结果的患者事后内生性信息——治疗功效或结果。P4P 机制，比如英国的 QOF 和美国的 HEDIS，能通过诱导对患者的治疗高功效和好结果，来消除拒诊和转诊之类的消极行为，但是无法完全消除逆向选择问题。同时，测度和衡量医治功效程度或结果的内在困难，加剧了医患间代理关系的复杂性，使间接测度比直接主观绩效评估新增了多任务代理问题。尤其是考虑到医院服务者所提供的服务的多产出特性，P4P 机制下的多任务代理问题更为突出和严重。

以医疗服务和保险支付机制为代表的经济激励并不完美，医疗市场失灵和无效率还是普遍存在。规避医疗经济激励机制有限性的一个有效手段便是打开医疗组织这个"黑箱"，分析来自患者、医师和医疗组织这个双层代理关系及其科层结构所带来的激励元素。医疗组织结构和制度常被认为是应对医疗市场失灵的自然反应，医疗组织具有科层机构及其赋予的有形和无形的外生性非经济激励。

一方面，有形和强制力的操作审查和选择性合约所带来的非经济激励不能小看。操作审查制度的目的在于监督行医规范性，对不必要和不合理的服务项目和流程进行直接监控。旨在间接监督和管控的选择性合约，主要表现为医保方主导发起而由医疗服务者自愿签约加入组成的契约性医疗组织。医保方主导的选择性合约，能代表患者与服务者谈判获取价格折扣，并向患者保证纳入组织内的服务者和服务水平的高质量和高要求。选择性合约的影响确实是积极有效的。为了自我营销或加强自身群体的谈判或反垄断能力，医疗服务者也会自发组建自己的医疗服务者网络组织。

另一方面，无形的职业生涯和声誉、效率工资和晋升制也会显著地影响行为者的行为方式。在长期雇佣关系中，具有报酬后置特性的工龄工资制度可以遏制员工的偷懒行为。外部劳动市场（如职业经理人市场），通过职业生涯关注诱导提供努力的激励方面作用显著。实际支付高于边际贡献的效率工资制度能诱导员工努力工作，也能吸引和甄别高能力员工。在医院雇佣制下，基于相对业绩比较的晋升激励往往能实现基于绝对业绩的支付合约所无法实现的效果。相对业绩比较可以剔除代理人之间存在的共同随机性因素，增加绩效评估的准确性和客观性，降低风险成本和强化激励机制。声誉与职业生涯、效率工资和晋升这三种手段同样有各自的问题。

  总之，理性经济人的行为无外乎出于两大类激励动机：第一大类是以货币补偿为核心的经济激励，以及以管控、晋升和声誉等为代表的非经济激励组成的外在动机，这一大类动机来源于外生刺激，区别在于刺激手段不同。这类动机如前所述。第二大类是与外界刺激无关的发自于内心感觉和价值取向的内发动机。除了由非经济激励组成的外生动机，还存在发自内心感觉和价值取向的内发动机和社会情境。从工作中获取的正效用主要来自于身心上的愉悦和工作满意等。对于医疗行业，许多医生努力工作很大程度上是出于对名誉和社会地位的追求，对职业道德、责任感和荣誉感的追求。外生动机可能对内发动机产生排挤。内发动机可能与外生动机相互替代和补充，因而需要科学合理的协调。这三类激励动机及其表现形式的特性和层次关系如图8-2所示。这也是本书的核心框架。

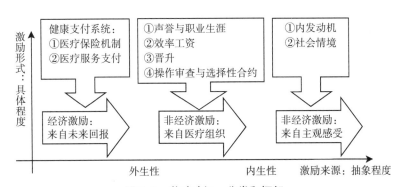

图8-2 激励动机：分类和框架

  鉴于非经济激励和内发动机相关的政策研究的不成熟性，这里主要从经济激励范围内从市场和政策角度来给出克服医保市场的逆向选择和道德风险问题的具体建议，以及从研发角度探索医疗服务市场的多目标兼顾问题。至于医保市场的逆向选择问题，可以通过团队医保和组建风险池、以收益机制设计与风险分割为重点的类型甄别手段，抑或强制投保政策手段来实现。对于其中的道德风险问题，可以通过收益机制设计与成本分担以及收入税优惠来实现。对于医疗服务市场中对多数量、高质量和低费用的多元化目标要求，只能通过技术和模式创新来解决，尤其是依据医疗服务分类进行医疗商业模式创新。

第二节　展望

对于医疗经济激励，有关医疗服务和保险支付机制的演变，可能存在四条新脉络：①医疗服务和保险支付机制与其说趋于复杂化，不如说趋于简单化；②旨在解决患者—服务者间的医患关系和医保方—患者间的医保关系的医疗服务和保险付费机制设计，必须关联地考虑医保方—服务者之间的互动关系，同时深刻探讨价格激励和非价格激励的互补性或替代性关系，尤其是激励与管控（监督）间的关系；③始于 Gaynor 和 Pauly（1990），研究多个医疗服务提供者（医师或医院）之间，尤其多个医疗组织之间的竞争与合作关系；④遵循 Lazear（1999，2000a）的研究路径，打开医疗组织这个"黑箱"，分析医疗组织的科层内部结构，并与实证数据互动推进，不仅必须探讨医师组织性质、构成、规模边界以及（水平型或纵向）层级关系，还需要研究始于 Gaynor（2010）的医疗组织内部医师间的既竞争又合作的竞合（Coopetition）关系。

经济激励并不完美，非经济激励应运而生。非经济激励动机能弥补经济激励的某些缺陷，但是无力完全取代经济激励手段。同时，非经济激励和经济激励难以完全分割，尤其是外生性非经济激励。无论是效率工资、职业生涯和声誉还是晋升机制，背后都或多或少带有货币报酬的因素。这就涉及非经济激励与经济激励的匹配和互动关系的问题。这个主题不仅是医疗经济学发展的一个方向，也是机制设计和信息经济学要解决的一个问题。

这里要特别提及的一点就是选择性合约问题。尽管选择性合约设计问题能明确地作为一个非线性优化问题来看待，但是该优化问题的分析解不明晰。在选择性合约背后的网络组织设计时，抓住在现有组织中新增或减少一个服务者所带来的边际价值这个参数，或许是对探究医保患者在面临由服务者所组成的选项集变动时重新被引导的方式。对选择性合约背后的最优医疗组织的重要特征的研究，将是未来发展的方向。

此外，如何解决或缓解医保市场中信息不对称下的无效率问题，如何通过技术创新和商业模式创新来兼顾医疗服务市场的多目标诉求，如何结合"互联网+"行动战略和大数据、云计算等新手段规避或缓解医疗、医保和医药等行业出现的诸多"奇葩"现象以造福黎民百姓，这些都是很好的研究方向。

参考文献

［美］乔治·阿克洛夫：《劳动合同作为部分程度的礼物交换》，转引自：路易斯·普特曼、兰德尔·克洛茨纳主编《企业的经济性质论文集》，孙经纬译，上海财经大学出版社 2000 年版，第 350 页。

张俊喜：《公司治理前沿》，北京财政经济出版社 2003 年版，第 235 页。

张维迎：《博弈与社会》，北京大学出版社 2012 年版。

贾春峰：《企业文化》，中国经济出版社 2003 年版，第 63-65 页。

［美］唐纳德·坎贝尔：《激励理论：动机与信息经济学（第二版）》，王新荣译，中国人民大学出版社 2013 年版，第 159 页。

谢启瑞、刘国恩：《卫生经济学》，转引自：宋顺峰、潘左红主编《经济学》，隶属于鲁曙明总主编《西方人文社科前沿综述》，中国人民大学出版社 2008 年版。

杨莉、刘春艳、张建：《国际药品价格管制方式及其效果研究的系统综述》，《中国卫生政策研究》2011 年第 4 卷第 7 期，第 17-24 页。

赵强：《揭秘美国医疗制度及其相关行业》，东南大学出版社 2010 年版，第 22 页。

朱恒鹏：《医疗体制弊端与药品定价扭曲》，《中国社会科学》2007 年第 4 期，第 100-104 页。

朱恒鹏：《管制的内生性及其后果：以医药价格管制为例》，《世界经济》2011 年第 7 期，第 64-90 页。

Aas, I. H. M., "Incentives and Financing Methods", *Health Policy*, Vol. 34, No.3, 1995, pp.205-220.

Abel-Smith, B., "Cost Containment and New Priorities in the European Community", *Milbank Quarterly*, Vol.70, No.3, 1992, pp. 393-416.

Akerlof, G. A., "Labour Contract as Partial Gift Exchange", *Quarterly Journal of Economics*, Vol.97, No.4, 1982, pp.543-569.

Akerlof, G. A., "Gift Exchange and Efficiency Wage Theory: Four Views", *American Economic Review*, Vol.74, No.2, 1984, pp.79–83.

Akerlof, G. A., and J. L. Yellen, *Efficiency Wage Models of the Labor Market*, Cambridge, UK: Cambridge University Press, 1986.

Akerlof, G., and L. Katz, "Workers Trust Funds and the Logic of Wage Profiles", *Quarterly Journal of Economics*, Vol.104, No.3, 1989, pp. 525–536.

Anderson, G. F., J. Cantor, E. Steinberg and J. Holloway, "Capitation Pricing: Adjusting for Prior Utilization and Physician Discretion", *Health Care Financing Review*, Vol.8, No.2, 1986, pp.27–34.

Anderson, G. F. and V. Glesnes–Anderson, *Health Care Ethics*, Rockville, MD: Aspen Publication, 1987.

Anderson, G. F., D. Lupu, et al., "Payment Amount for Capitated Systems", Prepared for HCFA (Contract No. 17 –C –98990/3 –01), Center for Hospital Finance and Management, Johns Hopkins University, 1989.

Alchian, A., and H. Demsetz, "Production, Information Costs and Economic Organization", *American Economic Review*, Vol.62, No.5, 1972, pp. 777–795.

Alger, I., and F. Salanie, "A Theory of Fraud and Overtreatment in Experts Markets", *Journal of Economics and Management Strategy*, Vol.15, No. 4, 2006, pp.853–881.

Allen, R., and P. Gertler, "Regulation and the Provision of Quality to Heterogeneous Consumers: The Case of Prospective Pricing of Medical Services", *Journal of Regulatory Economics*, Vol.3, No.4, 1991, pp. 361–375.

Arnott, R., and J. E. Stiglitz, "Moral Hazard and Non–market Institutions: Dysfunctional Crowding out or Peer Monitoring", *American Economic Review*, Vol.81, No.1, 1991, pp.179–190.

Arrow, K. J., "Uncertainty and the Welfare Economics of Medical Care", *American Economic Review*, Vol.53, No.5, 1963, pp.941–973.

Arrow, K. J., *Essays in the Theory of Risk Bearing*, Markham Publishing Company, 1965, p.183 .

Arrow, K. J., "The Economics of Moral Hazard: Further Comment", *American Economic Review*, Vol.53, No.3, 1968, pp.537–539.

Arrow, K. J., *Essays in the Theory of Risk Bearing*, Amsterdam: North Holland, 1970, pp.12, 142.

Arrow, K. J., "Agency and the Market", in Arrow, K.L. and M.D. Intriligator, eds. *Handbook of Mathematical Economics*, Vol. 3, pp.1183–1195, North Holland: Elsevier Science, 1986.

Ash, A. S., R. Ellis, G. Pope, et al., "Using Diagnoses to Describe Populations and Predict Costs", *Health Care Financing Review*, Vol.21, No.3, 2000, pp.7–28.

Averch, H., and L. L. Johnson, "Behavior of the Firm under Regulatory Constraint", *American Economic Review*, Vol.52, No.5, 1962, pp. 1053–1069.

Averill, R. F., N. I. Goldfield, J. S. Hughes, J. Eisenhandler and J.C. Vertrees, "Developing a Prospective Payment System Based on Episodes of Care", *Journal of Ambulatory Care Management*, Vol.32, No.3, 2009, pp.241–251.

Baicker, K., and D. Goldman, "Patient Cost –sharing and Health Care Spending Growth", *Journal of Economic Perspectives*, Vol.25, No. 2, 2011, pp.47–68.

Baicker, K., S. Mullainathan and J. Schwartzstein, "Behavioral Hazard in Health Insurance", *Quarterly Journal of Economics*, Vol.130, No. 4, 2015, pp.1623–1667.

Baker, G. P., M. C. Jensen and K. L. Murphy, "Compensation and Incentives: Practice versus Theory", *Journal of Finance*, Vol.43, No. 3, 1988, pp.593–616.

Baker, G. P., "Incentive Contracts and Performance Measurement", *Journal of Political Economy*, Vol.100, No.3, 1992, pp.598–614.

Baker, G. P., R. Gibbons and K. J. Murphy, "Subjective Performance Measures in Optimal Incentive Contracts", *Quarterly Journal of Economics*, Vol.109, No.4, 1994a, pp.1125–1156.

Baker, G., M. Gibbs and B. Holmstrom, "The Internal Economics of the

Firm: Evidence from Personnel Data", *Quarterly Journal of Economics*, Vol.109, No.4, 1994a, pp. 881–919.

Baker, G. P., *Pay-for-Performance Incentive Programs in Healthcare*: *Market Dynamics and Business Process*, MedVantage, San Francisco, California, 2003.

Barbara McPake, Lilani Kumaranaake and C. Normand, *Health Economics*: *An International Perspective*, Routledge, 2002.

Barnum, H., J. Kutzin and H. Saxenian, "Incentives and Provider Payment Methods", *International Journal of Health Planning and Management*, Vol. 10, No.1, 1995, pp.23–45.

Benabou, R. and J. Tirole, "Intrinsic and Extrinsic Motivations", *Review of Economic Studies*, No.70, 2003, pp.489–520.

Benabou, R. and J. Tirole, "Incentives and Prosocial Behavior", *American Economic Review*, Vol.96, No.5, 2006, pp.1652–1678.

Benabou, R. and J. Tirole, Laws and Norms, NBER Working Paper No. 17579, Toulouse School of Economics, 2011.

Benavent, J., C. Juan, J. Close, E. Sequeira, N. Gimferrer and J. Vilaseca, "Using Pay for Performance to Introduce Change in Primary Healthcare Centers in Spain: First Year Results", *Quality in Primary Care*, Vol.17, No.2, 2009, pp.123–131.

Bennett, D., C. Hung and T. Lauderdale. "Health Care Competition and Antibiotic Use in Taiwan", *Journal of Industrial Economics*, Vol.63, No. 2, 2015, pp.371–393.

Bernheim, B. D. and M. D. Whinston, "Common Agency", *Econometrica*, Vol.54, No.4, 1986, pp.923–942.

Berwick, D. M., "Payment by Capitation and the Quality of Care", *New England Journal of Medicine*, Vol.335, No.16, 1996, pp.1227–1231.

Besanko, D., D. Dranove, M. Shanley and S. Schaefer, *The Economics of Strategy*, 6th edition, Wiley, 2012.

Besley, T. J., "Optimal Reimbursement Health Insurance and the Theory of Ramsey Taxation", *Journal of Health Economics*, Vol.7, No.4, 1988, pp.321–336.

Besley, T. J. and M. Ghatak, *Competition and Incentives with Motivated Agents*, London School of Economics Working Paper, 2003.

Bradford, W. D., "Solo Versus Group Practice in the Medical Profession, The Influence of MalPractice Risk", *Health Economics*, Vol.4, No.2, 1995, pp.95–112.

Breyer, F., M. K. Bundorf and M. V. Pauly, "Health Care Spending Risk, Health Insurance and Payment to Health Plans", in Pauly, M.V., T.G. McGuire and P. P. Barros eds. *Handbook of Health Economics*, Amsterdam: North Holland, 2012.

Breyer, F., M. Heineck and N. Lorenz, "Determinants of Health Care Utilization by German Sickness Fund Members with Application to Risk Adjustment", *Health Economics*, Vol.12, No.5, 2003, pp.367–376.

Brickley, J. A., "Managerial Incentives in Nonprofit Organizations: Evidence from Hospital", *Journal of Law and Economics*, Vol.45, No.1, 2002, pp.227–249.

Briggs, A. H., B. J. O'Brien and G. Blackhouse, "Thinking Outside the Box: Recent Advances in the Analysis and Presentation of Uncertainty in Cost –Effectiveness Studies", *Annual Review of Public Health*, No. 23, 2002, pp.377–401.

Blomqvist, A., "The Doctor as Double Agent: Information Asymmetry, Health Insurance, and Medical Care", *Journal of Health Economics*, Vol.10, No.4, 1991, pp.411–432.

Blomqvist, A., "Optimal Nonlinear Health Insurance", *Journal of Health Economics*, Vol.16, No.3, 1997, pp.303–321.

Bloor, K. and A. Maynard, Rewarding Excellence? Consultants'Distinction Awards and the Need for Reform, Discussion Paper No.100, Center for Health Economics, University of York, 1992.

Bolton P. and M. Dewatripont, *Contract Theory*, Cambridge, MA: MIT Press, 2005.

Brook, R. H., R. E. Park and M. Chassin, "Predicting the Appropriate Use of Carotid Endarterectomy, Upper Gastrointestinal Endoscopy, and Coronary Angiography", *New England Journal of Medicine*, Vol.323, No.

17, 1990, pp.1173-1177.

Brekke, K. R., L. Siciliani and O. R. Straume, Can Competition Reduce Quality? NIPE Working Paper, 05/2012, 2012.

Brook, R. H. and E. A. McGlynn, "Maintaining Quality of Care", In: Ginzberg, E. ed. *Health Services Research—Key to Health Policy*, Foundation for Health Services Research, 1991, pp. 284-314.

Bumgamer, J. R. "The Interaction between Forms of Insurance Contract and Types of Technical Change in Medical Care", *Rand Journal of Economics*, Vol.22, No.1, 1991, pp.36-53.

Bumgamer, J. R., China: Long–Term Issues and Options in the Health Transition, World Bank Country Study, Washington, DC, 1992.

Burgess, S. and P. Metcalfe, Incentives in Organizations: A Selective Overview of the Literature with Application to the Public Sector, Working Paper 99/016, Centre for Market and Public Organization, University of Bristol, 1999a.

Burgess, S. and P. Metcalfe, The Use of Incentives Schemes in the Public and Private Sectors: Evidence from British Establishments, Working Paper 00/15, Centre for Market and Public Organization, University of Bristol, 1999b.

Busse, R., J. Schreyogg and P. C. Smith, "Editorial: Hospital Case Payment Systems in Europe", *Health Care Management Science*, Vol.9, No. 3, 2006, pp.211-213.

Baumgardner, J.R., "The Interaction Between Forms of Insurance Contract and Types of Technical Change in Medical Care", *Rand Journal of Economics*, Vol.22, No.2, 1991, pp.36-63.

Blaug, M., "Where are We Now in British Health Economics", *Health Economics*, No.7, 1998, Suppl (S1): p.S63.

Camerer, C. F. and G. Lowenstein, "Behavioral Economics: Past, Present and Future", in: Camerer, C., G. Lowenstein and M. Rabin eds. *Advances in Behavioral Economics*, Princeton: Princeton University Press, 2003.

Campbell, S. M., D. Reeves, E. Kontopantelis, B. Sibbald and M. Roland,

" Effects of Pay for Performance on the Quality of Primary Care in England", *New England Journal of Medicine*, Vol.361, No.4, 2009, pp. 368–378.

Campbell, S. M., A. Scott, R. M. Parker, L. Naccarella, J. S. Furler, D. Young and P.M. Sivey, "Implementing Pay–for–Performance in Australian Primary Care: Lessons from the United Kingdom and the United States", *Medical Journal of Australia*, Vol.193, No.7, 2010, pp.408–411.

Carrin, G., and P. Hanvoravongchai, "Provider Payments and Patient Charges as Policy Tools for Cost Containment: How Successful are They in High–Income Countries?" *Human Resources for Health*, Vol.1, No.6, 2003, pp.1–20.

Carter, G., J. Newhouse and D. Relles, "How Much Change in the Case Mix Index is DRG Creep?" *Journal of Health Economics*, Vol.9, No.4, 1990, pp.411–428.

Carter, G., P. Jacobson, G. Kominski and M. Perry, "Use of Diagnosis–Related Groups by Non –Medicare Payers", *Health Care Financing Review*, Vol.16, No.2, 1994, pp.127–158.

Casalino, L. P., " Balancing Incentives: How Should Physicians be Reimbursed?" *Journal of the American Medical Association*, Vol.267, No. 3, 1992, pp.403–405.

Cashin, C., Y. Samyshkin, S. O'Dougherty, et al., Case –Based Hospital Payment Systems: A Step–by–Step Guide for Design and Implementation in Low–and Middle–Income Countries, USAID Abt Association Inc. Zdrav Reform Project, 2005.

Cebul, R. D., J. B. Rebitzer, L. J. Taylorl and M. E. Votruba, "Unhealthy Insurance Markets: Search Frictions and the Cost and Quality of Health Insurance", *American Economic Review*, Vol.101, No.5, 2011, pp. 1842–1871.

Chandra, A., D. Cutler and Z. Song, "Who Ordered That? The Economics of Treatment Choices in Medical Care", in Pauly, M.V., T.G. McGuire and P. P. Barros eds. *Handbook of Health Economics*, Amsterdam: North Holland, 2012.

Chassin, M., R. Brook and R. E. Park, "Variations in Use of Medical and Surgical Services by the Medicare Population", *New England Journal of Medicine*, Vol.314, No.5, 1986, pp.285–290.

Chen, B. K., P. J. Gertler and C. Y. Yang, *Physician Ownership of Non-physician Medical Services*, Working Paper, February, 21, 2011.

Cheng, S. and T. Chiang, "The Effect of Universal Health Insurance on Health Care Utilization in Taiwan", *Journal of American Medical Association*, Vol.278, No.2, 1997, pp.89–93.

Christensen, C. M., J. H. Grossman and J. Hwang, *The Innovator's Prescription: A Disruptive Solution for Health Care*, McGraw-Hill, 2009.

Christianson, J. B. and D. Conrad, "Provider Payment and Incentives", in Glied, S.A. and P. C. Smith eds. *The Oxford Handbook of Health Economics*, Oxford: Oxford University Press, 2011, pp.624–248.

Chu, D. K. W., "Global Budgeting of Hospitals in Hong Kong", *Social Science and Medicine*, Vol.35, No.7, 1992, pp.857–868.

Chung, S., L. Palaniappan, E. Wong, H. Rubin and H. Luft, "Does the Frequency of Pay-for-Performance Payment Matter? Experience from a Randomized Trial", *Health Services Research*, Vol.45, No.2, 2010, pp.553–564.

Clemens, J. and J. D. Gottieb, "Do Physicians' Financial Incentives Affect Medical Treatment and Patient Health?" *American Economic Review*, Vol.104, No.4, 2014, pp.1320–1349.

Coase, R. H., "The Nature of the Firm", *Economia*, Vol.4, No.16, 1937, pp.386–405.

Coulam, R. F. and G. L. Gaumer, "Medicare's Prospective Payment System: A Critical Appraisal", *Health Care Financing Review*, 1991, Annual Supplement, pp.45–77.

Crew, M. A. and P. R. Kleindorfer, "Regulatory Economics: Twenty Years of Progress?", *Journal of Regulatory Economics*, Vol.21, No.1, 2002, pp.15–22.

Currie, J., Wanchuan Lin and Wei Zhang, "Patient Knowledge and Antibiotic Abuse: Evidence from an Audit Study in China", *Journal of Health*

Economics, Vol.30, No.5, 2011, pp.939-949.

Cutler, D. M., "The Incidence of Adverse Medical Outcomes under Prospective Payment", *Econometrica*, Vol.63, No.1, 1995, pp.29-50.

Cutler, D. M., "Cost Shifting or Cost Cutting? The Incidence of Reductions in Medicare Payments", *Tax Policy and the Economy*, Vol.12, No. 12, 1998, pp.1-28.

Cutler, D. M., *The Changing Hospital Industry: Comparing Not-for-Profit and For-Profit Institutions*, Chicago: University of Chicago Press, 2000.

Cutler, D. M., M. McClellan and J.P. Newhouse, "How does Managed Care do it?" *Rand Journal of Economics*, Vol.31, No.3, 2000, pp.526-548.

Cutler, D. M., "Equality, Efficiency, and Market Fundamentals: The Dynamics of International Medical Care Reform", *Journal of Economic Literature*, Vol.40, No.3, 2002, pp.881-906.

Cutler, D. M., *Your Money or Your Life: Strong Medicine for America's Health Care System*, New York: Oxford University Press, 2004.

Cutler, D. M. and S.J. Reber, "Paying for Health Insurance: The Trade-off between Competition and Adverse Selection", *Quarterly Journal of Economics*, Vol.113, No.2, 1988, pp.433-466.

Cutler, D. M. and R.J. Zeckhauser, "Adverse Selection in Health Insurance", in Garber, A. ed. *Frontiers in Health Policy Research*, Cambridge, MA: MIT Press, Vol. 1, 1998, pp.1-131.

Cutler, D. M. and R.J. Zeckhauser, "The Anatomy of Health Insurance", in Culyer, A. and J. P. Newhouse eds. *The Handbook of Health Economics*, Amsterdam: Elsevier, 2000.

Cutler, D. M., A Finkelstein and K. McGarry, "Preference Heterogeneity and Insurance Markets", *American Economic Review*, Vol.98, No.2, 2008, pp.157-162.

Culyer, A., "The Nature of the Commodity 'Health Care' and its Efficient Allocation", *Oxford Economic Papers*, Vol.23, No.2, 1971, pp.189-211.

Culyer, A. and J. P. Newhouse, "The State and Scope of Health Economics", in Culyer, A. and J. P. Newhouse eds. *The Handbook of Health*

Economics, Amsterdam: Elsevier, 2000.

Culyer, A. and M. McClellan, "Is Technological Change in Medicine Worth It?" *Health Affairs*, Vol.20, No.5, 2001, pp.11–29.

Church, J.and R.Ware, *Industrial Organization: A Strategic Approach*, McGraw–Hill Companies, 2000.

Cremer, H.and P. Pestieau, "Redistributive Taxation and Social Insurance", *International Tax and Public Finance*, Vol.3, No.3, 1996, pp.281–296.

Dafny L., "Are Health Insurance Markets Competitive?" *American Economic Review*, Vol.100, No.4, 2010, pp.1399–1431.

Darby, M. R. and E. Karni, "Free Competition and the Optimal Amount of Fraud", *Journal of Law and Economics*, Vol.16, No.1, 1973, pp.67–88.

Davis, K., "Paying for Care Episodes and Care Coordination", *New England Journal of Medicine*, Vol.356, No.11, 2007, pp.1166–1168.

Deci, E., "The Effect of Contingent and Non–contingent Rewards and Controls on Intrinsic Motivation", *Organizational Behavior and Human Performance*, Vol.8, No.2, 1972, pp.217–229.

Deci, E., R. Koestner and R. Ryan, "A Meta –Analytic Review of Experiments Examining the Effects of Extrinsic Rewards on Intrinsic Motivation", *Psychological Bulletin*, Vol, 125, No.6, 1999, pp.627–668.

Deeble, J. S., Health Insurance and the Structure of Health Services, Background Paper for the Hungary Health Care and Social Insurance Project, World Bank, May 12, 1992.

De Graeve, D., W. Gilles, M. Jegers and K. Kesteloot, "Health Care Provider Payment Systems in Six European Countries", *Acta Hospitalia*, Special Issue, No.1, 2001, pp.3–99.

De Long, J. B. and A. M. Froomkin, "The Next Economy?" in Hurley, D., B. Kahin and H. Varian eds. *Internet Publishing and Beyond: The Economics of Digital Information and Intellectual Property*, Cambridge, US: MIT Press, 1997.

Demsetz, H., "The Theory of the Firm Revisited", in Williamson, O.E. and

S.G. Winter eds. *The Nature of the Firm*, New York: Oxford University Press, 1991, pp.159–178.

Deneffe, D. and R.T. Masson, "What Do Not–for–Profit Hospitals Maximize?" *International Journal of Industrial Organization*, Vol.20, No.4, 2002, pp. 461–492.

Department of Health, Education and Welfare, The Target–Income Hypothesis and Related Issues in Health Manpower Policy, Bureau of Health Manpower, DHEW (HRA), Washington, DC., 1980, pp.80–127.

Devereaux, P. J., D. Heels–Ansdell, C. Lacchetti, T. Haines, K. E. Burns, D. J. Cook, N. Ravindran, S. D. Walter, H. McDonald, S. B. Stone, R. Patel, M. Bhandari, H. J. Schunemann, P. T. Choi, A. M. Bayoumi, J. N. Lavis, T. Sullivan, G. Stoddart and G. H. Guyatt, "Payments for Care at Private For –Profit and Private Not –For –Profit Hospitals: A Systematic Review and Meta –Analysis", *Canadian Medical Association Journal*, Vol.170, No.12, 2004, pp.1817–1824.

Dewatripont, M., I. Jewitt and J. Tirole, "The Economics of Career Concerns, Part I: Comparing Information Structures", *Review of Economic Studies*, Vol.66, No.1, 1999a, pp.183–198.

Dewatripont, M., I. Jewitt and J. Tirole, "The Economics of Career Concerns, Part II: Application to Missions and Accountability of Government Agencies", *Review of Economic Studies*, Vol.66, No.1, 1999b, pp. 199–217.

Dixit, A., " Incentives and Organizations in the Public Sector: An Interpretative Review", *Journal of Human Resources*, Vol.37, No. 4, 2002, pp.696–727.

Dixit, A., "Incentive Contracts for Faith–Based Organizations to Deliver Social Services", in *Economic Theory in a Changing World Policy Modelling for Growth*, Oxford University Press, 2005.

Docteur, E. and H. Oxley, "Health Care Systems: Lessons from the Reform Experience", OECD Health Working Paper, No. 9, 2005.

Donabedian, A., *Explorations in Quality Assessment and Monitoring*, Ann Arbor: Health Administration Press, 1980.

Doran, T., C. Fullwood, H. Gravelle, D. Reeves, E. Kontopantelis, U. Hiroeh and M. Roland, "Pay −for −Performance Programs in Family Practices in the United Kingdom", *New England Journal of Medicines*, Vol.355, No.17, 2006, pp.375–384.

Dowling, B., "Effect of Fund −holding on Waiting Times: Database Study", *British Medical Journal*, Vol.315, No.7103, 1998, pp.290–292.

Dranove, D., " Rate Setting by Diagnosis Related Groups and Hospital Specialization", *Rand Journal of Economics*, Vol.18, No.3, 1987, pp. 417–427.

Dranove, D., "Pricing by Non −Profit Institutions: The Case of Hospital Cost −Shifting", *Journal of Health Economics*, Vol.7, No.1, 1988a, pp.47–57.

Dranove, D., "Demand Inducement and the Physician/Patient Relationship", *Economic Inquiry*, Vol.26, No.2, 1988b, pp.281–298.

Dranove, D. and M.A. Satterthwaite, "Monopolistic Competition When Price and Quality are Imperfectly Obervable", *Rand Journal of Economics*, Vol. 23, No.4, 2000, pp.518–534.

Dranove, D., M. Shaley and C. Simon, "Is Hospital Competition Wasteful?" *Rand Journal of Economics*, Vol.23, No.2, 1992, pp.247–262.

Dranove, D., M. Shanley and W. D. White, " Price and Competition in Hospital Markets: The Switch from Patient −Driven to Payer −Driven Competition", *Journal of Law and Economics*, Vol.36, No.1, 1993, pp. 179–204.

Dranove, D. and W. D. White, "Medicaid −Dependent Hospitals and Their Patients: How have They Fared?", *Health Service Research*, Vol.33, No.1−2, 1998, pp.163–185.

Dranove, D. and M. A. Satterthwaite, "The Industrial Organization of Health Care Markets", in Culyer, A. J. and J. P. Newhouse eds. *Handbook of Health Economics*, Volume I, Elseiver Science, 2000.

Dranove, D., "Health Care Markets, Regulators, and Certifiers", in Pauly, M.V., T.G. McGuire and P. P. Barros eds. *Handbook of Health Economics*, Amsterdam: North Holland, 2012.

Dredge, B., Global Budget Manual for World Bank, World Bank, 2005.

Duggan, M., and S. Morton, "The Effect of Medical Part D on Pharmaceutical Prices and Utilization", *American Economic Review*, Vol.100, No. 1, 2010, pp.590–607.

Dulleck, U. and R. Kerschbamer, "On Doctors, Mechanics, and Computer Specialists: The Economics of Credence Goods", *Journal of Economic Literature*, Vol.44, No.1, 2006, pp.5–42.

Dulleck, U., R. Kerschbamer and M. Sutter, "The Economics of Credence Goods: An Experiment on the Role of Liability, Verifiability, Reputation, and Competition", *American Economic Review*, Vol.101, No.2, 2010, pp.526–555.

Eastaugh, S. R., *Financing Health Care: Economic Efficiency and Equity*, Dover, MA: Auburn House Publishing Company, 1987.

Eastaugh, S. R., *Health Economics: Efficiency, Quality and Equity*, Dover, MA: Auburn House Publishing Company, 1992.

Eisenberg, J. M., *Doctors' Decisions and the Cost of Medical Care*, Ann Arbor, MI: Health Administration Press, 1986.

Eddy, D. M., "Oregon's Methods: Did Cost Effectiveness Analysis Fail?" *Journal of the American Medical Association*, Vol.266, No.15, 1991, pp.2135–2141.

Eggleston, K., "Risk Selection and Optimal Health Insurance –Provider Payment Systems", *Journal of Risk and Insurance*, Vol.67, No.2, 2000, pp.173–196.

Eggleston, K., E. A. Posner, and R. Zeckhauser, Simplicity and Complexity in Contracts, John M. Olin Law & Economics Working Paper, No. 93, University of Chicago, 2000.

Eggleston, K. and C. R. Hsieh, Health Care Payment Incentives: A Comparative Analysis of Reforms in Taiwan, Korea and China, Working Paper, Department of Economics, Tufts University, 2004.

Eggleston, K., "Multitasking and Mixed Systems for Provider Payment", *Journal of Health Economics*, Vol.24, No.1, 2005, pp.211–223.

Eggleston, K., An International Literature Review of Provider Payment Methods: Prevalence in Use and Evidence of Effectiveness, Prepared by

Karen Eggleston for the Asian Development Bank Project on Fiscal Support for Health Sector Reform in China, March, 22, 2012.

Ekelund, P. and K. Stavem, "Community Health Insurance Through Prepayment Schemes in Guinea-Bissau", in Shaw, P. and M. Ainsworth eds. *Financing Health Services Through User Fees and Insurance: Lessons from Sub-Saharan Africa*, World Bank Discussion Paper Series, 1994.

Ehrlich, I. and G. Becker, "Market Insurance, Self-Insurance and Self-Protection", *Journal of Political Economy*, Vol.80, No.4, 1972, pp. 623-648.

Ekelund, M. and B. Persson, "Pharmaceutical Pricing in a Regulated Market", *Review of Economics and Statistics*, Vol.85, No.2, 2003, pp. 298-306.

Einav, L., A. Finkelstein, S. P. Ryan, P. Schrimpf and M. R. Cullen, "Selection on Moral Hazard in Health Insurance", *American Economic Review*, Vol.103, No.1, 2013, pp.178-219.

Emons, W., "Credence Goods and Fraudulent Experts", *Rand Journal of Economics*, Vol.28, No.1, 1997, pp.107-119.

Ensor, T., "Informal Payments for Health Care in Transition Economies", *Social Science and Medicine*, Vol.58, No.2, 2004, pp.237-246.

Ellis, R. P. and T. G. McGuire, "Provider Behavior under Prospective Reimbursement: Cost Sharing and Supply", *Journal of Health Economics*, Vol.5, No.2, 1986, pp.129-152.

Ellis, R. P. and C. J. Ruhm, "Incentives to Transfer Patients under Alternative Reimbursement Mechanisms", *Journal of Public Economics*, Vol.37, No.12, 1998, pp.381-394.

Ellis, R. P. and T. G. McGuire, "Insurance Principles and the Design of Prospective Payment Systems", *Journal of Health Economics*, Vol.7, No. 3, 1988, pp.215-237.

Ellis, R. P. and T. G. McGuire, "Optimal Payment Systems for Health Services", *Journal of Health Economics*, Vol.9, No.4, 1990, pp.375-396.

Ellis, R. P. and T. G. McGuire, "Supply-Side and Demand-Side Cost Sharing in Health Care", *Journal of Economic Perspectives*, Vol.7, No.4, 1993, pp.135-151.

Ellis, R. P. and T. G. McGuire, "Hospital Response to Prospective Payment: Moral Hazard, Selection, and Practice-Style Effects", *Journal of Health Economics*, Vol.15, No.3, 1996, pp.257-277.

Ellis, R. P., "Creaming, Skimping and Dumping: Provider Competition on the Intensive and Extensive Margins", *Journal of Health Economics*, Vol. 17, No.5, 1998, pp.537-555.

Ellis, R. P., Hospital Payment in the United States: An Overview and Discussion of Current Policy Issues, Paper Prepared for International Conference on "Setting Prices for Disease: Lessons From Foreign Experience" in Paris, France, 2001.

Ellis, R. P. and M. M. Miller, "Provider Payment Methods and Incentives", in Carrin, G., K. Buse, H. K. Heggenhougen and S. R. Quah eds. *Health Systems Policy, Finance and Organization*, Elsevier Science Publishers, 2009.

Evans, R. G., "Supplier Induced Demand: Some Empirical Evidence and Implications", in Perlman, M. ed. *The Economics of Health and Medical Care*, McMillan, 1974, pp. 162-173.

Fama, E., "Agency Problems and the Theory of the Firm", *Journal of Political Economy*, Vol.88, No.2, 1980, pp.288-307.

Encinosa III, W.E., M.Gaynor, and J.B.Rebitzer, "The Socilolgy of Groups and the Economics of Incentives: Theory and Evidence on Compensation Systems", *Journal of Economic Behavior and Organization*, Vol.62, No. 2, 1997, pp. 187-214.

Fairburn, J. and J. Malcomson, "Performance, Promotion, and the Peter Principle", *Review of Economic Studies*, Vol.68, No.1, 2001, pp.45-66.

Fedaseyeu, V., "Economics of Information", in Free, R. C. ed. *21st Century Economics: A Reference Handbook*, SAGE Publications, 2010, pp. 729-738.

Fehr, E. and S. Gachter, "How Effctive are Trust-and Reciprocity-Based

Incentives?" in Putterman, L. and A. Ben−Ner eds. *Economics, Values and Organizations*, New York: Cambridge University Press, 1998, pp. 337–363.

Fehr, E., S. Gachter and A. Riedl, "Does Fairness Prevent Market Clearing?" *Quarterly Journal of Economics*, Vol.108, No.2, 1993, pp. 437–459.

Fehr, E., S. Gachter and A. Riedl, "Gift Exchange and Reciprocity in Competitive Experimental Markets", *European Economic Review*, Vol.42, No.1, 1998, pp.1–34.

Fehr, E. and A. Falk, "Psychological Foundations of Incentives", *European Economic Review*, Vol.46, No.4–5, 2002, pp.687–724.

Fehr, E., E. Kirchler, A. Weichbold and S. Gachter, "When Social Norms Overpower Competition: Gift Exchange in Experimental Labor Markets", *Journal of Labor Economics*, Vol.16, No.2, 1998, pp.324–351.

Feldman, R. and B. Dowd, "A New Estimate of the Welfare Loss from Excess Health Insurance", *American Economic Review*, Vol.81, No.1, 1991, pp.297–301.

Feldstein, M. S., "The Rising Price of Physicians' Services", *Review of Economics and Statistics*, Vol.52, No.2, 1970, pp.121–133.

Feldstein, M. S., "The Welfare Loss of Excess Health Insurance", *Journal of Political Economy*, Vol.81, No.2, 1973, pp.251–280.

Fetter, R., D. Brand and D. Gamache, *DRGs: Their Design and Development*, Ann Arbor, MI: Health Administration Press, 1991.

Fetter, R., Y. Shin, J. Freeman, R. Averill and J. Thompson, "Case Mix Definition by Diagnosis −Related Groups", *Medical Care*, Vol.18, No. 2, 1980, pp.1–53.

Finkelstein, A., "Minimum Standards, Insurance Regulation and Adverse Selection: Evidence from the Medigap Market", *Journal of Public Economics*, Vol.88, No.12, 2004, pp.2515–2547.

Folland, S., A. Goodman and M. Stano, *The Economics of Health and Health Care*, Saddle River, NJ: Prentice Hall, 2006.

Frank, R. G. and J. R. Lave, "A Comparison of Hospital Responses to

Reimbursement Policies for Medicaid Psychiatric Patients", *Rand Journal of Economics*, Vol.20, No.4, 1989, pp.588-600.

Frank, R. G., J Glazer and T. G. McGuire, "Measuring Adverse Selection in Managed Health Care", *Journal of Health Economics*, Vol.19, No. 6, 2000, pp.829-854.

Frank, R. G., Behavioral Economics and Health Economics, NBER Working Paper No. 10881, 2004.

Frankfurt, D., "The Medicare DRGs: Efficiency and Organizational Rationality", *Yale Journal of Regulation*, Vol.10, No.2, 1993, pp.273-346.

Frech, H. E. and P. B. Ginsburg, "Physician Pricing: Monopolistic or Competitive Comment", *Southern Economic Journal*, Vol.38, No.4, 1972, pp.573-577.

Frech, H. E., "Physician Fees and Price Controls", in Feldman, R. D. ed. *American Health Care: Government, Market Processes, and the Public Interest*, Oakland, California: The Independent Institute, 1995.

Freixas, X., R. Guesnerie and J. Tirole, "Planning under Incomplete Information and the Ratchet Effect", *Review of Economic Studies*, Vol. 52, No.2, 1985, pp.173-191.

Frey, B. S., "Does Monitoring Increase Work Effort? The Rivalry with Trust and Loyalty", *Economic Inquiry*, Vol.31, No.4, 1993, pp.663-670.

Frey, B. S. and F. Oberolzer-Gee, "The Cost of Price Incentives: An Empirical Analysis of Motivation Crowding-Out", *American Economic Review*, Vol.87, No.4, 1997, pp.746-755.

Frey, B. S., *Not Just for the Money, An Economic Theory of Personal Motivation*, Edward Elgar, Chelternham, 1997.

Frey, B. S. and R. Jegen, "Motivation Crowding Theory: A Survey of Empirical Evidence", *Journal of Economic Surveys*, No.15, 2001, pp. 589-611.

Friedman, M. and S. S. Kuznets, Income from Independent Professional Practice, NBER Paper, New York, 1945.

Friedson, E., "Prepaid Group Practice and the New Demanding Patient",

Milbank Memorial Fund Quarterly, Vol.51, No.4, 1973, pp.473-488.

Fuchs, V. R. and M. J. Kramer, Determinants of Expenditures for Physician Services in the United States 1948-1968, Washington, D.C.: National Center for Health Services Research, 1972.

Fuchs, V. R., "The Supply of Surgeons and the Demand for Operations", *Journal of Human Resources*, Vol.13 (Supplement), 1978, pp.35-56.

Fuchs, V. R., *Who Shall Live?* New York: Basic Books, 1998.

Fuchs, V. R., "The Future of Health Economics", *Journal of Health Economics*, Vol.19, No.2, 2000, pp.141-157.

Farrel, J.and S.Scotchmer, "Partnership", *Quarterly Journal of Economice*, Vol.103, No.2, 1988, pp.179-197.

Feldstein, M. and B. Friedman, "Tax Subsidies, the Rational Demand for Insurance and Health Care Crisis", *Journal of Public Economics*, Vol.7, No.2, 1977, pp.155-178.

Fudenberg, D. and J. Tirole, *Game Theory*, MIT Press, 1991.

Gayor, M., "Issues in the Industrial Organization of the Market for Physician Services," *Journal of Economics and Management Strategy*, Vol.3, No. 1, 2010, pp.211-255.

Gal-Or, E., *Optimal Reimbursement Rules and Malpractice Reform*, Mimeo, University of Pittsburgh, 1996.

Gal-Or, E., "Optimal Reimbursement and Malpractice Sharing Rules in Health Care Markets", *Journal of Regulatory Economics*, Vol.16, No. 3, 1999, pp.237-265.

Garber, A. M. and C. E. Phelps, "Economic Foundation of Cost-Effectiveness Analysis", Journal of Health Economics, Vol.16, No.1, 1997, pp.1-31.

Garber, A. M., "Advances in Cost Effectiveness Analysis", in Culyer, A. and J.P. Newhouse eds. *Handbook of Health Economics*, Amsterdam: North Holland, 2000.

Garber, A. M. and M. J. Sculpher, "Cost Effectiveness and Payment Policy", in Pauly, M. V., T. G. McGuire and P. P. Barros eds. *Handbook of Health Economics*, Amsterdam: North Holland, 2012.

Gaumer, G., Kosovo: Report on Management Accountability in the Health

Sector, World Bank, ECSHID, April, 2007.

Gaynor, M., "Issues in the Industrial Organization of the Market for Physician Services", *Journal of Economics and Management Strategy*, Vol.3, No. 1, 2010, pp.211-255.

Gaynor, M. and M. V. Pauly, "Compensation and Productive Efficiency in Partnerships: Evidence from Medical Group Practice", *Journal of Political Economy*, Vol.98, No.3, 1990, pp.544-573.

Gaynor, M. and P. Gertler, "Moral Hazard and Risk Spreading in Partnerships", *Rand Journal of Economics*, Vol.26, No.4, 1995, pp. 591-613.

Getzen, T. E. and B. Allen, *Health Care Economics*, John Wiley & Sons Inc., 2007.

Gerdtham, U. G. and B. Jonsson, "International Comparisons of Health Expenditure: Theory, Data and Econometric Analysis", *Handbook of Health Economics*, Vol.1, No.A, 2000, pp.11-53.

Giacomini, M., H. S. Luft and J. C. Robinson, "Risk-Adjusting Community-Rated Health Plan Premiums: A Survey of Risk Assessment Literature and Policy Applications", *Annual Review of Public Health*, No.16 (May), 1995, pp.401-430.

Giacomini, M. and L. Goldsmith, Case Study Methodology for Studying Financial Incentives in Contex, Working Paper 1996 -15, McMaster University Centre for Health Economics and Policy Analysis, 1996.

Giacomini, M., J. Hurley, J. Lomas, V. Bhatia and L. Goldsmith, The Many Meanings of Money: A Health Policy Analysis Framework for Understanding Financial Incentives in Contex, Working Paper 1996 -6, McMaster University Centre for Health Economics and Policy Analysis, 1996.

Gibbons, R. and K. J. Murphy, "Optimal Incentive Contracts in the Presence of Career Concerns: Theory and Evidence", *Journal of Political Economy*, Vol.100, No.3, 2004, pp.468-505.

Gibbons, R., "Incentives and Careers in Organizations", in Kreps, D. and K. Wallis eds. *Advances in Economics and Econometrics: Theory and*

Applications, Cambridge, UK: Cambridge University Press, 1997.

Gibbons, R. and M. Waldman, "Careers in Organizations: Theory and Evidence", in Ashenfelter, O. and D. Card eds. *Handbook of Labour Economics*, Volume 3, Amsterdam: Elsevier, 1999.

Gibbs, M. and A. Levinson, The Economic Approach to Personnel Research, Paper Presented at the Society for the Advancement of Behavioral Economics, 2000.

Ginsburg, P. B. and F. A. Sloan, "Hospital Cost Shifting", *New England Journal of Medicine*, Vol.310, No.14, 1984, pp.893-898.

Gintis H., "The Nature of the Labor Exchange and the Theory of Capitalist Production", *Review of Radical Political Economics*, Vol.8, No. 2, 1976, pp.36-54.

Gintis H., *The Bounds of Reason: Game Theory and the Unification of the Behavioral Sciences*, Princeton University Press, 2009.

Ginsburg, P. B., "Can Hospital and Physicians Shift the Effects of Cuts in Medicare Reimbursement to Private Payers?" *Health Affairs*, 2003, October, (Web Exclusives). W3-472-9.

Gilman, B. H., "Hospital Response to DRG Refinements: The Impact of Multiple Reimbursement Incentives on Inpatient Length of Stay", *Health Economics*, Vol.9, No.4, 2000, pp.277-294.

Gilson, R. and R. Minookin, "Coming of Age in a Corporate Law Firm: The Economics of Associate Career Patterns", *Stanford Law Review*, Vol.41, No.3, 1989, pp.567-595.

Goddeeris, J. H., "Insurance and Incentives for Innovation in Medical Care", *Southern Economic Journal*, Vol.51, No.2, 1984a, pp.530-549.

Goddeeris, J. H., "Medical Insurance, Technological Change and Welfare", *Economic Inquiry*, Vol.22, No.1, 1984b, pp.56-67.

Goodall, G., "A Simple Objective Method for Determining a Percent Standard in Mixed Reimbursement Systems", *Journal of Health Economics*, Vol.9, No.3, 1990, pp.253-271.

Gosden, T., F. Forland, I. S. Kristiansen, M. Sutton, B. Leese, A. Guiffrida, M. Sergison and L. Pedersen, "Impact of Payment Method on the Behaviour of Primary Care Physicians: A Systematic Review", *Journal of Health Services Research and Policy*, Vol.6, No.1, 2001, pp.44-55.

Glaser, W. A., *Paying the Hospital*, San Francisco: Jossey-Bass Publishers, 1987.

Glazer, J. and T. G. McGuire, "Payer Competition and Cost Shifting in Health Care", *Journal of Economics and Management Strategy*, Vol.3, No. 1, 1994, pp.71-92.

Glazer, J. and T. G. McGuire, "Optimal Risk Adjustment in Markets with Adverse Selection: An Application to Managed Care", *American Economic Review*, Vol.90, No.4, 2000, pp.1055-1071.

Glennerster, H., M. Matsaganis and P. Owens, *Implementing Fund-holding*: *Wild Card or Winning Hand?* Buckingham: Open University Press, 1994.

Goddard, M., R. Mannion and P. Smith, "Enhancing Performance in Health Care: A Theoretical Perspective on Agency and the Role of Information", *Health Economics*, Vol.9, No.2, 2000, pp.95-107.

Gosden, T., F. Forland, I.S. Kristiansen, M. Sutton, B. Leese, A. Guiffrida, M. Sergison and L Pedersen, "Impact of Payment Method on the Behaviour of Primary Care Physicians: A Systematic Review", *Journal of Health Services Research and Policy*, Vol.6, No.1, 2001, pp.44-55.

Governance Committee, *To the Greater Good*: *Recovering the American Physician Enterprise*, Washington, DC.: Advisory Board Company, 1995.

Gowrisankaran, G., Competition, Information Provision, and Hospital Quality, Paper Presented at Oberlin College Health Economics Conference, September, 8-10, 2006.

Gravelle, H., M. Sutton and A. Ma, "Doctor Behaviour under a Pay-for-Performance Contract: Treating, Cheating and Case Finding?" *Economic Journal*, Vol.120, No.542, 2010, pp.F129-F156.

Greaney, T. L. and J. L. Sindelar, "The Anticompetitive Effects of Preferred Provider Organization", *Inquiry*, Vol.24, No.4, 1987, pp.384-391.

Green, J. R. and N. L. Stokey, "A Comparison of Tournaments and Contracts", *Journal of Political Economy*, Vol.91, No.3, 1983, pp.349-364.

Grossman, M., "On the Concept of Health Capital and the Demand for Health", *Journal of Political Economy*, Vol.80, No.2, 1972, pp.223-255.

Grossman, S. J. and O. D. Hart, "The Cost and Benefit of Ownership: A Theory of Vertical and Lateral Integration", *Journal of Political Economy*, Vol.94, No.4, 1986, pp.691-719.

Grubaugh, S. G. and R. E. Santerre, "Comparing the Performance of Health Care Systems: An Alternative Approach", *Southern Economic Journal*, Vol.60, No.4, 1994, pp.1030-1042.

Gruber, J. and M. Owings, "Physician Financial Incentives and Cesarean Section Delivery", *Rand Journal of Economics*, Vol.27, No.1, 1996, pp.99-123.

Gruber, J., The role of Consumer Copayments for Health Care: Lessons from the RAND Health Insurance Experiment and Beyond, Kaiser Family Foundation, October, 2006.

Grumbach, K., J. Coffman, K. Vranizan, N. Blick and E. H. O'Neil, "Independent Practice Association Physician Groups in California", *Health Affairs*, Vol.17, No.3, 1998, pp.227-237.

Getzen, T.E., "A Brand Name Theory of edical Group Practice", *Journal of Industrial Economics*, Vol.33, 1984, pp.199-213.

Haas-Wilson, D., "The Relationships between the Dimensions of Health Care Quality and Price: The Case of Eye Care", *Medical Care*, Vol.32, No.2, 1994, pp.175-182.

Hadley, J. and K. Swartz, "The Impact on Hospital Costs between 1980 and 1984 of Hospital Rate Regulation, Competition, and Changes in Health Insurance Coverage", *Inquiry*, Vol.26, No.1, 1989, pp.35-47.

Hamner, W. C., "How to Ruin Motivation with Pay", *Compensation and Benefit Review*, Vol.7, No.3, 1975, pp. 17-27.

Hanchak, N. A., N. Schlackman and S. Harmon-Weiss, "U.S. Healthcare's Quality-Based Compensation Model", *Health Care Financing Review*, Vol.17, No.3, 1996, pp.143-158.

Hansen, D., "Worker Performance and Group Incentives: A Case Study",

Industrial Labour Relations Review, Vol.51, No.1, 1997, pp.37–49.

Harris, J. E., "The Internal Organization of Hospitals: Some Economic Implications", *Bell Journal of Economics*, Vol.8, No.2, 1977, pp.467–482.

Harris, C. M. and G. Scrivener, "Fundholders' Prescribing Costs: The First Five Years", *British Medical Journal*, Vol.313, No. (70–71), 1996, pp.1531–1534.

Hart, O. and J. Moore, "Property Rights and the Nature of the Firm", *Journal of Political Economy*, Vol.98, No.6, 1990, pp.1119–1158.

Hart, O., *Firms, Contracts, and Financial Structure*, Oxford: Oxford University Press, 1995.

Hart, O., A. Shleifer and R. Vishny, "The Proper Scope of Government: Theory and an Application to Prisons", *Quarterly Journal of Economics*, Vol.112, No.4, 1997, pp.1127–1161.

Hay, J. W., "The Impacts of Public Health Care Financing Policies on Private Sector Hospital Costs", *Journal of Health Policy, Politics and Law*, Vol. 7, No.4, 1983, pp.945–952.

HCFA, "Overview of Outpatient Prospective Payment System", Health Care Financing Association, Online at http://www.hcfa.gov/medlearn/refopps. htm (in oppchap1.doc, page 3), 2001.

Hellinger, F. L., "The Impact of Financial Incentives on Physician Behaviour in Managed Care Plans: A Review of the Evidence", *Medical Care Research Review*, Vol.53, No.3, 1996, pp.294–314.

Ho, K. "Insurer–Provider Networks in the Medical Care Market", *American Economic Review*, Vol.99, No.1, 2009, pp.393–430.

Hodgkin, D. and T. McGuire, "Payment Levels and Hospital Response to Prospective Reimbursement", *Journal of Health Economics*, Vol.16, No. 2, 1994, pp.1–30.

Holmstrom, B., "Managerial Incentive Problem—A Dynamic Perspective", in *Essays in Economics and Management in Honour of Lars Wahlbeck*, Helsinki: Swedish School of Economics, 1982a.

Holmstrom, B., "Moral Hazard in Team", *Bell Journal of Economics*, Vol. 13, No.2, 1982b, pp.324–340.

Holmstrom, B. and R. I. Costa, "Managerial Incentives and Capital Management", *Quarterly Journal of Economics*, Vol.101, No.4, 1986, pp.403–460.

Holmstrom, B. and J. Tirole, "The Theory of the Firm", In: Schmalensee, R. and R.D. Willig eds. *Handbook of Industrial Organization*, Volume I, pp. 61–133, Amsterdam: Elsevier Science Publishers, 1989.

Holmstrom, B. and P. Milgrom, "Multitask Principal –Agent Analyses: Incentive Contracts, Asset Ownership and Job Design", *Journal of Law, Economics and Ownership*, No.7 (Special Issue), 1991, pp. 24–52.

Holmstrom, B. and P. Milgrom, "The Firm as an Incentive System", *American Economic Review*, Vol.84, No.4, 1994, pp.972–991.

Hoy, E., R. E. Curtis and T. Rice, "Change and Growth in Managed Care", *Health Affairs*, Vol.10, No.4, 1991, pp.18–36.

Hirunrassamee, S. and S. Ratanawijitrasin, "Does Your Health Care Depend on How Your Insurer Pays Providers? Variation in Utilization and Outcomes in Thailand", *International Journal of Healthcare Finance and Economics*, Vol.9, No.2, 2009, pp.153–168.

Hsiao, W. C., P. Braun, D. Yntema and E. R. Becker, " 'Estimating Physicians' Work for a Resource –Based Relative –Value Scale", *New England Journal of Medicine*, Vol.319, No.13, 1988a, pp.835–841.

Hsiao, W. C., P. Braun, D. Dunn, E. Becker, M. DeNicola and T. R. Ketcham, "Results and Policy Implications of the Resource –Based Relative–Value Scale", *New England Journal of Medicine*, Vol.319, No. 13, 1988b, pp.881–888.

Hsieh, C. R., K. T. Lo, Y. C. Hong and Y. C. Shih, "Pharmaceutical Innovation and Health Outcomes: Empirical Evidence from Taiwan", in Sloan, F. A. and C. R. Hsieh eds. *Pharmaceutical Innovation: Incentives, Competition, and Cost–Benefit Analysis in International Perspective*, New York: Cambridge University Press, 2007.

Hurley, J., "An Overview of the Normative Economics of the Health Sector", in Culyer, A.J. and J.P. Newhouse eds. *Handbook of Health Economics*, Volume I, Elseiver Science, 2000.

Hurst, J. W., The Reform of Health Care: A Comparative Analysis of Seven OECD Countries, OECD Health Policy Studies No.2, Paris: OECD, 1992.

Hussey, P. S., M. E. Sorbero, A. Mehrotra H. Liu and C. L. Damberg, "Episode –Based Performance Measurement and Payment: Making it a Reality", *Health Affairs*, Vol.28, No.5, 2009, pp.1406–1417.

Hutchison, B., S. Birch, J. Hurley, J. Lomas and F. Stratford–Devai, "Do Physician Payment Mechanisms Affect Hospital Utilization? A Study of Health Service Organizations in Ontario", *Canadian Medical Association*, Vol.154, No.5, 1996, pp.653–661.

Hirshleifer, J. and J. G. Riley, *The Analytics of Uncertainty and Information*, Cambridge University Press, 1992, Ch.10.

Holmstrom, B. and P. Milgrom, "Aggregation and Linearity in the Provision of Itertemporal Incentives", *Econometrica*, Vol.55, 1987, pp.303–328.

Ishiguro Shingo, "Collusion and Discrimination in Organization", *Journal of Economic Theory*, Vol.116, No.2, 2004, pp.357–369.

Jegers, M., K. Kesteloot, D. De Graeve and W. Gilles, "A Typology for Provider Payment Systems in Health Care", *Health Policy*, Vol.60, No. 3, 2002, pp.255–273.

Johansen, S., "Comparison of Two Prospective Rate –Setting Models: The DRG and PIR Models", *Health Services Research*, Vol.21, No.4, 1986, pp.547–562.

Johnson –Lans, S., "Health Economics", in Free, R. C. ed. *21st Century Economics: A Reference Handbook*, SAGE Publications, 2010, pp. 707–716.

Johnson –Lans, S., *A Health Economics Primer*, Boston: Pearson/Addison –Wesley, 2006.

Jones, R., "Declining Altruism in Medicine", *British Medical Journal*, Vol. 324, No.7338, 2002, pp.624–625.

Jovanovic, B., "Firm –Specific Capital and Turnover", *Journal of Political Economy*, Vol.87, No.6, 1979a, pp.1246–1260.

Jovanovic, B., "Job Matching and the Theory of Turnover", *Journal of*

Political Economy，Vol.87，No.5，1979b，p.972.

Jensen，M.，"Agency Costs of Free Cash Flow，Corporate Finance as Anti-takeover Mechaniss：The Recent Evidence"，*American Economic Review*，Vol.76，No.2，1986，pp.323-329.

Keeler，E.，D. Morrow and J. P. Newhouse，"The Demand for Supplementary Health Insurance，or Do Deductibles Matter？" *Journal of Political Economy*，Vol.85，No.4，1977，pp.789-600.

Keeler，E.，G. Carter and J. P. Newhouse，"A Model of the Impact of Reimbursement Schemes on Health Plan Choice"，*Journal of Health Economics*，Vol.17，No.3，1998，pp.297-320.

Keeler，E. B.，"What Proportion of Hospital Cost Differences Is Justifiable？" *Journal of Health Economics*，Vol.9，No.3，1990，pp.359-365.

Keeton，W.，*Equilibrium Credit Rationing*，New York：Garland Press，1979.

Kennedy，K. M. and D. J. Merlino，"Disadvantages Inherent in Traditional Capitation Models can be Reduced or Avoided if Payers and Providers are Willing to Explore Alternative Payment Plans"，*Healthcare Financial Management*，No.April，1998，pp.47-50.

Kenkel，D.，"Consumer Health Information and the Demand for Medical Care"，*Review of Economics and Statistics*，Vol.72，No.4，1990，pp. 587-595.

Kessel，R.，"Price Discrimination in Medicine"，*Journal of Law and Economics*，Vol.20，No.1，1958，pp.20-53.

Kessler，D. P. and M. B. McClellan，"Is Hospital Competition Socially Wasteful？" *Quarterly Journal of Economics*，Vol.115，No.2，2000，pp. 577-616.

Kohn，A.，"Incentive Can be Bad for Business"，*Journal of Nursing Administration*，Vol.20，No.1，1990，pp.7-9.

Kornai，J. and K. Eggleston，"Choice and Solidarity：The Health Sector in Eastern Europe and Proposals for Reform"，*International Journal of Health Care Finance and Economics*，Vol.1，No.1，2001，pp.59-84.

Kotowitz，Y.，"Moral Hazard"，in *New Palgrave Dictionary of Economics*，London：MacMillan Express，1987.

Kremer, M., "Pharmaceuticals and the Developing World", *Journal of Economic Perspectives*, Vol.16, No.4, 2002, pp.67-90.

Kreps, D. M., P. Milgrom, J. Roberts and R. Wilson, "Rational Cooperation in the Finitely Repeated Prisoners' Dilemma", *Journal of Economic Theory*, Vol.27, No.2, 1982, pp.245-252.

Kreps, D. M., "Intrinsic Motivation and Extrinsic Incentives", *American Economic Review*, Vol.87, No.2, 1997, pp.359-364.

Kronick, R., T. Dreyfus, L. Lee and Z. Zhou, "Diagnostic Risk Adjustment for Medicaid: The Disability Payment System", *Health Care Financing Review*, Vol.17, No.2, 1996, pp.7-33.

Kwon, S., "Payment System Reform for Health Care Providers in Korea", *Health Policy and Planning*, Vol.18, No.1, 2003, pp.84-92.

Lazear, E., "Salaries and Piece Rates", *Journal of Business*, Vol.59, No.3, 1986, pp.405-431.

Lazear, E., "Personnel Economics: Past Lessons and Future Directions", NBER Working Paper, Presidential Address to the Society of Labor Economists, San Francisco, May 1, 1999.

Lans, J.S., "Health Econommics", In: Free, R.C. (ed.), *21st Century Economics: A Reference Handbook*, SAGE Publications, 2010, pp.707-716.

Leland, H.and D.Pyle. "Inforational Asymetries, Financial Structure, and Financial Intermediation", *Journal of Finance*, Vol.32, No.2, 1977, pp.371-384.

Ma, A., "Health Care Payment Systems: Cost and Quality Incentives", *Journal of Economics and Management Strategy*, 1994, 3 (1): 93-112.

Ma, C. A. and T.G. McGuire, "Optimal Health Insurance and Provider Payment", *American Economic Review*, Vol.87, No.4, 1997, pp.685-704.

Ma, C. A. and M. H. Riordan, "Health Insurance, Moral Hazard and Managed Care", *Journal of Economics & Management Strategy*, Vol.11, No.1, 2002, pp.81-107.

Mandel, K. E. and U. R. Kotagal, "Pay for Performance Alone cannot Drive

Quality", *Archives of Pediatrics and Adolescent Medicine*, Vol.161, No. 7, 2007, pp.650–655.

Manning, W. G., J. P. Newhouse and N. Duan, et al., "Health Insurance and the Demand for Medical Care: Evidence from a Randomized Experiment", *American Economic Review*, Vol.77, No.3, 1987, pp. 251–277.

Manning, W. G. and M. S. Marquis, "Health Insurance: The Trade-off between Risk Pooling and Moral Hazard", *Journal of Health Economics*, Vol.15, No.5, 1996, pp.609–639.

MacLeod, W. B. and J. M. Malcolmson, "Investments, Holdup, and the Form of Market Contracts", *American Economic Review*, Vol.83, No. 4, 1993, pp.811–837.

Malcolmson, J. M., "Work Incentives, Hierarchy, and Internal Labor Markets", *Journal of Political Economy*, Vol.92, No.3, 1984, pp.486–507.

Malcolmson, J. M., "Rand-Order Contracts for a Principal with Many Agents", *Review of Economic Studies*, Vol.53, No.5, 1986, pp.807–817.

Maskin, E. and J. Tirole, "The Politician and the Judge: Accountability in Government", *American Economic Review*, Vol.94, No.4, 2004, pp. 1034–1054.

Mason, J., M. Drummond and G. Torrance, "Some Guideline on the Use of Cost-Effectiveness League Tables", *British Medical Journal*, Vol.306, No.6877, 1993, pp.570–572.

Maslow, A. H., "A Theory of Human Motivation", *Psychological Review*, Vol.50, No.4, 1943, pp.370–396.

Maslow, A. H., *Motivation and Personality*, New York: Harper, 1954.

Mathewson, F. and R. Winter, "Buyer Groups", *International Journal of Industrial Organization*, Vol.15, No.2, 1997, pp.137–164.

Matsaganis, M. and H. Glennerster, "The Threat of 'Cream Skimming' in the Post-Reform NHS", *Journal of Health Economics*, Vol.13, No.1, 1994, pp.31–60.

McCarthy, C., "DRGs–Five Years Later", *New England Journal of Medicine*, Vol.318, No.25, 1988, pp.1683–1686.

Marder, W. D. and S. L. Thran, "Medical Practice in the 1980s as Measured by the AMA Socioeconomic Monitoring System in 1988", in Gonzalez, M. and D. Emmons eds. *Socioeconomic Characteristics of Medical Practice in the US*, Chicago: American Medical Association, 1988.

Mas –Colell, A., M. Whinston and J. Green, *Microeconomic Theory*, Cambridge, UK: Oxford University Press, 1995.

McClellan, M., *Why Do Hospital Costs Keep Rising? Hospital Reimbursement and the Dynamics of Treatment Intensity*, Ph. D. Dissertation, Department of Economics, MIT, 1993.

McClellan, M., Why Do Hospital Costs Keep Rising? A Model of Hospital Production and Optimal Payment Regulation, NBER Working Paper, 1994.

McClellan, M., "Uncertainty, Health Care Technologies, and Health Care Costs", *American Economic Review Papers and Proceedings*, Vol.85, No. 2, 1995, pp.38–44.

McClellan, M., "Hospital Reimbursement and the Dynamics of Medical Treatment Intensity", in Wise, D. ed. *Topics in the Economics of Aging*, Chicago: Chicago University Press, 1996, pp.149–190.

McClellan, M., "Hospital Reimbursement Incentives: An Empirical Analysis", *Journal of Economic Management and Strategy*, Vol.6, No.1, 1997, pp. 91–128.

McClellan, M., "Reforming Payments to Healthcare Providers: The Key to Slowing Healthcare Cost Growth while Improving Quality?" *Journal of Economic Perspectives*, Vol.25, No.2, 2011, pp.69–92.

McClellan, M. and J. Newhouse, "The Marginal Costs –Effectiveness of Medical Technology: A Panel Instrumental –Variable Approach", *Journal of Econometrics*, Vol.77, No.1, 1997, pp.39–64.

McDonald, R. and M. Roland, "Pay for Performance in Primary Care in England and California: Comparison of Unintended Consequences", *Annals of Family Medicine*, Vol.7, No.2, 2009, pp.121–127.

McDonald, R., J. White and T. R. Marmor, "Paying for Performance in

Primary Medical Care: Learning about and Learning from 'Success' and 'Failure' in England and California", *Journal of Health Politics, Policy and Law*, Vol.34, No.5, 2009, pp.747-776.

McGuire, T. G. and M. V. Pauly, "Physician Response to Fee Changes with Multiple Payers", *Journal of Health Economics*, Vol.10, No.4, 1991, pp.385-410.

McGuire, T. G., "The Economics of Physician Behavior", in Culyer, A. and J. P. Newhouse eds. *Handbook of Health Economics*, Amsterdam: North Holland, 2000a.

McGuire, T. G., "The Physician Agency", in Culyer, A. and J. P. Newhouse eds. *Handbook of Health Economics*, Amsterdam: North Holland, 2000b.

McGuire, T. G., "Demand for Health Insurance", in Pauly, M.V., T.G. McGuire and P. P. Barros eds. *Handbook of Health Economics*, Amsterdam: North Holland, 2012, pp. 317-396.

McGlynn, E., "Six Challenges to Measuring the Quality of Care", *Health Affairs*, Vol.16, No.3, 1997, pp.7-21.

Mechanic, D., "The Functions and Limitations of Trust in the Provision of Medical Care", *Journal of Health Politics, Policy and Law*, Vol.23, No. 4, 1998, pp.661-686.

Meltzer, D. O. and P. C. Smith, "Theoretical Issues Relevant to the Economic Evaluation of Health Technologies", in Pauly, M. V., T. G. McGuire and P. P. Barros eds. *Handbook of Health Economics*, Amsterdam: North Holland, 2012.

Mehrota, A., M. E. Sorbero and C. L. Damberg, "Using the Lessons of Behavioral Economics to Design More Effective Pay -for -Performance Programs", *American Journal of Manged Care*, Vol.16, No.7, 2010, pp. 497-503.

Melnick, G. A. and J. Zwanziger, "Hospital Behavior under Competition and Cost -Containment Policies, the California Experience, 1980 -1985", *Journal of the American Medical Association*, Vol.260, No.18, 1988, pp. 2669-2675.

Melnick, G. A., J. Zwanziger, A. Bamezai and R. Pattison, "The Effects of

Market Structure and Bargaining Position on Hospital Prices", *Journal of Health Economics*, Vol.11, No.3, 1992, pp.217–233.

Meyer, M. and J. Vickers, "Performance Comparison and Dynamic Incentive", *Journal of Political Economy*, Vol.105, No.3, 1997, pp.547–581.

Milgrom, P. and J. Roberts, "An Economic Approach to Influence in Organizations", *American Journal of Sociology*, No.94, 1988, pp.S154–S179.

Milgrom, P. and J. Roberts, *Economics, Organization and Management* (Vol. 7), Englewood Cliffs, NJ: Prentice-Hall, 1992.

Miller, R. and H. S. Luft, "Does Managed Care Lead to Better or Worse Quality of Care?" *Health Affairs*, Vol.16, No.5, 1997, pp.7–25.

Milkovich, G. T., J. M. Newman and C. Milkovich, *Compensation* (*8th ed.*), Burr Ridge, Ill: Irwin/McGraw-Hill, 2005.

Morton, F. S. and M. Kyle, "Markets for Pharmaceutical Products", in Pauly, M.V., T.G. McGuire and P. P. Barros eds. *Handbook of Health Economics*, Amsterdam: North Holland, 2012, pp.763–824.

Mookerjee, D., "Optimal Incentive Schemes with Many Agents", *Review of Economic Studies*, Vol.51, No.3, 1984, pp.433–446.

Mooney, G. *Challenging Health Economics*, Oxford University Press, 2009.

Mossin, J., "Aspects of Rational Insurance Pricing", *Journal of Political Economy*, Vol.76, No.4, 1968, pp.553–568.

Mougeot, M. and F. Naegelen, "Swiss DRGs: Patient Heterogeneity and Hospital Payments", Schweizerische Zeitschrift fur Volkswirtschaft und Statistik/Swiss, *Journal of Economics and Statistics*, Vol.144, No.3, 2008, pp.309–322.

Mougeot, M. and F. Naegelen, "Adverse Selection, Moral Hazard, and Outlier Payment Policy", *Journal of Risk and Insurance*, Vol.76, No. 1, 2009, pp.177–195.

Morrisey, M., *Cost-Shifting in Health Care*, American Enterprise Institute Press, Washington, DC, 1994.

Moy, E., B. Bartman, C. Clancy and L. Cornelius, "Changes in Usual Sources of Medical Care Between 1987 and 1992", *Journal of Health Care for the Poor and Underserved*, Vol.9, No.2, 1998, pp.126-139.

Mullen, K. J., R. G. Frank and M. B. Rosenthal, "Can You Get What You Pay For? Pay-for-Performance and the Quality of Healthcare Providers", *Rand Journal of Economics*, Vol.41, No.1, 2010, pp.64-91.

Murray, C. J. L., D. Evans, A. Acharya and R. Baltussen, "Development of WHO Guidelines on Generalized Cost –Effectiveness Analysis", *Health Economics*, Vol.9, No.3, 2000, pp.235-251.

Malcomson, J.M., "Rank-Order Contracts for a Principal with Many Agents", *Review of Economic Studies*, Vol.53, No.5, 1986, pp.807-817.

Mehrotra, A., M.E. Sorbero and C.L.Danberg. "Using the Lessons of Behavioral Economics to Deign More Effective Pay –for –performance Programs", *American Journal of Manged Care*, Vol.16, No.7, 2010, pp.497-503.

Mookherjee, D, "Optimal Incentive Schemes with any Agents", *Review of Economic Studies*, Vol.51, 1984, pp.433-446.

Nalebeuff, B. and J. Stiglitz, "Prizes and Incentives: Towards a General Theory of Compensation and Competition", *Bell Journal of Economics*, Vol.14, No.1, 1983, pp.21-43.

Nelson, P., "Information and Consumer Behavior", *Journal of Political Economy*, Vol.78, No.2, 1970, pp.311-329.

Newhouse, J. P., "Toward a Theory of Non–profit Institutions: An Economic Model of a Hospital", *American Economic Review*, Vol.60, No.1, 1970a, pp.64-74.

Newhouse, J. P., "A Model of Physician Pricing", *Southern Economics Journal*, Vol.37, No.2, 1970b, pp.174-183.

Newhouse, J. P., "Do Unprofitable Patients Face Access Problems?" *Health Care Financing Review*, Vol.11, No.2, 1989, pp.33-44.

Newhouse, J. P. and D. J. Byrne, "Did Medicare's Prospective Payment System Cause Length Stay to Fall?" *Journal of Health Economics*, Vol.7, No.4, 1988, pp.413-416.

Newhouse, J. P., "Medical Care Costs: How Much Welfare Loss?" *Journal of Economic Perspectives*, Vol.6, No.3, 1992, pp.3-21.

Newhouse, J. P. and the Insurance Experiment Group, *Free for All? Lessons from the RAND Health Insurance Experiment*, Cambridge, MA: Harvard University Press, 1993.

Newhouse, J. P., "Patients at Risk: Health Reform and Risk Adjustment", *Health Affairs*, Vol.13, No.1, 1994, pp.132-146.

Newhouse, J. P., "Reimbursing Health Plans and Health Providers: Efficiency in Production versus Selection", *Journal of Economic Literature*, Vol.34, No.3, 1996, pp.1236-1263.

Newhouse, J. P., *Pricing the Priceless: A Health Care Conundrum*, Cambridge, MA: MIT Press, Chapter 5, 2002.

Newhouse, J. P., *Pricing the Priceless*, Cambridge, MA: Harvard University Press, 2003.

Nichols, L. and A.S. O'Malley, "Hospital Payment Systems: Will Payers Like the Future Better Than the Past? —Three Possible Scenarios for Hospital Payment in the Future", *Health Affairs*, Vol.25, No.1, 2006, pp.81-93.

News Focus, "The Price is Right?", *Health Service Journal*, Vol.131, No.12, 2001, p.179.

Norton, E. C., C. V. Houtven, R. C. Lindrooth, S. L. Normand and B. Dickey, "Does Prospective Payment Reduce Inpatient Length of Stay?" *Health Economics*, Vol.11, No.5, 2002, pp.377-387.

Nyman, J. A., "The Value of Health Insurance: The Access Motive", *Journal of Health Economics*, Vol.18, No.2, 1999a, pp.141-152.

Nyman, J. A., "The Economics of Moral Hazard Revisited", *Journal of Health Economics*, Vol.18, No.6, 1999b, pp.811-824.

Nalebuff, B. J. and J. E. Stiglitz., "Prizes and Incentives: Towards a General Theory of Compensation and Competition", *Bell Journal of Economics* Vol.14, No.1, 1983, pp.21-43.

Phelps, C.E., *Health Economics*, Harper Collins Publishers, 1992.

Labelle, R., G. Stoddart and T. Rice, "A Re-examination of the Meaning an Importance of Supplier-induced Demand", *Journal of Health Economics*, Vol.13, No.3, 1994, pp.347-368.

Laffont, J. J. and J. Tirole, "The Dynamics of Incentive Contracts", *Econometrica*, Vol.56, No.5, 1988, pp.1153–1176.

Laffont, J. J. and J. Tirole, *A Theory of Incentives in Procurement and Regulation*, Cambridge, MA: MIT Press, 1993.

Laffont, J. J. and D. Martimont, "Collusion under Asymmetric Information", *Econometrica*, Vol.1, No.4, 2002, pp.875–911.

Laffont, J. J. and D. Martimont, "Collusion and Delegation", *Rand Journal of Economics*, Vol.29, No.2, 1998, pp.280–305.

Laffont, J. J. and D. Martimont, "Mechanism Design with Collusion and Correlation", *Econometrica*, Vol.68, No.2, 2000, pp.309–342.

Laffont, J. J. and D. Martimont, *The Theory of Incentives: The Principal – Agent Model*, Princeton: Princeton University Press, 2002.

Laffont, J. J., *Incentive and Political Economy*, Oxford University Express, 2004.

Leffler, K. B. "Arizonta V. Maricopa County Medical Society: Maximum–Price Agreements in Markets with Insured Buyers", *Supreme Court Economic Review*, No.2, 1983, pp.187–211.

Lake, T., M. Gold, R. Hurley, M. Sinclair and S. Waltman, *Health Plans' Selection and Payment of Health Care Providers*, Washington, DC.: Medicare Payment Advisory Commission, 2000.

Lang, H. C., C. Chi and C. M. Liu, "Impact of the Case Payment Reimbursement Method on the Utilization and Costs of Laparoscopic Cholecystectomy", *Health Policy*, Vol.67, No.2, 2004, pp.195–206.

Lang, K., and P. J. Gordon, "Partnerships as Insurance Devices: Theory and Evidence", *Rand Journal of Economics*, Vol.26, No.4, 1995, pp.614–629.

Langa, K. and E. Sussman, "The Effect of Cost –Containment Policies on Rates of Coronary Revascularization in California", *New England Journal of Medicines*, Vol.329, No.24, 1993, pp.1784–1789.

Lave, J. R., "Hospital Reimbursement under Medicare", *Milbank Memorial Fund Quarterly*, Vol.62, No.2, 1984, pp.251–267.

Lazear, E., "Why is There Mandatory Retirement?" *Journal of Political*

Economy, Vol.87, No.6, 1979, pp.1261–1284.

Lazear, E., "Agency, Earnings Profiles, Productivity, and Hours Restrictions", *American Economic Review*, Vol.71, No.4, 1981, pp.606–620.

Lazear, E., and S. Rosen, "Rank–Order Tournaments as Optimum Labor Contracts", *Journal of Political Economy*, Vol.89, No.5, 1981, pp.841–864.

Lazear, E., *Personnel Economics*, Cambridge, MA: MIT Press, 1995.

Lazear, E., *Personnel Economics for Managers*, Cambridge, MA: MIT Press, 1998.

Lazear, E., "Personnel Economics: Past Lessons and Future Directions", *Journal of Labor Economics*, Vol.17, No.2, 1999, pp.199–236.

Lazear, E., "The Future of Personnel Economics", *Economic Journal*, Vol. 110, No.467, 2000a, pp.611–630.

Lazear, E., "Performance, Pay and Productivity", *American Economic Review*, Vol.90, No.5, 2000b, pp.1346–1361.

Lazear, E., "The Peter Principle: A Theory of Decline", *Journal of Political Economy*, Vol.112, No.s1, 2004, pp.S141–S163.

LeGrand, J., "Competition, Cooperation, or Control? Tales from the British National Health Service", *Health Affairs*, Vol.18, No.3, 1999, pp.27–39.

Lengenbrunner, J., E. Orosz, J. Kutzin and M. Wiley, "Purchasing and Paying Providers", in Figueras, J., R Robinson and E. Jakubowski eds. *Purchasing to Improve Health Systems Performance*, European Observatory for Health Systems and Policies Series, 2005.

Leibenstein, H., "Allocation Efficiency vs 'X–Efficiency'", *American Economic Review*, Vol.56, No.3, 1996, pp.392–415.

Light, D. W., "From Managed Competition to Managed Cooperation: Theory and Lessons From the British Experience", *Milbank Quarterly*, Vol.75, No.3, 1997, pp.297–341.

Lin, H. C., S. Xirasagar and S. Y. Kao, "Association of Hospital Ownership with Patient Transfers to Outpatient Care under a Prospective Payment System in Taiwan", *Health Policy*, Vol.69, No.1, 2004, pp.11–19.

Lindenauer, P. K., D. Remus, S. Roman, M. B. Rothberg, E. M. Benjamin, A. Ma and D. W. Bratzler, "Public Reporting and Pay for Performance in Hospital Quality Improvement", *New England Journal of Medicine*, Vol. 356, No.5, 2007, pp.486–496.

Lynch, M. L., "The Uptake of Childhood Immunization and Financial Incentives to General Practitioners", *Health Economics*, Vol.3, No. 2, 1994, pp.117–125.

Olmstead, T. and R. Zeckhauser, "The Menu-Setting Problem and Subsidized Prices: Drug Formulary Illustration", *Journal of Health Economics*, Vol. 18, No.5, 1999, pp.523–550.

Pauly, M. and M. Redisch, "The Not-for-profit Hospital as a Physician's Cooperative", *American Economic Review*, Vol.63, No.1, 1973, pp.87–99.

Pauly, M., "The Economics of Moral Hazard: Comment", *American Economics Review*, Vol.58, No.3, 1968, pp.531–537.

Pauly, M., "Overinsurance and Public Provision of Insurance: The Role of Moral Hazard and Adverse Selection", *Quarterly Journal of Economics*, Vol.88, No.1, 1974, pp.44–54.

Pauly, M., *Doctors and Their Workshops: Economic Models of Physician Behavior*, University of Chicago Press, 1980.

Pauly, M., "Taxation, Health Insurance, and Market Failure in Medical Care", *Journal of Economic Literature*, Vol.24, No.3, 1986, pp.629–675.

Pauly, M., "Is Medical Care Different? Old Questions, New Answers", *Journal of Health Politics, Policy and Law*, Vol.13, No.13, 1988a, pp. 227–238.

Pauly, M., "Market and Power Monopsony and Health Insurance Markets", *Journal of Health Economics*, Vol.7, No.2, 1988b, pp.111–128.

Pauly, M., "A Reexamination of the Meaning and Importance of Supplier-Induced Demand", *Journal of Health Economics*, No.13, 1994, pp.369–372.

Pauly, M., D. Brailer, G. Kroch, O. Even-Shoshan, and J. Hershey, et al., "Measuring Hospital Outcomes from a Buyer's Perspective", *American Journal of Medical Quality*, Vol.11, No.3, 1996, pp.112-122.

Pauly, M., "Insurance Reimbursement", in Culyer, A. and J. P. Newhouse eds. *Handbook of Health Economics*, Amsterdam: Elsevier, 2000.

Peckham, S. and A. Wallace, "Pay for Performance Schemes in Primary Care: What have We Learnt?" *Quality in Primary Care*, Vol.18, No.2, 2010, pp.111-116.

Preyra, C. and G. Pink, "Balancing Incentives in the Compensation Contract of Non-Profit Hospital CEOs", *Journal of Health Economics*, Vol.20, No. 4, 2001, pp.509-525.

Prendergast, C., "The Provision of Incentives in Firms", *Journal of Economic Literature*, Vol.37, No.1, 1999, pp.7-63.

Prospective Payment Assessment Commission, *Annual Report to Congress*, *Washington*, DC: Prospective Payment Assessment Commission, 1991.

Prospective Payment Assessment Commission, *Report and Recommendations to Congress*, Washington, DC: Prospective Payment Assessment Commission, 1995.

Pope, G., "Hospital Non-price Competition and Medicare Reimbursement Policy", *Journal of Health Economics*, Vol.8, No.2, 1989, pp.147-172.

Pope, G., "Using Hospital-Specific Costs to Improve the Fairness of Prospective Reimbursement", *Journal of Health Economics*, Vol.9, No. 3, 1990, pp.237-251.

Propper, C. and N. Soderlund, "Competition in the NHS Internal Markets: An Overview of Its Effects on Hospital Prices and Costs", *Health Economics*, Vol.7, No.3, 1998, pp.187-197.

Ratto, M., S. Burgess, B. Croxson, I. Jewitt and C. Propper, Team-Based Incentives in the NHS: An Economic Analysis, Working Paper 01/37, Centre for Market and Public Organization, University of Bristol, 2001.

Reinhardt, U. E., *Accountable Health Care: Is it Compatible with Social Solidarity?* London, UK: Office of Health Economics, 1997.

Reinhardt, U. E., "An Information Infrastructure for the Pharmaceutical Market", *Health Affairs*, Vol.23, No.1, 2004, pp.107-112.

Relman, A., "Confronting the Crisis in Health Care", *Technology Review*, Vol.92, No.5, 1989, pp.30-40.

Rice, T.H., *The Economics of Health Reconsidered*, Chicago: Health Administration Press, 2002.

Robinson, J. C., "Payment Mechanisms, Non-price Incentives, and Organizational Innovation in Health Care", *Inquiry*, Vol.30, No. 3, 1993, pp.328-333.

Robinson, J. C. and L. P. Casalino, "Vertical Integration and Organizational Networks in Health Care", *Health Affairs*, Vol.15, No.1, 1996, pp.7-22.

Robinson, J. C., "Blended Payment Methods in Physician Organization under Managed Care", *Journal of the American Medical Association*, Vol.282, No.13, 1999, pp.1258-1263.

Robinson, J. C., "Theory and Practice in the Design of Physician Payment Incentives", *Milbank Quarterly*, Vol.79, No.2, 2001, pp.149-177.

Robinson, R., "User Charges for Health Care", In: Mossialos, E., A. Dixon, J. Figueras and J. Kutzin eds. *Funding Health Care: Options for Europe*, Chapter 7, pp. 161-183, 2002.

Robinson, J. C., S. M. Shortell, Rui Li, L. P. Casalina and T. Rundall, "The Alignment and Blending of Payment Incentive within Physician Organizations", *Health Services Research*, Vol.39, No.5, 2004, pp. 1589-1606.

Rodwin, M. A., *Medicine, Money and Morals: Physicians' Conflicts of Interests*, New York: Oxford University Press, 1993.

Roemer, M. I., "Bed Supply and Hospital Utilization: A National Experiment", *Hospitals*, Vol.35, No.22, 1961, pp.36-42.

Rogers, W. H., D. Draper, K. L. Kahn, et al., Quality of Care before and after Implementation of the DRG-based Prospective Payment System, *Journal of the American Medical Association*, Vol.264, No.15, 1990, pp.1989-1994.

Rogerson, W. P., "Contractual Solutions to the Hold-Up Problem", *Review of Economic Studies*, Vol.59, No.4, 1992, pp.777-794.

Rogerson, W. P., "Choice of Treatment Intensities by a Nonprofit Hospital under Prospective Pricing", *Journal of Economics and Management Strategy*, Vol.3, No.1, 1994, pp.7-51.

Ron, A., "Hospital Care Budget Control Through Utilization Rationing", in International Social Security Association, *Improving Cost Effectiveness in Health Care*, Studies and Research No. 19, Geneva, 1983.

Rosen, S., "Prizes and Incentives in Elimination Tournaments", *American Economic Review*, Vol.76, No.4, 1986, pp.701-715.

Rosenberg, M. A. and M. J. Browne, "The Impact of the Inpatient Prospective Payment System and Diagnosis-Related Groups: A Survey of the Literature", *North American Actuarial Journal*, Vol.5, No.4, 2002, pp. 84-94.

Rosenthal, M. B., R. G. Frank, Z. Li and A. M. Epstein, "Early Experience with Pay-for Performance: From Concept to Practice", *Journal of American Medical Association*, Vol.294, No.14, 2005, pp.1788-1793.

Rosenthal, M. B., B. E. Landon, S. L. T. Normand, R. G. Frank and A. M. Epstein, "Pay for Performance in Commercial HMOs", *New England Journal of Medicine*, Vol.355, No.18, 2006, pp.1895-1902.

Rosenthal, M. B., Z. Li and A. Milstein, "Do Patients Continue to See Physicians Who are Removed from a PPO Network?" *American Journal of Management Care*, Vol.15, No.10, 2009, pp.713-719.

Rothschild, M. and J. E. Stiglitz, "Equilibrium in Competitive Insurance Markets: An Essay on the Economics of Imperfect Information", *Quarterly Journal of Economics*, Vol.90, No.4, 1976, pp.629-649.

Pope, G., "Hospital Non-price Competition and Medical Reimbursement Policy", *Journal of Health Economics*, Vol.8, No.2, 1989, pp.147-172.

Pope, G. C., J. Kautter, R. P. Ellis, A. S. Ash, J. Z. Ayanian, L. I. Iezzoni, M. J. Ingber, J. M. Levy and J. Robst, "Risk Adjustment of Medicare Capitation Payments Using the CMS-HCC Model", *Health Care Financing Review*, Vol.25, No.4, 2004, pp.119-141.

Saltman, R. B., "Recent Health Policy Initiatives in Nordic Countries", *Health Care Financing Review*, Vol.13, No.4, 1992, pp.157-166.

Sappington, D. E. M., "Incentives in Principal-Agent Relationships", *Journal of Economic Perspectives*, Vol.5, No.2, 1991, pp.45-66.

Satterthwaite, M., "Consumer Information, Equilibrium, Industry Price, and the Number of Sellers", *Bell Journal of Economics*, Vol.10, No.2, 1979, pp.483-502.

Satterthwaite, M., "Competition and Equilibrium as a Driving Force in the Health Services Sector", in Inman, R. ed. *Managing the Service Economy*, Cambridge University Press, 1985.

Schieber, G., J. P. Poullier and L.M. Greenwald, "U.S. Health Expenditure Performance: An International Comparison and Data Update", *Health Care Financing Review*, Vol.13, No.4, 1992, pp.1-88.

Scherer, F. M., "The Pharmaceutical Industry", in Culyer, A. and J. P. Newhouse eds. *The Handbook of Health Economics*, Amsterdam: Elsevier, 2000.

Schneider, P., Provider Payment Reforms: Lessons from Europe and America for South Eastern Europe, Health, Nutrition and Population (HNP) Discussion Paper, October, 2007.

Scott, A. and S. Farrar, "Incentives in Health Care", in Scott, A., A. Maynard and R. Elliott eds. *Advances in Health Economics*, John Wiley & Sons, 2003.

Selden, T. M., "A Model of Capitation", *Journal of Health Economics*, Vol. 9, No.4, 1990, pp.387-409.

Shain, M. and M. I. Roeme, "Hospital Costs Relate to the Supply of Beds", *Modern Hospital*, Vol.92, No.4, 1959, pp.71-73.

Shapiro, C. and J. Stiglitz, "Equilibrium Unemployment as a Worker Discipline Device", *American Economic Review*, Vol.74, No.3, 1984, pp. 433-444.

Shavell, S., "Risk Sharing and Incentives in the Principal -Agent Relationship", *Bell Journal of Economics*, Vol.10, No.1, 1979, pp.55-73.

Sheingold, S. H., "Unintended Results of Medicare's National Prospective Payment Rates", *Health Affairs*, Vol.5, No.4, 1986, pp.5-21.

Shen, Y. and R. P. Ellis, "Cost-Minimizing Risk Adjustment", *Journal of Health Economics*, Vol.21, No.3, 2002a, pp.516-530.

Shen, Y. and R. P. Ellis, "How Profitable is Risk Selection? A Comparison of Four Risk Adjustment Models", *Health Economics*, Vol.11, No.2, 2002b, pp.165-174.

Shenkin, B. N., "The Independent Practice Association in Theory and Practice: Lessons from Experience", *Journal of the American Medical Association*, Vol.273, No.24, 1995, pp.1937-1942.

Shleifer, A., "A Theory of Yardstick Competition", *Rand Journal of Economics*, Vol.16, No.3, 1985, pp.319-327.

Shortell, S. M., R. R. Gillies and D. A. Anderson, "The New World of Managed Care: Creating Organized Delivery Systems", *Health Affairs*, Vol.13, No.5, 1994, pp.46-64.

Shortell, S. M., R. R. Gillies, D. A. Anderson and K. M. Erickson, *Remaking Health Care in America: Building Organized Delivery Systems*, San Francisco: Jossey-Bass Publishers, 1996.

Showstack, J. A., D. W. Garnick, K. E. Rosenfeld, et al., "Episode-of-Care Physician Payment: A Study of Coronary Artery Bypass Graft Surgery", *Inquiry*, Vol.24, No.4, 1987, pp.376-383.

Siegel, C., et al., "A Risk Based Prospective Payment System that Integrates Patient, Hospital and National Costs", *Journal of Health Economics*, Vol. 11, No.1, 1991, pp.1-42.

Simborg, D. W., "DRG Creep: A New Hospital-Acquired Diseases", *New England Journal of Medicine*, Vol.304, No.26, 1981, pp.1602-1604.

Simoens, S., and A. Giuffrida, "The Impact of Physician Payment Methods on Raising the Efficiency of the Healthcare System: An International Comparison", *Applied Health Economics and Health Policy*, Vol.3, No. 1, 2004, pp.39-46.

Smith, V., "Optimal Insurance Coverage", *Journal of Political Economy*, Vol. 76, No.1, 1968, pp.68-77.

Smith, P. C., et al., *Performance Measurement for Health System Improvement: Experiences, Challenges and Prospects*, Cambridge, UK:

Cambridge University Press, 2009.

Sloan, F. A. and E. R. Becker, "Cross-Subsidies and Payment for Hospital Care", *Journal of Health Politics and Policy Law*, Vol.8, No.4, 1984, pp.660-685.

Sloan, F. A., "Not-For-Profit Ownership and Hospital Behavior", in Culyer, A.J. and J.P. Newhouse eds. *Handbook of Health Economics*, Amsterdam: Elsevier, 2000.

Sloan, F. A. and H. Kasper, "Introduction and Overview", in Sloan, F.A. and H. Kasper eds. *Incentives and Choice in Health Care*, Cambridge, USA: MIT Press, 2008.

Spulber, D. F., *Regulation and Market*, MIT Press, 1989.

Starr, P., *The Social Transformation of American Medicine*, New York: Basic Books, 1982.

Stefos, T., N. LaVallee and F. Holden, "Fairness in Prospective Payment: A Clustering Approach", *Health Services Research*, Vol.27, No.2, 1992, pp.239-261.

Steinwald, B. and L. A. Dummit, "Hospital Case-Mix Change: Sicker Patients or DRG Creep?" *Health Affairs*, Vol.8, No.2, 1989, pp.35-47.

Stiglitz, J. and A. Weiss, "Credit Rationing in Markets with Imperfect Information", *American Economic Review*, Vol.71, No.3, 1981, pp. 393-409.

Stiglitz, J., "The Contributions of the Economics of Information to Twentieth Century Economics", *Quarterly Journal of Economics*, Vol.115, No.4, 2000, pp.1441-1478.

Street, A. and A. Maynard, "Activity Based Financing in England: The Need for Continual Refinement of Payment by Results", *Health Economics, Policy and Law*, Vol.2, No.4, 2007, pp.419-427.

Sutton, M., R. Elder, B. Guthrie and G. Watt, "Record Rewards: The Effects of Targeted Quality Incentives on the Recording of Risk Factors by Primary Care Providers", *Health Economics*, Vol.19, No.1, 2010, pp. 1-13.

Sweeney, G., "The Market for Physician Services: Theoretical Implication and

Empirical Test of the Target Income Hypothesis", *Southern Economic Journal*, Vol.48, No.3, 1992, pp.594-613.

Summers, L.H., "Some Simple Economics of Mandated Benefith", *American Economic Review*, Vol.79, No.2, 1989, pp.177-183.

Taylor, C. R., "The Economics of Breakdowns, Checkups, and Cures", *Journal of Political Economy*, Vol.103, No.1, 1995, pp.53-74.

Tirole, J., "Hierarchies and Bureaucracies: On the Role of Collusion in Organizations", *Journal of Law, Economics and Organization*, Vol.2, No. 2, 1986, pp.181-214.

Tirole, J., The Theory of Induserial Organizaotion MIT Press, 1988.

Titmuss, R. M., *The Gift Relationship*, London: Allen and Unwin, 1970.

Town, R. and G. Vistnes, "Hospital Competition in HMO Networks", *Journal of Health Economics*, Vol.20, No.5, 2001, pp.733-753.

Trauner, J. B. and J. S. Chestnut, "Medical Groups in California: Managing Care Under Capitation", *Health Affairs*, Vol.15, No.1, 1996, pp.159-170.

Trude, S. and D. C. Colby, "Monitoring the Impact of the Medicare Fee Schedule on Access to Care for Vulnerable Populations", *Journal of Health Politics, Policy and Law*, Vol.22, No.1, 1997, pp.49-72.

Tsai, Y., L. See, T. Hu, Y. Chuang and S. Shih, Provider Patient Selection and Cost Shifting under Case Payment System in Taiwan: A Case of Hemorrhoid Surgery, Paper Presented at the Conference on Taiwan's Hospital Industry, Academia Sinica, May 2002.

Tsai, W. C., P. T. Kung, M. Khan, C. Campbell, W.T. Yang, T. F. Lee and Y. H. Li, "Effects of Pay-for-Performance System on Tuberculosis Default Cases Control and Treatment in Chinese Taiwan", *Journal of Infection*, Vol.61, No.3, 2010, pp.235-243.

Van de Ven, W. P. M. M. and R. C. J. A. Van Vliet, "How can We Prevent Cream Skimming in a Competitive Health Insurance Market?" in Zweifel, P. and H.E. Frech III eds. *Health Economics Worldwide*, Dordrecht, Netherland: Kluwer Academic Publishers, 1992, pp. 23-46.

Van de Ven, W. P. M. M. and R. P. Ellis, "Risk Adjustment in Competitive

Health Plan Markets", in: Culyer, A. and J. P. Newhouse eds. *Handbook of Health Economics*, Ch. 14, Amsterdam: North Holland, 2000, pp.755-845.

Van Doorslaer, A. Wagstaff, C. Propper, F. Puffer, M. Rodriguez, G. Sundberg and O. Winkelhake, "Socialeconomic Inequalities in Helath: Some International Comparisons", *Journal of Health Economics*, Vol.16, No.1, 1997, pp.93-112.

Vladeck, B., "Medicare Hospital Payment by Diagnosis-Related Groups", *Annals of Internal Medicine*, Vol.100, No.4, 1984, pp.576-591.

Vladeck, B., "Reforming Medicare Provider Payment", *Journal of Health Politics, Policy and Law*, Vol.10, No.3, 1985, pp.513-532.

Vladeck, B., "Medicare Hospital Payment by Diagnosis-Related Groups", *Annals of Internal Medicine*, Vol.100, No.4, 1984, pp.576-591.

Vick, S. and A. Scott, "Agency in Health Care, Examining Patients' Preferences for Attributes of the Doctor-Patient Relationship", *Journal of Health Economics*, Vol.17, No.5, 1998, pp.587-606.

Viscusi, W. K., "Government Action Biases in Risk Perception and Insurance Decisions", *Geneva Papers on Risk and Insurance Theory*, Vol.20, No.1, 1995, pp.93-110.

Wagstaff, A. and E. Van Doorslaer, "Equity in Health Care Finance and Delivery", in Culyer, A. and J. P. Newhouse eds. *Handbook of Health Economics*, Amsterdam: North Holland, 2000.

Waldman, M., "Job Assignments, Signaling and Efficiency", *Rand Journal of Economics*, Vol.15, No.2, 1984, pp.255-267.

Wedig, G. J., "Ramsey Pricing and Supply-Side Incentives in Physician Markets", *Journal of Health Economics*, Vol.12, No.4, 1993, pp.365-384.

Welch, W. P., "Bundled Medicare Payment for Acute and Post-acute Care", *Health Affairs*, Vol.17, No.6, 1999, pp.69-81.

Weiner, J. P., A. Dobson, S. Maxwell, et al., Risk-Adjusted Medicare Capitation Rates Using Ambulatory and Inpatient Diagnosis, HCFA Publication No. 03383, Office of Research and Demonstrations, HCFA.

US Government Printing Office, Washington, DC, 1996.

Weinstein, M. C. and W. B. Stason, "Foundation of Cost –Effectiveness Analysis for Health and Medical Practices", *New England Journal of Medicine*, Vol.296, No.13, 1977, pp.716-721.

Weiss, A., "Incentives and Worker Behaviour", in Nalbantian, H. ed. *Information*, *Incentives and Risk Sharing*, Rowan and Littlefield, New Jersey, 1987.

Wennberg, J. E., "On Patient Need. Equity, Supplier–Induced Demand, and the Need to Assess the outcome of Common Medical Practices", *Medical Care*, Vol.23, No.5, 1985, pp.512-520.

Werner, R. M., J. Kolstad, E. A. Stuart and D. Polsky, "The Effect of Pay–for–Performance in Hospitals: Lessons for Quality Improvement", *Health Affairs*, Vol.30, No.4, 2011, pp.690-698.

Widmer, Werner, Moving from Input –based to Output –based Provider Payment: Requirements for Hospital Autonomy and Impact on Management, Presentation given at the World Bank Workshop on Health Financing and Strategic Purchasing, May, 21, 2007.

Wolinsky, A., "Competition in the Market for Informed Experts' Services", *Rand Journal of Economics*, Vol.24, No.3, 1991, pp.380-398.

Wiley, M. M., "Hospital Financing Reform and Case Mix Measurement: An International Review", *Health Care Financing Review*, Vol.13, No.4, 1992, pp.119-133.

Wiley, M. M., Factors for Consideration when Developing a Case Mix Based Hospital Payment System, The Economic and Social Research Institute, Dublin, Ireland. Presentation in World Bank GDLN Session, April, 2007.

Wilson, C., "The Nature of Equilibrium in Markets with Adverse Selection", *Bell Journal of Economics*, Vol.11, No.1, 1980, pp.108-130.

Wilson, J. Q., *Bureaucracy: What Government Agencies Do and Why They Do it*, New York: Basic Books, 1989.

Wolaver, A. M., "Economics of Health Insurance", in Free, R. C. ed. *21st Century Economics: A Reference Handbook*, SAGE Publications, 2010, pp. 717-727.

World Bank, The Organization, Delivery and Financing of Health Care in Brazil, Report 12655 –BR, Latin America and the Caribbean Country Department I, Human Resources Division, Washington, DC, 1993.

Wu, V. Y., "Managed Care's Price Bargaining with Hospitals", *Journal of Health Economics*, Vol.28, No.2, 2009, pp.350–360.

Woolhandler, S., T.Campbell and D.U.Himmmelstein, "Costs of Health Care Administration in the United States and Canada", *International Journal of Health Services Planning Administration Evaluation*, Vol.34, No.1, 2004, pp.65.

Yang, B. M., "Health Insurance in Korea: Opportunities and Challenges", *Health Policy and Planning*, Vol.6, No.2, 1991, pp.119–129.

Yang, B. M., "The Role of Health Insurance in the Growth of the Private Health Sector in Korea", in Newbrander, W. ed. *Private Health Sector Growth in Asia: Issues and Implications*, Chichester, UK: John Wiley & Sons, 1997, pp.61–81.

Yang, B. M. and J. P. Bae, "Reforming the Drug Distribution System in Korea", Paper Presented at the ASSA/KAEA Annual Meetings, New Orleans, January, 2001.

Yellen, J. L., "Efficiency Wage Models of Unemployment", *American Economic Review*, Vol.74, No.2, 1984, pp. 200–205.

Yip, W., "Physician Response to Medical Fee Reductions: Changes in the Volume of Coronary Artery Bypass Graft (CABG) Surgeries in the Medicare and Private Sectors", *Journal of Health Economics*, Vol.17, No. 6, 1998, pp.675–699.

Yip, W. and K. Eggleston, "Addressing Government and Market Failures with Payment Incentives: Hospital Reimbursement Reform in Hainan, China", *Social Science and Medicine*, Vol.58, No.2, 2004, pp.267–277.

Yi, Wen Tsai, Chou Chuang Yi, Foung Huang Weng, Chu See Lai, Lin Yang Chung, and Fen Chen Pei, "The Effect of Changing Reimbursement Policies on Quality of Inpatient Care: From Fee-for-Service to Prospective Payment", *International Journal for Quality in Health Care*, Vol.17, No. 5, 2005, pp.421–426.

Zeckhauser, R., "Medical Insurance: A Case Study of the Trade−off between Risk Spreading and Appropriate Incentives", *Journal of Economic Theory*, Vol.2, No.1, 1970, pp.10−26.

Zuckerman, S., S. A. Norton and D. Verrilli, "Price Controls and Medicare Spending: Assessing the Volume Offset Assumption", *Medical Care Research and Review*, Vol.55, No.4, 1998, pp.457−478.

Zuvekas, S. H. and J. W. Cohen, "Paying Physicians by Capitation: Is the Past now Prolong?" *Health Affairs*, Vol.29, No.9, 2010, pp.1661 − 1666.

Zweifel, P. and W. G. Manning, "Moral Hazard and Consumer Incentives in Health Care", in Culyer, A. and J. P. Newhouse eds. *The Handbook of Health Economics*, Amsterdam: Elsevier, 2000.

Zweifel, P., F. Breyer and M. Kifmann, *Health Economics*, Second Edition, Springer, 2009.

Zweifel, P., F.Breyer, "The Economics of Social Health Insurance", Chapters in: The Elgar Companion to Health Economics, Second Edition, Chapter 12, Edward Elgar Publishing, 2012, First Edition, 2006.

索　引

A

B

C

D

E

后　记

　　本书是我在中国社会科学院经济研究所理论经济学博士后流动站从事博士后研究工作期间的博士后研究报告基础上修改完善而形成的。"后记"的出现，意味着这一段工作和学习又将告一段落。完成本书稿，突然觉得这一时刻是如此惬意，恰似春雨之后无霾状态下的晴空万里。回想这几年的经历，让我内心充满温暖。对这段短暂而充实的历程我充满了感激，更对这里的老师和同事充满感激，对陪伴我走过这段历程的家人充满感激！这次郑重地对我夫人说一声，夫人您辛苦了！谢谢您的支持！

　　首先要感谢我的博士后指导老师朱恒鹏研究员！每次见到朱老师，他都是笑容满面，总是特别亲切。他对工作和研究的态度和热情值得我学习；他对学生的关爱和帮助，值得我铭记。非常感谢朱老师在这个过程中给我提供的很多帮助和支持，使我的博士后学业可以顺利完成。还要感谢中国社会科学院经济研究所微观经济室和公共政策研究中心的其他老师、同事和师兄弟、师妹们，有各位老师和同仁的帮助才使我的出站报告得以顺利完成。谢谢你们！

　　其次要感谢的是我的博士生导师张昕竹老师！张老师对科研的态度和分析提炼经济问题的能力值得我学习，也令我受益终身。也要感谢分布在全国各地的师兄弟、师妹们的有益建议和交流。还要感谢北京交通大学经济管理学院的院系领导、同事们给我创造了一个有利的学术研究环境。

　　最后感谢国家社科基金委、北京交通大学和经济管理出版社对本书在研究经费和出版经费上的大力支持。

　　谨以此书献给我的夫人、亲友和家人，他们无怨无悔的付出和不求回报的支持是我前进的原动力，也是我今后继续在学术道路上前进的动力。

　　由于本人的能力、时间和工具的局限，本书的纰漏和失误在所难免，今后将继续关注和改进。

方　燕

2017 年 7 月写于北交大科技大厦

专家推荐表

第六批《中国社会科学博士后文库》专家推荐表 1

推荐专家姓名	朱恒鹏	行政职务	副所长
研究专长	产业组织、卫生经济学	电　　话	
工作单位	中国社会科学院经济研究所	邮　　编	
推荐成果名称	医疗市场、医疗组织与激励动机研究		
成果作者姓名	方燕		

（对书稿的学术创新、理论价值、现实意义、政治理论倾向及是否达到出版水平等方面做出全面评价，并指出其缺点或不足）

　　虽然包括中国在内的世界各国政府都很重视医改问题，但是从过去经验来看，医改已然成为了一个世界性难题，即便是欧美等发达国家也受困于看病难、看病贵和资金难持续等问题。健康服务业未来是造福人类和提升百姓生活福祉的战略性和支柱性行业，而医疗行业作为健康服务业的基础性子行业，必须引起足够重视。自从 2009 年的新一轮医改以来，国内医疗的需求侧（即医保）改革不断深入，以提高和扩大医保覆盖面为重要特点的社会医保体系改革稍有成绩，但仍存在科学化、合理化城乡居民医保的付费机制和筹资机制等问题。供给侧方面，虽然分级诊疗体系基本确定，也有基本共识，但是城市和县城公立医院改革和基层医疗机构改革仍不尽如人意，有待进一步推进和巩固。

　　这些不合意性的出现或许与政府、学界和实业界乃至民众，都没有对医疗行业有一个深刻而又系统的认识和理解有关。本书稿由方燕博士的博士后出站报告修改并完善而来，正是对医疗服务和保险行业的新认识和理解，也有助于为今后的医疗（卫生）经济学研究提供一个新的切入点和突破口。这也是目前为止第一次从激励动机视角认识医疗行业的尝试。其技术路线体现了明显的理论创新，有助于透过频繁出现的现象看到问题的本质原因。首先，从认识医疗市场失灵和医疗服务和行为的特殊性出发，以医患关系为基础，逐步新增医保机构，搭建起医保机构—患者、医疗服务者—患者和医疗服务者—医保机构这三种关系和利益链条。其次，适时打开医疗服务者这个"黑箱"，将之依次拓展至医疗服务人员（如医师、护士等）、医疗机构（如各级医院、基层医疗机构）和医疗组织（如医院集团、医生集团等）。同时，也能打开医保这个"黑箱"，将之拓展至社会基本医保（主要是统一后的城乡居民医保）和商业医保。经拓展后，又涉及大病医保、补充医保等辅助性保障举措，以及基本医保的经办和谈判调整等诸多议题。后面这些议题虽然未在本书稿中得到体现，但是能很好地嵌入其中得以分析。

更重要的是构建了经济激励、外生非经济激励和内生非经济激励依次递进的激励动机框架。首先，作者利用机制设计、信息经济学和合同理论等工具和思想，对应于医保—医疗服务者和医疗服务者—患者这两条链条，从经济激励角度探讨了医保付费和医疗服务支付的问题。其次，打开医疗组织这个"黑箱"，结合组织理论，探究了网络型医疗组织和选择性合约等组织形式中的外生非经济激励问题。最后，借助行为经济学的启发，初步探究了组织文化和社会情境等内生的非经济激励动机对行为人的决策行为的影响。书稿还对造成医保市场失灵和医疗服务市场失灵的逆向选择和道德风险提出了一些针对性的对策，要么是市场角度，要么是政策角度。从技术创新和商业模式创新角度，关注了医疗多目标兼顾问题。

　　本书稿从激励动机角度勾画出影响医疗行业利益相关者行为的背后逻辑，能很好地解释医疗行业发生的诸如医患矛盾、青霉素等药物过量和医疗医药腐败等怪现象，还能预测和评估新出台的医改政策文件诱发的问题及其政策科学性。本书稿不仅具有很强的现实和政策意义，还具有很强的学术创新性和理论价值。

　　本书稿从激励角度认识和理解医疗市场和医疗组织，纯属学术探讨，不涉猎任何政治理论倾向。还需指出的是，本书稿仍有待完善之处。作为构架影响医疗市场和医疗组织中的利益攸关者的行为动机的首度尝试，本书稿的框架有待完善和深化。比如，对那三条链条中所涉主体的内涵和外延的拓展可以再充分一些；同时未揭示内发动机和社会情境影响某些医疗服务者的行医行为的内在机理，前一主题的解决只是个篇幅问题，较易克服；后一主题属于最前沿的行为经济学和实验经济学的范畴，有条件的话仍可进一步深入研究。

签字：朱恒鹏

2017 年 1 月 28 日

说明：该推荐表由具有正高职称的同行专家填写。一旦推荐书稿入选《博士后文库》，推荐专家姓名及推荐意见将印入著作。

第六批《中国社会科学博士后文库》专家推荐表 2

推荐专家姓名	张秋生	行政职务	院长
研究专长	企业并购重组、产业组织	电　话	
工作单位	北京交通大学经济管理学院	邮　编	
推荐成果名称	医疗市场、医疗组织与激励动机研究		
成果作者姓名	方燕		

（对书稿的学术创新、理论价值、现实意义、政治理论倾向及是否达到出版水平等方面做出全面评价，并指出其缺点或不足）

经过 30 多年的改革开放，国民经济社会发展长期处于中高速轨道，当前已经基本实现小康社会，但仍未实现全面小康社会。当前经济新常态下，人口红利逐渐消失，人口老龄化日益凸显。同时，老百姓对自己及其家人的身心健康越来越重视。在"未富先老"和健康诉求高涨的双重因素助推下，国内的医疗卫生资源消耗急速上升，远高于国民经济的增速，一度出现医保资金亏空和难以持续的担忧。另外，大健康服务业趋向于成为造福人类和提升百姓生活福祉的战略性和支柱性行业，而医疗行业作为健康服务业的基础性子行业，必须引起足够重视。医疗或者说一般的健康，已经与住房和教育成为了国人的"新三座大山"，成为亟待解决的问题。

包括中国在内的世界各国政府都很重视医疗改革问题，但是从过去经验来看，医改已然成为了一个世界性难题。即便是欧美等发达国家和地区，也受困于如何解决看病难、看病贵问题，如何保持医疗卫生资源的可及性、有效性和可持续性等问题。

自从 2009 年的新一轮医改以来，国内医疗的需求侧改革较逐渐深入。以扩大医保覆盖面、提高医保保障水平和整合医保子体系为核心的社会医保体系改革稍有成绩。目前官方认定，城职工、城居民和新农合的覆盖面至少达 95%，保障水平至少达 60%。城职工、城居民和新农合的整合工作正在有序进行，但是仍需科学化、合理化、统一性的城乡居民医保的付费、监管和筹资等机制。在供给侧方面，分级诊疗体系基本确定，也就此达成了一些基本共识。同时，也出台了若干有关城市和县城公立医院改革以及基层医疗机构改革等方面的政策文件，试图在这些方面进行改革推进。但是，这些方面的实际改革进展仍不尽如人意。

出现这些不合意性的一个重要原因是，政府、学界和实业界乃至民众都没有对医疗行业有一个深刻而又系统的认识和理解。本书稿由方燕博士的博士后出站报告修改并完善而来，正是对医疗行业的新认识和理解，也有助于为今后的医疗（卫生）经济学研究提供一个新的切入点和突破口。这也是目前为止第一次从激励动机视角认识医疗行业的尝试。其技术路线体现了明显的理论创新，有助于透过频繁出现的现象看到问题的本质原因。首先，从认识医疗市场失灵和医疗服务和行为的特殊性出发，以医患关系为基础，逐步新增医保机构，搭建起医保机构—患者、医疗服务者—患者和医疗服务者—医保机构这三种关系和利益链条。其次，适时打开医疗服务者和医保这两个"黑箱"。更重要的是，构建了经济激励、外生非经济激励和内生非经济激励依次递进的激励动机框架。首先，利用机制设计、信息经济学等工具和思想，对应于医保—医疗服务者和医疗服务者—患者这两条链条，从经济激励角度，探讨了医保付费和医疗服务支付的问题。其次，打开医疗组织这个"黑箱"，结合组织理论，探究了网络型医疗组织和选择性合约等组织形式中的外生非经济激励问题。最后，借助行为经济学的启发，初步探究了组织文化和社会情境等内生的非经济激励动机对行为人的决策行为的影响。本书稿还对造成医保市场失灵和医疗服务市场失灵的逆向选择和道德风险提出了一些针对性的对策，要么是市场角度，要么是政策角度。从技术创新和商业模式创新角度，关注了医疗多目标兼顾问题，并提出精细化的医疗模式创新或许是当前一个较为有效和现实的突破口。

签字：张织生

2017 年 1 月 28 日

说明：该推荐表由具有正高职称的同行专家填写。一旦推荐书稿入选《博士后文库》，推荐专家姓名及推荐意见将印入著作。

经济管理出版社
《中国社会科学博士后文库》
成果目录

第二批《中国社会科学博士后文库》（2013 年出版）

序号	书　名	作　者
3	《基丁场景理论的我国城市择居行为及房价空间差异问题研究》	吴　迪
4	《基于能力方法的福利经济学》	汪毅霖
5	《金融发展与企业家创业》	张龙耀
6	《金融危机、影子银行与中国银行业发展研究》	郭春松
7	《经济周期、经济转型与商业银行系统性风险管理》	李关政
8	《境内企业境外上市监管若干问题研究》	刘　轶
9	《生态维度下土地规划管理及其法制考量》	胡耘通
10	《市场预期、利率期限结构与间接货币政策转型》	李宏瑾
11	《直线幕僚体系、异常管理决策与企业动态能力》	杜长征
12	《中国产业转移的区域福利效应研究》	孙浩进
13	《中国低碳经济发展与低碳金融机制研究》	乔海曙
14	《中国地方政府绩效评估系统研究》	朱衍强
15	《中国工业经济运行效益分析与评价》	张航燕
16	《中国经济增长：一个"被破坏性创造"的内生增长模型》	韩忠亮
17	《中国老年收入保障体系研究》	梅　哲
18	《中国农民工的住房问题研究》	董　昕
19	《中美高管薪酬制度比较研究》	胡　玲
20	《转型与整合：跨国物流集团业务升级战略研究》	杜培枫

第三批《中国社会科学博士后文库》（2014 年出版）

序号	书　名	作　者
1	《程序正义与人的存在》	朱　丹
2	《高技术服务业外商直接投资对东道国制造业效率影响的研究》	华广敏
3	《国际货币体系多元化与人民币汇率动态研究》	林　楠
4	《基于经常项目失衡的金融危机研究》	匡可可
5	《金融创新及其宏观效应研究》	薛昊旸
6	《金融服务县域经济发展研究》	郭兴平
7	《军事供应链集成》	曾　勇
8	《科技型中小企业金融服务研究》	刘　飞

第三批《中国社会科学博士后文库》(2014 年出版)

序号	书　名	作　者
9	《农村基层医疗卫生机构运行机制研究》	张奎力
10	《农村信贷风险研究》	高雄伟
11	《评级与监管考》	武　钰
12	《企业吸收能力与技术创新关系实证研究》	孙　婧
13	《统筹城乡发展背景下的农民工返乡创业研究》	唐　杰
14	《我国购买美国国债策略研究》	王　立
15	《我国行业反垄断和公共行政改革研究》	谢国旺
16	《我国农村剩余劳动力向城镇转移的制度约束研究》	王海全
17	《我国吸引和有效发挥高端人才作用的对策研究》	张　瑾
18	《系统重要性金融机构的识别与监管研究》	钟　震
19	《中国地区经济发展差距与地区生产率差距研究》	李晓萍
20	《中国国有企业对外直接投资的微观效应研究》	常玉春
21	《中国可再生资源决策支持系统中的数据、方法与模型研究》	代春艳
22	《中国劳动力素质提升对产业升级的促进作用分析》	梁泳梅
23	《中国少数民族犯罪及其对策研究》	吴大华
24	《中国西部地区优势产业发展与促进政策》	赵果庆
25	《主权财富基金监管研究》	李　虹
26	《专家对第三人责任论》	周友军

第四批《中国社会科学博士后文库》(2015 年出版)

序号	书　名	作　者
1	《地方政府行为与中国经济波动研究》	李　猛
2	《东亚区域生产网络与全球经济失衡》	刘德伟
3	《互联网金融竞争力研究》	李继尊
4	《开放经济视角下中国环境污染的影响因素分析研究》	谢　锐
5	《矿业权政策性整合法律问题研究》	郗伟明
6	《老年长期照护：制度选择与国际比较》	张盈华
7	《农地征用冲突：形成机理与调适化解机制研究》	孟宏斌
8	《品牌原产地虚假对消费者购买意愿的影响研究》	南剑飞

第四批《中国社会科学博士后文库》（2015年出版）

序号	书　名	作　者
9	《清朝旗民法律关系研究》	高中华
10	《人口结构与经济增长》	巩勋洲
11	《食用农产品战略供应关系治理研究》	陈　梅
12	《我国低碳发展的激励问题研究》	宋　蕾
13	《我国战略性海洋新兴产业发展政策研究》	仲雯雯
14	《银行集团并表管理与监管问题研究》	毛竹青
15	《中国村镇银行可持续发展研究》	常　戈
16	《中国地方政府规模与结构优化：理论、模型与实证研究》	罗　植
17	《中国服务外包发展战略及政策选择》	霍景东
18	《转变中的美联储》	黄胤英

第五批《中国社会科学博士后文库》（2016年出版）

序号	书　名	作　者
1	《财务灵活性对上市公司财务政策的影响机制研究》	张玮婷
2	《财政分权、地方政府行为与经济发展》	杨志宏
3	《城市化进程中的劳动力流动与犯罪：实证研究与公共政策》	陈春良
4	《公司债券融资需求、工具选择和机制设计》	李　湛
5	《互补营销研究》	周　沛
6	《基于拍卖与金融契约的地方政府自行发债机制设计研究》	王治国
7	《经济学能够成为硬科学吗？》	汪毅霖
8	《科学知识网络理论与实践》	吕鹏辉
9	《欧盟社会养老保险开放性协调机制研究》	王美桃
10	《司法体制改革进程中的控权机制研究》	武晓慧
11	《我国商业银行资产管理业务的发展趋势与生态环境研究》	姚　良
12	《异质性企业国际化路径选择研究》	李春顶
13	《中国大学技术转移与知识产权制度关系演进的案例研究》	张　寒
14	《中国垄断性行业的政府管制体系研究》	陈　林

第六批《中国社会科学博士后文库》（2017 年出版）

序号	书　名	作　者
1	《城市化进程中土地资源配置的效率与平等》	戴媛媛
2	《高技术服务业进口技术溢出效应对制造业效率影响研究》	华广敏
3	《环境监管中的"数字减排"困局及其成因机理研究》	董　阳
4	《基于竞争情报的战略联盟关系风险管理研究》	张　超
5	《基于劳动力迁移的城市规模增长研究》	王　宁
6	《金融支持战略性新兴产业发展研究》	余　剑
7	《清乾隆时期长江中游米谷流通与市场整合》	赵伟洪
8	《文物保护经费绩效管理研究》	满　莉
9	《我国开放式基金绩效研究》	苏　辛
10	《医疗市场、医疗组织与激励动机研究》	方　燕
11	《中国的影子银行与股票市场：内在关联与作用机理》	李锦成
12	《中国应急预算管理与改革》	陈建华
13	《资本账户开放的金融风险及管理研究》	陈创练
14	《组织超越——企业如何克服组织惰性与实现持续成长》	白景坤

《中国社会科学博士后文库》
征稿通知

为繁荣发展我国哲学社会科学领域博士后事业，打造集中展示哲学社会科学领域博士后优秀研究成果的学术平台，全国博士后管理委员会和中国社会科学院共同设立了《中国社会科学博士后文库》（以下简称《文库》），计划每年在全国范围内择优出版博士后成果。凡入选成果，将由《文库》设立单位予以资助出版，入选者同时将获得全国博士后管理委员会（省部级）颁发的"优秀博士后学术成果"证书。

《文库》现面向全国哲学社会科学领域的博士后科研流动站、工作站及广大博士后，征集代表博士后人员最高学术研究水平的相关学术著作。征稿长期有效，随时投稿，每年集中评选。征稿范围及具体要求参见《文库》征稿函。

联系人：宋　娜　主任
联系电话：01063320176；13911627532
电子邮箱：epostdoctoral@126.com
通讯地址：北京市海淀区北蜂窝 8 号中雅大厦 A 座 11 层经济管理出版社《中国社会科学博士后文库》编辑部
邮编：100038

经济管理出版社